Manual Prático de
# ULTRASSOM
em Emergência e UTI

# Manual Prático de
# ULTRASSOM
## em Emergência e UTI

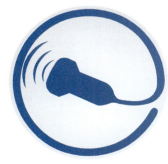

Felipe Augusto de Paiva Dias
Lívia Maria Garcia Melro
Marina Costa Cavallaro
Pedro Vitale Mendes
Yuri de Albuquerque Pessoa dos Santos

2024

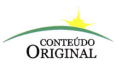

**Manual Prático de Ultrassom em Emergência e UTI**

**Produção editorial, projeto gráfico, diagramação e capa:** MKX EDITORIAL

© 2024 Editora dos Editores
Todos os direitos reservados. Nenhuma parte deste livro poderá ser reproduzida, sejam quais forem os meios empregados, sem a permissão, por escrito, das editoras.
Aos infratores aplicam-se as sanções previstas nos artigos 102, 104, 106 e 107 da Lei no 9.610, de 19 de fevereiro de 998.

**Editora dos Editores**
São Paulo: Rua Marquês de Itu, 408 - sala 104
Centro.
(11) 2538-3117
Rio de Janeiro: Rua Visconde de Pirajá, 547 - sala 1121
Ipanema.
www.editoradoseditores.com.br

Impresso no Brasil
Printed in Brazil
1ª impressão – 2024

Este livro foi criteriosamente selecionado e aprovado por um Editor científico da área em que se inclui. A Editora dos Editores assume o compromisso de delegar a decisão da publicação de seus livros a professores e formadores de opinião com notório saber em suas respectivas áreas de atuação profissional e acadêmica, sem a interferência de seus controladores e gestores, cujo objetivo é lhe entregar o melhor conteúdo para sua formação e atualização profissional.

Desejamos-lhe uma boa leitura!

Dados Internacionais de Catalogação na Publicação (CIP)

Manual prático de ultrassom em emergência e UTI / organização Felipe Augusto de Paiva Dias...[et al.]. -- 1. ed. -- São Paulo : Editora dos Editores, 2024.

Vários autores.
Outros organizadores: Lívia Maria Garcia Melro, Marina Costa Cavallaro, Pedro Vitale Mendes, Yuri de Albuquerque Pessoa dos Santos.
Vários colaboradores.
Bibliografia.
ISBN 978-65-6103-002-1

1. Emergências médicas - Manuais, guias, etc. 2. Unidade de Terapia Intensiva 3. Ultrassom I. Dias, Felipe Augusto de Paiva. II. Melro, Lívia Maria Garcia. III. Cavallaro, Marina Costa. IV. Mendes, Pedro Vitale. V. Santos, Yuri de Albuquerque Pessoa dos.

CDD-616.025
NLM-WB-100

24-195194

Índices para catálogo sistemático:
1. Ultrassonografia : Medicina de urgência    616.025

Aline Graziele Benitez - Bibliotecária - CRB-1/3129

# EDITORES

## Felipe Augusto de Paiva Dias

Título de Especialista em Cardiologia e Ecocardiografia pela Sociedade Brasileira de Cardiologia e Associação Médica Brasileira (SBC-AMB)/Departamento de Imagem Cardiovascular (DIC-SBC). Médico do Serviço de Ecocardiograma do Hospital Sírio-Libanês (HSL) São Paulo. Médico Assistente da UTI de Emergências Clínicas do Hospital das Clínicas da Faculdade de Medicina da Universidade de São Paulo (HCFMUSP).

## Lívia Maria Garcia Melro

Médica Intensivista pelo Hospital das Clínicas da Faculdade de Medicina da Universidade de São Paulo (HCFMUSP). Especialista em Oxigenação por Membrana Extracorpórea (ECMO) e Instrutora pela Organização de Suporte à Vida Extracorpórea (ELSO). Especialista em Ecocardiografia *Point-of-care* pelo American College of Chest Physicians. Coordenadora da UTI do Hospital Samaritano Paulista. Coordenadora da Unidade de Terapia Intensiva da Universidade Federal de São Paulo (UNIFESP).

## Marina Costa Cavallaro

Graduada em Medicina pela Faculdade de Medicina da Universidade de São Paulo (FMUSP). Pós-graduada em Clínica Médica e em Terapia Intensiva pela FMUSP. Médica Intensivista da UTI de Emergências Clínicas do Hospital das Clínicas da FMUSP (HCFMUSP).

## Pedro Vitale Mendes

Médico Assistente da UTI de Clínica Médica do Hospital das Clínicas da Faculdade de Medicina da Universidade de São Paulo (HCFMUSP).

## Yuri Albuquerque Pessoa dos Santos

Médico Intensivista pelo Hospital das Clínicas da Faculdade de Medicina da Universidade de São Paulo (HCFMUSP). Diarista da UTI Clínica do Departamento de Emergências Clínica do HCFMUSP. Diarista da UTI do Hospital Samaritano Paulista. Coordenador do Curso Básico de Ecocardiografia e Ultrassonografia *Point-of-care* em Emergência e UTI no Instituto de Radiologia do HCFMUSP (InRad-HCFMUSP).

# COLABORADORES

## Ana Clara Tude Rodrigues

Médica Coordenadora de Ecocardiograma no Instituto de Radiologia do Hospital das Clínicas da Faculdade de Medicina da Universidade de São Paulo (InRad-HCFMUSP). Médica Assistente da Medicina Diagnóstica Ambulatorial (MDA) no Hospital Israelita Albert Einstein. Pós-graduação em Cardiologia no Instituto do Coração do HCFMUSP (InCor-HCFMUSP). *Fellowship in Echocardiography* do Massachusetts General Hospital, Boston-USA.

## Ana Flavia Garcia

Médica Intensivista pelo Hospital das Clínicas da Faculdade de Medicina da Universidade de São Paulo (HCFMUSP). Preceptora da Residência Médica em UTI do HCFMUSP. Intensivista do Hospital Universitário da USP e do Hospital Vila Nova Star.

## Ana Laura Tavares

Médica pela Universidade Federal do Rio Grande do Sul (UFRGS). Formada em Clínica Médica pelo Hospital de Clínicas de Porto Alegre (HCPA). Residência em Terapia Intensiva pelo Hospital das Clínicas da Faculdade de Medicina da Universidade de São Paulo (HCFMUSP).

## Anita de Oliveira e Souza Fragoso

Médica Cardiologista pela Sociedade Brasileira de Cardiologia e Associação Médica Brasileira (SBC-AMB). *Fellow* em Ecocardiografia pelo Instituto de Radiologia do Hospital das Clínicas da Faculdade de Medicina da Universidade de São Paulo (InRad-HCFMUSP).

## Bruno Adler Maccagnan Pinheiro Besen

Residência Médica em Clínica Médica e Medicina Intensiva pelo Hospital das Clínicas da Faculdade de Medicina da Universidade de São Paulo (HCFMUSP). Doutorado em Ciências Médicas pela FMUSP. Médico Assistente da UTI da Clínica Médica do HCFMUSP. Supervisor da Residência em Medicina Intensiva do HCFMUSP. Membro do Comitê Científico da Rede Brasileira de Pesquisa em Terapia Intensiva (BRICNet), do Comitê Diretivo do INOVA-AMIB (Associação de Medicina Intensiva Brasileira) (2020-2023) e da Diretoria da Sociedade Paulista de Terapia Intensiva (SOPATI) (2022-2023).

## Dalton Barros

Intensivista. Cardiologista. Ecocardiografista. Diarista da UTI Cardiológica do Hospital Cardiopulmonar - Rede D'Or – Salvador, BA. Diarista da UTI Cardiológica do Hospital da Bahia - Rede DASA-Salvador, BA. Professor Assistente do Departamento de Clínica Médica da Escola Bahiana de Medicina e Saúde Pública (EBMSP).

## Flavia Vanessa Carvalho Souza Esteves

Médica pela Universidade Federal do Piauí (UFPI). Especialista em Clínica Médica pelo Hospital das Clínicas da Faculdade de Medicina da Universidade de São Paulo (HCFMUSP). Especialista em Terapia Intensiva pelo HCFMUSP.

## Frederico Almeida Baptista de Oliveira Filho

Residência em Medicina Intensiva pelo Hospital das Clínicas da Faculdade de Medicina da Universidade de São Paulo (HCFMUSP).

## Gabriel Afonso Dutra Kreling

Médico pela Universidade Estadual de Londrina (UEL). Especialista em Clínica Médica pelo Hospital das Clínicas da Faculdade de Medicina da Universidade de São Paulo (HCFMUSP). Pós-graduação em Cuidados Paliativos pelo Instituto Pallium Latinoamérica. Residência Médica em Medicina Intensiva pelo HCFMUSP.

## Henrique Pires Moreira

Graduado em Medicina pelo Centro Universitário Christus. Especialista em Clínica Médica e Terapia Intensiva pela Faculdade de Medicina da Universidade de São Paulo (FMUSP). *Fellow* de Cardiointensivismo pelo Hospital Samaritano Paulista. Médico Intensivista do Hospital Sancta Maggiore, São Luiz Itaim e Vila Nova Star.

## Igor Smolentzov

Médico Nefrologista pelo Hospital das Clínicas da Faculdade de Medicina da Universidade de São Paulo (HCFMUSP). Médico Assistente do Grupo de Injúria Renal Aguda do HCFMUSP. Médico Assistente do Serviço de Emergência da Santa Casa de São Paulo (SCSP).

## Ingrid Kowatsch

Doutora em Ciências Médicas – Área de Concentração em Cardiologia pela Faculdade de Medicina da Universidade de São Paulo (FMUSP). Médica Assistente do Serviço de Ecocardiografia do Instituto de Radiologia do Hospital das Clínicas da FMUSP (InRad-HCFMUSP). Médica do Setor de Ecocardiografia do Fleury Medicina e Saúde.

## Leandro Oliveira Dellacqua

Graduado em Medicina pela Universidade Federal do Espirito Santo (UFES). Especialista em Clínica Médica e Terapia Intensiva pela Faculdade de Medicina da Universidade de São Paulo (FMUSP). Médico Intensivista do Hospital Samaritano Paulista. Especialista em Oxigenação por Membrana Extracorpórea (ECMO) pela Organização de Suporte à Vida Extracorpórea (ELSO).

## Luciana Jacintho Caleiro

Médica pela Universidade Federal de Minas Gerais (UFMG). Clínica Médica pelo Hospital das Clínicas da Faculdade de Medicina da Universidade de São Paulo (HCFMUSP). Residente de Medicina Intensiva pelo HCFMUSP.

## Luis Carlos Maia Jr.

Médico Intensivista pelo Hospital das Clínicas da Faculdade de Medicina da Universidade de São Paulo (HCFMUSP). Diarista da UTI Clínica do Departamento de Emergências Clínicas do HCFMUSP. Médico Plantonista da UTI do Hospital Samaritano Paulista.

## Mauricio Hoshino

Médico Assistente da Divisão de Clínica Neurológica do Hospital das Clinicas da Faculdade de Medicina da Universidade de São Paulo (HCFMUSP). Médico Responsável pelo Setor de Doppler Transcraniano do Hospital Alemão Oswaldo Cruz.

## Meive Santos Furtado

Doutorado em Medicina pela Faculdade de Medicina da Universidade de São Paulo (FMUSP). Médica Assistente do Serviço de Ecocardiograma do Instituto de Radiologia do Hospital das Clínicas da FMUSP (InRad-HCFMUSP). Médica do Serviço de Ecocardiograma do Hospital Sírio-Libanês (HSL) São Paulo.

## Mino Cestari

Especialista em Medicina Intensiva e Clínica Médica pelo Hospital das Clínicas da Faculdade de Medicina da Universidade de São Paulo (HCFMUSP). Médico Intensivista Diarista, Retaguarda do Doppler Transcraniano e Preceptor Responsável pela Residência Médica em UTI no Hospital Alemão Oswaldo Cruz. Médico Intensivista do Hospital A.C. Camargo Câncer Center.

## Nathalie Cristina Crivelari

Graduação em Medicina pela Faculdade de Medicina de Jundiaí (FMJ). Residência em Clínica Médica pelo Hospital Pitangueiras. Residência em Medicina Intensiva pelo Hospital Paulistano. Intensivista Diarista da UTI do Hospital Paulistano.

## Paulo Caied

Título de Especialista em Cardiologia e Ecocardiografia pela Sociedade Brasileira de Cardiologia e Associação Médica Brasileira (SBC-AMB)/Departamento de Imagem Cardiovascular da SBC (DIC-SBC). Médico Assistente do Setor de Ecocardiografia Instituto de Radiologia do Hospital das Clínicas da Faculdade de Medicina da Universidade de São Paulo (InRad-HCFMUSP). Médico do Serviço de Ecocardiograma do Hospital Sírio-Libanês (HSL) São Paulo. Médico Diarista das Unidades de Terapia Intesiva (UTI) Cardiológicas dos Hospital Vila Nova Star e São Luiz Itaim Rede D´Or.

## Pedro Henrique Della Libera

Médico Intensivista pelo Hospital das Clínicas da Faculdade de Medicina da Universidade de São Paulo (HCFMUSP). Assistente da UTI da Disciplina de Emergências Clínicas do HCFMUSP e do Serviço de Emergência da Santa Casa de São Paulo (SCSP). Intensivista no Hospital Samaritano Paulista e no Hospital do Coração (HCOR).

## Rodrigo Costa de Oliveira

Médico Intensivista. Graduado pela Universidade Federal do Rio de Janeiro (UFRJ). Residência de Clínica Médica e Medicina Intensiva pela Faculdade de Medicina da Universidade de São Paulo (FMUSP). Médico Diarista da UTI do Hospital Samaritano Paulista.

## Vinicius Galdini Garcia

Graduado em Medicina pela Universidade de São Paulo (USP). Especialista em Clínica Médica e Terapia Intensiva pela Faculdade de Medicina da USP (FMUSP). Médico Intensivista do Hospital Samaritano Paulista.

## Vinícius Rahal Mestrener

Médico Cardiologista pela Sociedade Brasileira de Cardiologia e Associação Médica Brasileira (SBC-AMB). *Fellow* em Ecocardiografia pelo Instituto de Radiologia do Hospital das Clínicas da Faculdade de Medicina da Universidade de São Paulo (InRad-HCFMUSP). Médico Assistente da UTI de Emergências Clínicas do HCFMUSP.

## Vinicius Zofoli de Oliveira

Graduação pela Universidade Federal do Rio de Janeiro (UFRJ). Residência em Clínica Médica e Terapia Intensiva no Hospital das Clínicas da Faculdade de Medicina da Universidade de São Paulo (HCFMUSP). *Fellowship* de Cardiointensivismo no Hospital Samaritano Paulista. Ex-Preceptor da Disciplina de Emergências Clínicas da USP.

## Vitor Alves Pessoa da Costa

Graduado em Medicina pela Universidade de São Paulo (USP). Especialista em Clínica Médica e Terapia Intensiva pela Faculdade de Medicina da USP (FMUSP). Médico Intensivista do Hospital Samaritano Paulista.

# PREFÁCIO

A medicina intensiva mudou seu foco nos últimos anos da necessidade de um grande número de invasões para monitorização e vários procedimentos para suporte e terapia, para um caminho menos invasivo, baseado em ferramentas clínicas e não invasivas de monitorização. A intervenção divide seu lugar com a observação, comunicação e reabilitação. Em paralelo, desfechos clássicos como mortalidade vem em melhora, mas dando lugar a mensurações como qualidade de vida, satisfação do paciente e satisfação familiar.

Nesse ambiente de ações pontuais, consistentes e minimamente invasivas, a ultrassonografia como ferramenta de monitorização veio para a Unidade de Terapia Intensiva (UTI), com características como disponibilidade contínua, custo reduzido a médio e longo prazo, e um grande número de aplicações, onde, neste último item podemos dizer que todos sistemas orgânicos podem ser avaliados, pelo menos parcialmente, através da metodologia.

Os editores e autores são profissionais da saúde com paixão pelo cuidado de pacientes críticos e suas famílias, que tiram de um obrigado, um sorriso, um olhar agradecido...... a recompensa sem preço por tempos sombrios e tensos durante a assistência. Ponto esse complementado pelo prazer do ensino, onde suas ideias e práticas são postas a prova e difundidos. Esse conjunto faz dos cuidados aos pacientes críticos um grande prazer.

Neste livro, os autores trazem sua prática e paixão diária de forma didática para todos nós! Em um momento breve de reflexão devemos nos perguntar: Qual o impacto real do uso da ultrassonografia na UTI? A ultrassonografia hoje é considerada como ponto positivo de qualidade, segurança e custo em passagem de cateteres, o que por si só já justifica seu uso. Entretanto, ainda fica ainda o legado para todos nós continuarmos a desenvolver, de qual a melhor forma de uso da ultrassonografia em outras dimensões, para obter ganho em sobrevida, qualidade de vida, satisfação dos pacientes e custos.

MARCELO PARK
*Médico intensivista*
*Hospital das Clínicas de São Paulo*

# SUMÁRIO

**1**  Princípios Físicos do Ultrassom e Efeito Doppler, 1

Ana Flávia Garcia Silva
Dalton de Souza Barros

**2**  Janelas Básicas de Ecocardiologia, 17

Yuri de Albuquerque Pessoa dos Santos
Felipe Augusto de Paiva Dias
Livia Maria Garcia Melro

**3**  Função Sistólica Ventricular Esquerda, 27

Anita de Oliveira e Souza Fragoso
Ana Clara Tude Rodrigues

**4**  Avaliação da Função Diastólica na Terapia Intensiva, 43

Vinicius Zofoli
Nathalie Crivelari
Livia Maria Garcia Melro

**5**  Débito Cardíaco e suas Aplicações, 55

Yuri de Albuquerque Pessoa dos Santos

**6**  Função Sistólica Ventricular Direita e Hipertensão Pulmonar, 67

Rodrigo Costa de Oliveira
Daniel Curitiba Marcellos
Livia Maria Garcia Melro

**7**  Fluidorresponsividade e Derressucitação Guiados por USG, 79

Luis Carlos Maia Cardozo Júnior

**8**  Derrame Pericárdico, Tamponamento Cardíaco e Pericardiocentese, 93

Paulo Caied
Dalton de Souza Barros

**9**  Ultrassonografia na Parada Cardiorrespiratória, 103

Flávia Vanessa Carvalho Sousa Esteves
Bruno Adler Maccagnan Pinheiro Besen

**10**  Avaliação Básica das Estenoses Valvares, 111

Vinícius Rahal Mestrener
Felipe Augusto de Paiva Dias
Ingrid Kowatsch

**11**  Avaliação Básica das Insuficiências Valvares, 131

Felipe Augusto de Paiva Dias
Meive Santos Furtado

**12**  Avaliação de Trombose Venosa Profunda, 153

Pedro Mendes
Ana Laura Tavares

**13** Punção Vascular Guiada por Ultrassonografia na Terapia Intensiva, 163

Pedro Henrique Della Libera
Igor Smolentzov

**14** Ultrassonografia de Tórax, 175

Marina Costa Cavallaro

**15** Ultrassonografia Diafragmática na UTI, 189

Pedro Vitale Mendes

**16** Ultrassonografia no Trauma, 197

Gabriel Afonso Dutra Kreling
Luciana Jacintho Caleiro

**17** Ultrassonografia e avaliação do SNC: Doppler Transcraniano e Bainha de Nervo Óptico, 213

Mino Cestari
Mauricio Hoshino

**18** Ecocardiograma Transesofágico na UTI, 225

Leandro Dellaqua
Vinicius Galdini Garcia
Livia Maria Garcia Melro

**19** USG em Avaliação do Paciente com Choque: Integrando o que vimos até aqui, 249

Henrique Pires Moreira
Vitor Alves Pessoa da Costa
Lívia Maria Garcia Melro

**20** Ultrassonografia em Desmame Ventilatório, 265

Yuri de Albuquerque Pessoa dos Santos
Frederico Almeida Baptista de Oliveira Filho

# PRINCÍPIOS FÍSICOS DO ULTRASSOM E EFEITO DOPPLER

**1**

Ana Flávia Garcia Silva
Dalton de Souza Barros

## INTRODUÇÃO

A ultrassonografia na Medicina vem se desenvolvendo de maneira exponencial nas últimas décadas. O estudo dos princípios físicos da onda sonora data do século XIX, e tornou-se notável com o advento da ecolocalização submarina com o auxílio da ultrassonografia em 1912, após o naufrágio do navio Titanic, e nos anos seguintes com os naufrágios da Primeira Guerra Mundial. O racional por trás do uso da tecnologia na Marinha embasou também seu emprego na Medicina por volta de 1940-1950: uma fonte emissora de ondas de ultrassom permite a geração de dados a partir do sistema de pulso e eco.

Na ultrassonografia diagnóstica, geram-se imagens a partir da interação entre a onda sonora e o corpo humano. A qualidade da imagem gerada e a sua interpretação correta dependem do conhecimento desta interação, da escolha do transdutor e dos ajustes do aparelho, bem como da diferenciação entre artefatos e alterações clinicamente relevantes.

As principais vantagens do uso da ultrassonografia são a capacidade de obter imagens e analisar o fluxo em tempo real, a ausência de radiação ionizante e o baixo custo. Nos setores de emergência e terapia intensiva, o seu emprego no beira-leito permite avaliação dinâmica de condições hemodinâmicas, pulmonares e vasculares com excelente acurácia diagnóstica.

Neste capítulo, serão abordados os princípios físicos que embasam o uso do ultrassom, além dos ajustes iniciais para sua utilização adequada.

## CARACTERÍSTICAS GERAIS DO ULTRASSOM

### O efeito piezoelétrico

O aparelho de ultrassom é composto por uma tela de monitor com um processador e por transdutores que contêm um transmissor e um receptor de energia em seu interior. Seu funcionamento

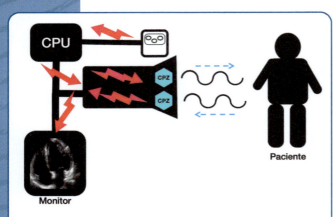

**Figura 1.1.** Esquema básico de funcionamento do equipamento de ultrassom. A energia elétrica é transmitida à CPU do aparelho, ativando os cristais piezoelétricos do transdutor, que geram as ondas de ultrassom. Após sofrerem reflexão no objeto examinado, as ondas retornam ao cristal, gerando sinais elétricos que formarão a imagem exibida na tela.

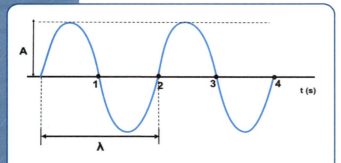

**Figura 1.2.** Componentes básicos da onda de ultrassom: amplitude (A), comprimento de onda (λ) e frequência. Observe que a onda exibida tem uma frequência de 0,5 ciclo por segundo (0,5 Hz).

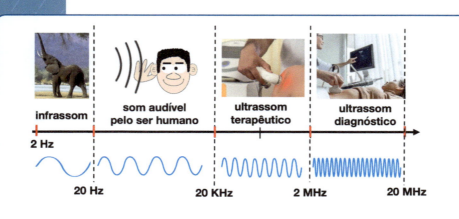

**Figura 1.3.** Faixas de frequência das ondas de som, infrassom e ultrassom.

baseia-se no efeito piezoelétrico descrito pelos irmãos Curie em 1880, através de cristais de titanato zirconato de chumbo (PZT) encontrados no interior do transdutor. O cristal é um material cerâmico com a propriedade de vibrar ao ser atravessado por uma corrente elétrica, convertendo pulsos de energia elétrica em ondas de ultrassom. De maneira inversa, as vibrações mecânicas, ondas refletidas pelo objeto examinado na forma de eco, são transformadas em sinais elétricos, gerando imagens na tela do monitor (Figura 1.1).

## A onda de ultrassom

A onda de ultrassom é uma onda mecânica longitudinal com frequência de vibração acima da capacidade de percepção do ouvido humano. Possui características específicas de uma onda (Figura 1.2): frequência, comprimento, amplitude, velocidade de propagação e fase de compressão (fase positiva) e de rarefação (fase negativa).

A unidade de frequência da onda de ultrassom é o Hertz (Hz), que equivale a um ciclo por segundo, e é determinada pela fonte emissora (transdutor), e não pelo meio de transmissão. Enquanto o som audível pelo ouvido humano apresenta frequência entre 20 Hz e 20.000 Hz, o ultrassom funciona em uma faixa acima de 1.000.000 Hz ou 1 MHz (Figura 1.3).

O comprimento de onda representa a distância delimitada para haver uma sequência de compressão e rarefação, conforme a Figura 1.3. A velocidade de propagação média da onda de ultrassom nos tecidos humanos é em torno de 1.540 m/s, variando conforme a densidade e a impedância acústica do meio de transmissão, sendo maior nos tecidos mais densos e menor nos fluidos (Tabela 1.1). O comprimento de onda (λ) é inversamente proporcional à frequência (f) e proporcional à velocidade de propagação (v), conforme a equação: $\lambda = v / f$.

**Tabela 1.1.** Densidade dos tecidos e velocidades de propagação da onda de ultrassom. Observar que, quanto maior a densidade do tecido, maior é a velocidade de propagação da onda.

|  | Densidade (g/cm³) | Velocidade de propagação (m/s) |
|---|---|---|
| Ar | 0,0012 | 331 |
| Água | 0,997 | 1.497 |
| Sangue | 1 | 1.560 |
| Músculos | 1,05 | 1.568 |
| Ossos | 1,85 | 3.360 |

As ondas de ultrassom são emitidas em pulsos, por meio de ciclos consecutivos de compressão e rarefação das partículas do cristal piezoelétrico, a cada intervalo de tempo. Quanto maior é a frequência de pulsos, melhor é a resolução da imagem, isto é, a capacidade de distinguir entre dois pontos próximos. Porém, quanto maior a frequência, maior é a atenuação ao longo do meio. A atenuação é causada tanto pela absorção nos tecidos (conversão da energia mecânica em energia térmica por forças friccionais) como por fenômenos que desviam o feixe de sua trajetória original (reflexão, refração, espalhamento). Frequências elevadas são ideais para a avaliação de estruturas superficiais. Por outro lado, quanto menor é a frequência, maior é a capacidade de penetrar tecidos profundos, porém com pior resolução da imagem. Abordaremos este assunto no tópico sobre transdutores.

## Interações com os tecidos

Quando um feixe de ultrassom é emitido, ele interage com os tecidos de maneiras diversas. Ao atravessar tecidos de superfície e impedância acústica diferentes, está sujeito a fenômenos que podem alterar a quantidade de ondas que retorna ao transdutor e consequentemente a qualidade da imagem. Destacam-se três principais:

- Reflexão: é o fenômeno mais importante para a ultrassonografia diagnóstica, e baseia-se no sistema pulso-eco. Quando o feixe de ultrassom incide sobre os tecidos, grande parte das ondas de ultrassom é refletida de volta ao transdutor, gerando eco e contribuindo para a formação da imagem. Quanto mais perpendicular for a incidência do feixe em direção à estrutura observada, maior será a quantidade de ondas refletidas. Caso a incidência esteja oblíqua, parte das ondas não retornarão ao transdutor, prejudicando a formação da imagem (Figura 1.4).

- Dispersão ou espalhamento: ao incidirem sobre estruturas muito pequenas, as ondas de ultrassom podem sofrer dispersão e refletirem para outras direções, e não somente de volta ao transdutor.

- Refração: quando as ondas de ultrassom atravessam por dois meios com

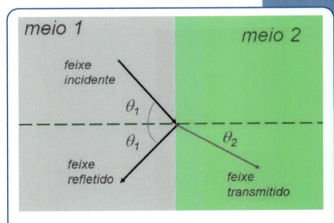

**Figura 1.4.** Adaptada de Papaleo R e Souza D (2019). Comportamento do som em interfaces. Reflexão especular e refração de uma onda viajando entre dois meios homogêneos, de impedâncias diferentes e com interfaces planas.

impedância acústica diferente e/ou superfície rugosa, elas sofrem mudança no ângulo de transmissão, o que diminui a quantidade de ondas que retornará ao ultrassom. A refração pode introduzir pequenas distorções geométricas e de posicionamento nos objetivos, pois o aparelho de ultrassom assume que o feixe não sofre desvio e segue em linha reta. Entretanto, em geral essas alterações são de pouca importância, pois os tecidos moles têm velocidades de som similares e a mudança de ângulo na refração é tipicamente pequena.

## Artefatos

Os artefatos ultrassonográficos são erros na apresentação da imagem, quando algo visualizado na tela do monitor não é real. É importante reconhecer a ocorrência de artefatos para maior acurácia diagnóstica. No cenário do paciente crítico, destacam-se quatro tipos de artefatos (Figura 1.5):

- Artefato de Reverberação: ocorre quando o feixe de ultrassom reverbera entre o transdutor e o tecido, tipicamente nas interfaces entre meios que apresentam grande diferença de impedância acústica (por exemplo, entre partes moles e ar, ou ainda entre partes moles e osso), em um movimento de "vai e vem". O resultado da somação dessas imagens gera linhas paralelas e equidistantes. Um artefato de reverberação relevante do ponto de vista clínico são as linhas A pulmonares, em que a reverberação do sinal da linha pleural forma linhas paralelas e equidistantes da pleura e que não correspondem a uma estrutura anatômica em si.

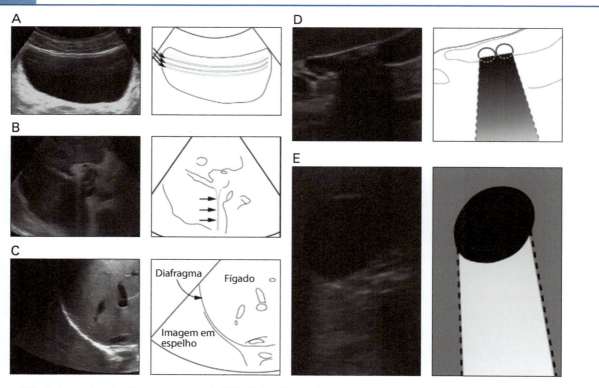

**Figura 1.5.** Adaptada de Goodwin et al (2015).4 (A) Artefato em reverberação. (B) Artefato Ring-down. (C) Artefato em espelho. (D) Sombra acústica. (E) Reforço acústico.

Princípios Físicos do Ultrassom e Efeito Doppler

- **Artefato Ring-down:** ocorre quando o feixe de ultrassom atinge uma estrutura pequena, por exemplo uma bolha de ar ou um cristal de colesterol, que passa a vibrar na mesma frequência e emitir um novo feixe de ultrassom. Quando o novo feixe retorna ao transdutor, ele é interpretado como um novo eco originado de uma estrutura mais profunda, e aparece como uma linha branca a partir da estrutura original.

- **Artefato em Espelho:** ocorre em interfaces com grande reflexão, quando o feixe sonoro incide obliquamente sobre uma estrutura que funciona como um espelho e reflete o feixe em outra direção, sendo formada uma imagem "em espelho" mais posterior em relação à estrutura real. Classicamente pode ser observado em relação ao diafragma.

- **Sombra Acústica:** ocorre quando o feixe sonoro encontra estruturas hiperrefringentes, como osso ou cálculo biliar, que possuem alta atenuação e refletem praticamente todo o feixe sonoro, causando redução da amplitude dos ecos das estruturas posteriores a elas. Este fenômeno é denominado sombra acústica posterior, podendo ser útil no diagnóstico de cálculos renais e biliares.

- **Reforço Acústico:** ocorre quando o feixe sonoro encontra estruturas que possuem fraca atenuação, como um cisto simples repleto de fluido. Nessa situação, as estruturas posteriores ao cisto aparecerão mais brilhantes, pois mais energia do feixe original será transmitida a elas e retornará ao transdutor.

De modo geral, recomenda-se posicionar as estruturas de interesse no centro da tela do monitor e tentar alinhar ao máximo o feixe do transdutor perpendicularmente às estruturas.

Quando ocorre dúvida se a imagem observada se trata de artefato, podemos lançar mão de algumas estratégias: reduzir o ganho no modo bidimensional, mudar a angulação do transdutor e observar o efeito desta mudança sobre o artefato, realizar o exame em dois planos, mudar a posição do paciente ou a fase do ciclo respiratório em que ele se encontra durante a aquisição da imagem, ou ainda alterar a frequência do transdutor.

## Ecogenicidade

É a capacidade de um tecido de produzir ecos, que determinará o brilho da imagem gerada. As estruturas podem ser classificadas da seguinte maneira:

- **Hiperecoicas:** formadas por pixels brancos brilhantes, representam tecidos que geram muito eco (por exemplo, estruturas calcificadas).
- **Anecoicas:** formadas apenas por pixels pretos, correspondem geralmente aos líquidos homogêneos (sangue, urina, derrame, fluidos).
- **Hipoecoicas:** intermediária entre as anteriores, é formada por pixels pretos e brancos, formando tons de cinza.

## MODOS: BIDIMENSIONAL, MODO M, TRIDIMENSIONAL

- **Modo Bidimensional:** também chamado de Modo B referente a brilho: Fornece imagem dinâmica em duas dimensões das estruturas examinadas, por meio da incidência de múltiplos feixes de ultrassom em várias direções (Figura 1.7). O brilho, ou escala de cinza, é proporcional à amplitude do eco de retorno. A posição dos pontos corresponde à profundidade na qual o eco é originado. A qualidade da imagem formada é diretamente proporcional ao seno do ângulo formado pelo feixe de ultrassom e a estrutura estudada. Por isso, para obter a melhor imagem, o ângulo deve ser o mais ortogonal possível, isto é, o mais próximo de 90º (sen 90º = 1). É o mais amplamente utilizado e permite avaliação anatômica e funcional das estruturas.

- Modo M: que se refere a movimento temporal: Nessa modalidade, o feixe de ultrassom é mantido fixo em determinada direção, sendo fornecido um gráfico de movimentação temporal das estruturas situadas na direção do feixe ao longo do tempo (Figura 1.6). Os ecos que retornam para o transdutor são dispostos num eixo vertical, com relação à profundidade, e num eixo horizontal, com relação ao tempo. Com relação ao uso clínico, o Modo M permite a avaliação da variabilidade de veia cava inferior conforme ciclo respiratório, avaliação da mobilidade e espessamento do diafragma, avaliação da excursão sistólica do plano do anel tricúspide (TAPSE), avaliação valvar, dentre outros.

- Modo Tridimensional: formado pela varredura dos feixes de ultrassom em três direções, permitindo avaliação estrutural e volumétrica mais detalhada. Ainda pouco utilizado nos setores críticos, seu uso exige um transdutor específico e um grau de treinamento e habilidade maior em ecocardiografia (Figura 1.6).

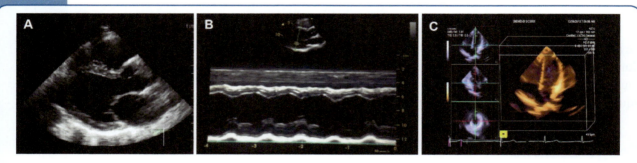

**Figura 1.6.** Modos na ecocardiografia. A: Modo Bidimensional na janela paraesternal longitudinal. B: Modo M na mesma janela da figura A, mostrando a contração e relaxamento do ventrículo esquerdo ao longo do ciclo cardíaco. C: Modo Tridimensional.

## Modo Doppler

Até o momento, abordamos a avaliação ultrassonográfica de estruturas estáticas. Já quando a estrutura de interesse está em movimento em relação ao transdutor, a frequência de feixe recebido se alterará ao longo do tempo. Assim, para a avaliação de estruturas dinâmicas, baseamo-nos no efeito Doppler.

O efeito Doppler foi descrito pelo físico austríaco Johann Christian Andreas Doppler em 1842, observando astros no espaço. Ele observou que quando uma fonte emissora de onda ou a superfície refletora estão em movimento, há uma variação entre a frequência do feixe emitido e a frequência do feixe recebido (Figura 1.7).

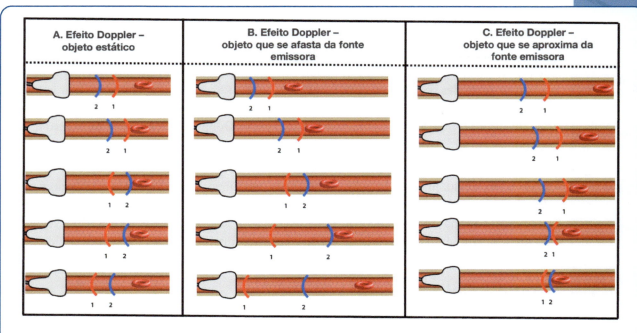

**Figura 1.7.** Efeito Doppler. Observar que em (A), com o objeto estático, a frequência da onda refletida é a mesma da frequência emitida; as ondas 1 e 2 do feixe de ultrassom emitido percorrem a mesma distância para atingir o objeto. Em (B), com o objeto se distanciando da fonte emissora, a frequência da onda refletida é menor do que a emitida, uma vez que a segunda onda percorre uma distância maior do que a primeira onda do feixe até incidir no objeto, consequentemente levando mais tempo pra alcançar o objeto. Em (C), com o objeto se aproximando da fonte emissora, a frequência da onda refletida é maior do que a emitida, uma vez que a segunda onda percorre uma distância menor do que a primeira, levando assim menos tempo para alcançar o objeto.

O efeito Doppler aumenta com o aumento da velocidade do objeto em movimento. Quanto maior for a velocidade do objeto, maior será a variação entre a frequência de onda emitida em relação à recebida.

Na ultrassonografia, esse fenômeno permite estimar a velocidade do fluxo sanguíneo no interior das cavidades cardíacas e vasos sanguíneos. Assim, é possível calcular a velocidade do fluxo sanguíneo (V) a partir da fórmula do efeito Doppler ($\Delta f$) (Figura 1.8):

$$\Delta f (f_1 - f_2) = 2 \times V \times f_1 \times \cos\theta / c$$

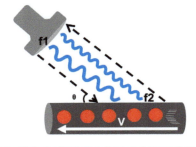

**Figura 1.8.** Representação do efeito Doppler. f1: frequência da onda emitida; f2: frequência da onda refletida; $\theta$ – ângulo de incidência; V – velocidade do fluxo sanguíneo.

em que $\Delta f$ é a variação entre a frequência do feixe de ultrassom emitida (f1) e a recebida (f2); V é a velocidade do fluxo sanguíneo; $\cos\theta$ é o cosseno do ângulo formado entre a direção do feixe de ultrassom e o fluxo sanguíneo; c é a velocidade do ultrassom no meio (aproximadamente 1.540 m/s no tecido humano).

Com base na fórmula, podemos observar que o efeito Doppler é máximo quando o feixe de ultrassom está completamente alinhado com a direção do objeto em movimento, isto é, caso o ângulo entre eles seja de 0° ou 180° (cos 0° = 1 e cos 180° = -1). À medida que o ângulo entre o feixe de incidência e a direção do deslocamento do objeto aumenta de 0 a 90°, o cosseno do ângulo diminui progressivamente, reduzindo o efeito Doppler, que atinge o valor zero quando o ângulo é de 90°, dado que cos 90° = 0.

Ao utilizarmos o Doppler, o aparelho de ultrassom considera que o feixe de ultrassom se encontra devidamente alinhado com o fluxo sanguíneo. O alinhamento adequado é operador-dependente e por vezes pode ser desafiador, a depender da anatomia e posicionamento do paciente. O alinhamento inadequado provocará efeito Doppler menor, e com isso a velocidade do fluxo sanguíneo será subestimada. Não é possível superestimar a velocidade medida.

## Doppler Colorido

O Doppler Colorido gera uma imagem sobreposta ao modo bidimensional que fornece informações a respeito da anatomia e da direção do fluxo sanguíneo. O operador deve posicionar a caixa colorida de amostragem sobre a região de interesse. Dentro da caixa colorida, cada ponto móvel tem uma tonalidade de vermelho ou azul, ao invés de tons de cinza. A direção do fluxo em relação ao transdutor é ilustrada em uma barra colorida ao lado da imagem. Convencionou-se que o fluxo em direção ao transdutor é vermelho e o fluxo na direção contrária ao transdutor é azul. Podem ser vistos fluxos de turbulência, que se expressam em forma de mosaico de cores diferentes.

Antes de utilizar o Doppler Pulsado ou Contínuo, é fundamental usar o Doppler Colorido na região examinada, pois ele permite visualização rápida de uma região ampla e pode orientar o posicionamento adequado da amostragem de acordo com a direção do fluxo sanguíneo. O Doppler Colorido também é utilizado para detecção de pequenos vasos em partes moles, por exemplo antes do início de procedimentos percutâneos como traqueostomia ou paracentese. (Figura 1.9)

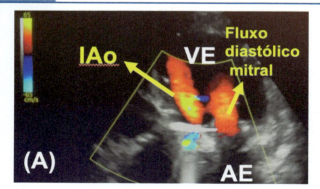
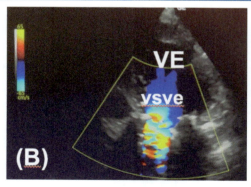

**Figura 1.9.** Doppler Colorido em paciente com dupla lesão aórtica; observar em (A) o Doppler do fluxo diastólico mitral normal e fluxo de regurgitação aórtica durante a diástole; na figura (B) podemos ver o fluxo sistólico passando pela via de saída do ventrículo esquerdo (VSVE) de aspecto normal, em azul (fluxo laminar) e passando através da valva aórtica estenótica, com aspecto em mosaico de cores (fluxo turbilhonado). VE: ventrículo esquerdo; AE: átrio esquerdo; VSVE: via de saída do ventrículo esquerdo.

Para o uso adequado do Doppler Colorido, recomenda-se ajustar a caixa de amostragem, a escala de velocidade (para em torno de 60 a 80 cm/s) e o ganho.

## Doppler Pulsado

Utilizamos o Doppler Pulsado para estimar a velocidade do fluxo sanguíneo. Neste modo, um único cristal piezoelétrico emite pulsos de ondas em intervalos regulares e recebe o sinal refletido, característica esta que diferencia o modo Pulsado do modo Contínuo. O cristal deve aguardar a reflexão do feixe de ondas retornar para a fonte emissora antes de enviar um novo pulso de ondas. A frequência com que os pulsos são emitidos é chamada de frequência de repetição de pulso (PRF).

Para realizar a medida, devemos delimitar uma região dentro do coração ou vaso sanguíneo entre 2 e 5 mm na área em que buscamos estimar a velocidade do fluxo sanguíneo e então posicionamos o cursor de amostragem do Doppler nessa região. No gráfico de velocidade espectral, convencionou-se que o fluxo em direção ao transdutor fica disposto acima da linha de base e o fluxo que vai em direção contrária ao transdutor fica disposto abaixo da linha de base. A linha base representa fluxo zero. A imagem gerada pelo Doppler Pulsado consiste em um traçado com borda externa densa, correspondente às velocidades máximas aferidas naquela região ao longo do tempo, e uma parte central não preenchida, que representa ausência de hemácias detectadas com valores inferiores de velocidade naquela região, como na Figura 1.10.

No cuidado do paciente crítico, utilizamos o Doppler Pulsado, por exemplo, para avaliação do fluxo sanguíneo pela via de saída de ventrículo esquerdo (estimativa do débito cardíaco) e para avaliação do fluxo transvalvar diastólico mitral (Figura 1.10).

A principal limitação do Doppler Pulsado é não conseguir medir altas velocidades. Isso ocorre porque o Doppler pulsado funciona em uma sequência de ciclos de um mesmo cristal que emite o pulso de ondas e em seguida aguarda o retorno das ondas, para logo depois emitir novo pulso. Se a velocidade estimada é muito alta, o sinal espectral do Doppler pulsado será exibido com polaridade ambígua, aparecendo de ambos os lados da linha de base (fase positiva

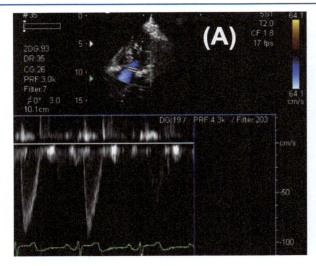 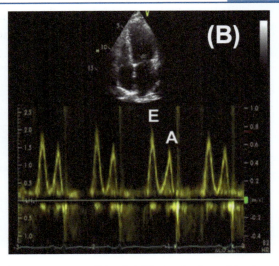

**Figura 1.10.** Doppler pulsado. (A) Utilização do Doppler Pulsado para medida do VTI da via de saída do ventrículo esquerdo durante a sístole, na janela apical 5 câmaras. (B) Uso do Doppler pulsado para avaliação do fluxo diastólico pela valva valva mitral: ondas E e A.

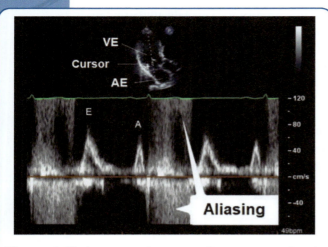

**Figura 1.11.** Imagem de ecocardiograma em janela apical 3 câmeras, em avaliação de jato de regurgitação mitral. O fluxo de regurgitação mitral é em direção ao transdutor, porém o Doppler Pulsado o detecta afastando-se do transdutor, pois a velocidade ultrapassa o limite de Nyquist, ocorrendo o fenômeno de aliasing.

e fase negativa). Este fenômeno de ambiguidade na direção do fluxo se chama *aliasing*, e ao limite superior de velocidade aferível pelo Doppler Pulsado chamamos de frequência de Nyquist. A frequência de Nyquist é determinada por PRF/2.

Essas velocidades elevadas geralmente acontecem em valvopatias, nas quais ocorre aceleração do fluxo (Figura 1.11). Para análise de velocidades de fluxo sanguíneo acima de 2.5 m/s, utilizamos o Doppler contínuo.

## Doppler Contínuo

No Doppler Contínuo, dois cristais piezoelétricos funcionam simultaneamente: um cristal emite os feixes de ultrassom e o outro cristal recebe os sinais refletidos de maneira contínua. A imagem espectral resultante consiste em um traçado denso com a borda externa correspondendo às células de maior velocidade e a parte central correspondendo a outras velocidades menores identificadas ao longo do trajeto. Por sua natureza contínua, esta modalidade permite medir altas velocidades, mesmo aquelas que ultrapassam o limite de Nyquist.

Diferente do Doppler Pulsado, o Doppler Contínuo detecta todas as velocidades de fluxo ao longo do feixe de ultrassom, de forma contínua e ininterrupta. Assim, é possível medir a velocidade máxima do fluxo sanguíneo ao longo do feixe de ultrassom, embora não seja possível identificar a região anatômica de maior velocidade do fluxo sanguíneo na linha de varredura, como acontece com o Doppler Pulsado.

Na prática clínica, o Doppler Contínuo é utilizado por exemplo para estimarmos a pressão sistólica de artéria pulmonar, por meio da velocidade máxima do jato de regurgitação tricúspide, assim como para estimar as velocidades máximas e gradientes por valvas estenóticas (Figura 1.12).

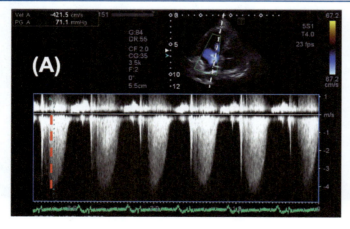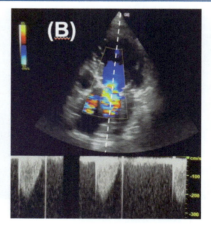

**Figura 1.12.** Doppler contínuo. (A) Doppler contínuo da valva tricúspide para estimativa da pressão sistólica de artéria pulmonar. (B) Doppler contínuo de valva aórtica com estenose.

## Doppler Tecidual

De maneira semelhante ao uso do Efeito Doppler para avaliar movimentação das hemácias dentro dos vasos sanguíneos e cavidades cardíacas, o Doppler Tecidual avalia a movimentação do tecido miocárdico. Nos aparelhos de ultrassom que dispõem desta tecnologia, são obtidos os cortes ecocardiográficos tradicionais e, posteriormente, posiciona-se o cursor no segmento miocárdico de interesse. O aparelho produzirá então a curva espectral com as velocidades de movimentação do miocárdio naquele segmento.

Com esta modalidade, podemos estimar a velocidade de movimentação miocárdica durante a diástole (onda E') para avaliação das pressões de enchimento ventricular esquerdo. Outra aplicabilidade é aferir a velocidade máxima de movimentação do anel tricúspide (onda s') para avaliação da função sistólica de ventrículo direito (Figura 1.13).

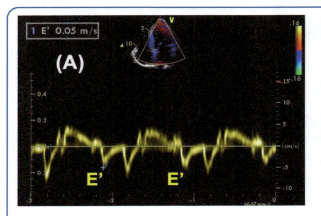 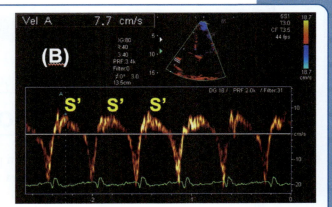

**Figura 1.13.** Doppler tecidual. (A) Doppler tecidual do anel mitral septal. Observar onda E' protodiastólica. (B) Doppler tecidual do anel tricúspide. Observar onda S' sistólica do ventrículo direito.

## TIPOS DE TRANSDUTORES

Cada transdutor tem um formato e um arranjo de cristais de PZT específicos, que determinará seu intervalo de frequência, característica intrínseca do transdutor e que independente do tecido avaliado. Na emergência e na UTI, utilizamos basicamente três tipos de transdutores conforme a indicação clínica (Figura 1.14):

- **Linear:** sua frequência varia de 5 a 11 MHz, o que lhe confere boa resolução em imagens superficiais. É utilizado principalmente para exames vasculares periféricos e profundos, podendo ser utilizado também para avaliação de nervo óptico e de pleura. Tem varredura em forma de retângulo.
- **Setorial:** sua frequência varia de 5 a 8 MHz, intermediária entre os outros dois tipos de transdutores. É utilizado principalmente nos exames de ecocardiografia, pois seu formato permite visualização intercostal. Tem varredura setorial.
- **Convexo (ou curvilíneo):** sua frequência varia de 3 a 6 MHz, o que lhe permite maior penetração nos tecidos e visualização de estruturas profundas, apesar de perda de resolução. É utilizado principalmente para avaliação de abdome e pulmão. Tem varredura em forma de leque.

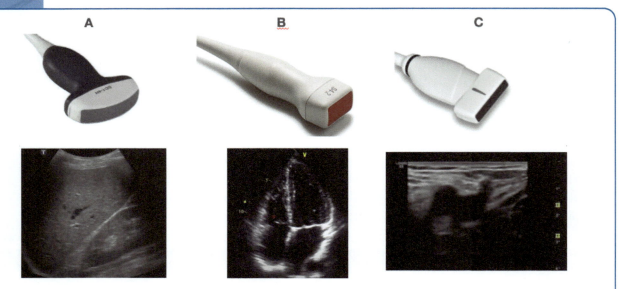

**Figura 1.14.** Transdutores e imagens geradas. A: Transdutor convexo e imagem de fígado. B: Transdutor setorial e imagem de ecocardiograma. C: Transdutor linear e imagem de vasos femorais.

## AJUSTES BÁSICOS DO APARELHO DE ULTRASSOM

Cada aparelho de ultrassom tem particularidades específicas. É importante que o operador se familiarize com o aparelho para melhor execução do exame. Abordaremos aqui ajustes comuns a todos os sistemas de ultrassom.

### Preset

O preset constitui um padrão de configurações de acordo com o tipo de estudo, definidas previamente para otimizar a realização do exame. São elas: frequência, ganho, profundidade, ângulo de varredura e posição de exibição da imagem na tela. No aparelho, após selecionar o transdutor, o operador deve selecionar o preset para o exame de interesse: cardíaco, arterial, venoso, obstétrico, abdominal etc. Se necessário, é possível modificar as configurações do preset durante a realização do exame.

### Profundidade

O ajuste de profundidade permite a visualização da estrutura de interesse no centro da tela do monitor. A profundidade ideal dependerá da estrutura avaliada e da conformação corporal do paciente. O valor da profundidade é exibido na borda lateral da imagem, em centímetros.

### Foco

O ajuste do foco permite concentrar os feixes de ultrassom em determinada profundidade, na qual se encontra a estrutura de interesse, tornando a resolução melhor naquela região. Na borda lateral da imagem onde se exibe a profundidade, uma seta costuma indicar a zona focal selecionada.

## Ganho

O ganho determina o brilho geral da imagem. Devemos ajustar o ganho de modo que estruturas anecoicas fiquem pretas na tela, por exemplo, fluidos. Ganho excessivo pode reduzir a resolução da imagem e gerar artefatos, enquanto pouco ganho pode omitir dados reais. Quando ocorre atenuação das estruturas, por exemplo em regiões mais profundas, o aumento do ganho pode melhorar a visualização da imagem. O ajuste do ganho pode ser feito de maneira global (Figura 1.15) ou de maneira setorial (Figura 1.16), na qual é possível discriminar o ganho de acordo com a profundidade, também chamado de ganho de tempo de compensação (GTC).

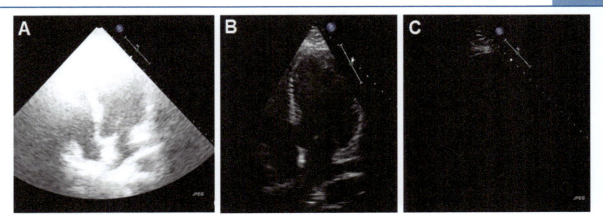

**Figura 1.15.** Imagem de ecocardiograma em janela apical 4 câmaras. A: Ganho em excesso. B: Ganho adequado. C: Pouco ganho.

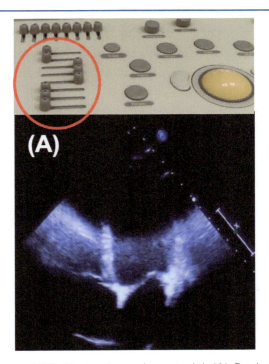 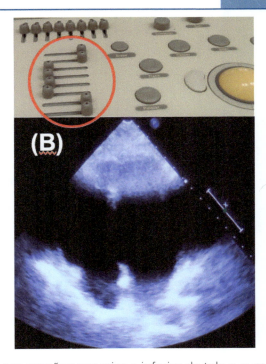

**Figura 1.16.** Ajuste do ganho setorial. (A) Ganho reduzido nas porções superior e inferior da tela e aumentado no meio da tela. (B) Maior ganho nas porções superior e inferior e menor ganho na porção média.

# CONSIDERAÇÕES FINAIS

■ **Quais os modos em ultrassonografia?**

Modo Bidimensional, Modo M e Modo Tridimensional.

■ **Quais os tipos de Doppler?**

Doppler Pulsado, Contínuo, Colorido e Tecidual.

■ **Como descobrir se estamos diante de um artefato?**

Reduzir o ganho, mudar a angulação do transdutor, realizar o exame em dois planos, mudar a posição do paciente ou a fase do ciclo respiratório, alterar a frequência do transdutor.

■ **Como escolher o transdutor para o exame?**

- Linear (alta frequência/estruturas superficiais): Avaliação de vasos, pleura, nervo óptico.
- Setorial (frequência intermediária / visualização intercostal): Ecocardiograma, doppler transcraniano.
- Curvilíneo (baixa frequência / estruturas profundas): Abdome, pulmão.

■ **Como otimizar a imagem?**

Através dos ajustes de preset, ganho, foco, profundidade.

# LEITURA SUGERIDA

1. Duck F. Ultrasound – The First Fifty Years. Medical Physics International Journal 2021; 5: 470-498.
2. Papaleo R, Souza D. Ultrassonografia: princípios físicos e controle da qualidade. Revista Brasileira de Física Médica. 2019;13(1):14-23.
3. Aldrich JE. Basic physics of ultrasound imaging. Crit Care Med 2007; 35: 131-137.
4. Goodwin C et al. Physics of ultrasound. Anaesthesia and Intensive Care Medicina. 2015;16:3:132-135.
5. Hangiandreou NJ. B-mode US: basic concepts and new technology. RadioGraphics 2003; 23(4): 1019-1033.
6. Uppal T, Mogra R. RBC motion and the basis of ultrasound Doppler instrumentation. AJUM February 2010; 13 (1): 32–34.
7. Anavekar NS, Oh JK. Doppler echocardiography: A contemporary review. Journal of Cardiology 2009; 54: 347-358
8. Principles of Doppler Echocardiography [acesso em 24 de setembro de 2022]. Disponível em: https://www.uptodate.com/contents/principles-of-doppler-echocardiography.
9. Silva C, Monaco C, Ferreira L, Gil M, Peixoto L e Ortiz J. Doppler Tecidual, Tissue Tracking, Strain Rate e Strain. Para que serve isso tudo?. Revista Brasileira de Ecocardiografia 2002; 4: 17-27.
10. Borowy CS, Mukhdomi T. Sonography Physical Principles And Instrumentation. StatPearls Publishing LLC; 3 de julho de 2021.
11. Physics of Ultrasound [acesso em 24 de setembro de 2022]. Disponível em: https://www.nysora.com/topics/equipment/physics-of-ultrasound.

# JANELAS BÁSICAS DE ECOCARDIOGRAFIA

2

Yuri de Albuquerque Pessoa dos Santos
Felipe Augusto de Paiva Dias
Livia Maria Garcia Melro

## INTRODUÇÃO

O domínio das janelas ecocardiográficas básicas é de fundamental importância para realização do ecocardiograma à beira-leito pelo médico intensivista/emergencista. Isso visa objetivar uma correta interpretação da função cardíaca (perfil hemodinâmico) e alterações morfológicas em relação à anatomia normal.

O exame ecocardiográfico fornece imagens similares a um plano tomográfico, sendo que cada imagem tomográfica é definida por sua janela acústica, que é a posição do transdutor no tórax do paciente (Figura 2.1) e o plano da imagem (ajustado pelo index do transdutor). A nomenclatura das janelas ecocardiográficas baseia-se nas recomendações da Sociedade Americana de Ecocardiografia. (Tabela 2.1 e Figura 2.2)

Antes de iniciar o exame, devemos realizar alguns ajustes no aparelho para otimização do exame:

1. Selecionar o transdutor setorial e alterar o preset (configuração predefinida) para o exame ecocardiográfico.
2. Ajustar a profundidade para que o coração ocupe todo o espaço da tela (14-16 cm de forma geral). Todavia, podemos iniciar o exame com profundidade um pouco maior devido ao risco de não observar alterações mais profundas como o derrame pericárdico e o derrame pleural esquerdo na janela paraesternal longitudinal (Figura 2.3) e depois reduzir a profundidade.

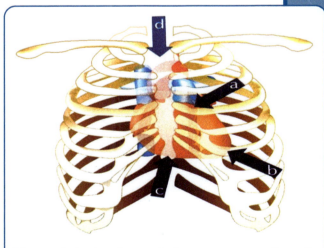

**Figura 2.1.** Janelas acústicas na ecocardiografia transtorácica. a: paraesternal; b: apical; c: subcostal; d: supraesternal.

3. Posição do sinal referente ao índex (marca) do transdutor no canto superior direito da tela do monitor. O índex atua como referência anatômica das imagens evidenciadas na tela do aparelho. Se o índex estiver apontado para o lado esquerdo do paciente, como por exemplo na janela apical 4 câmaras, as estruturas avaliadas na imagem correspondem ao lado esquerdo do paciente. (Figura 2.4)

4. As estruturas mais próximas ao transdutor encontram-se na porção superior da imagem e as estruturas mais distantes do transdutor na porção inferior da imagem.

5. Ajustar o foco da imagem para as estruturas de maior interesse.

6. Ajustar o ganho para deixar a imagem com o brilho adequado, ou ainda o time gain compensation (TGC), de modo a manter o brilho homogêneo em toda a imagem.

**Tabela 2.1.** Nomenclatura do Ecocardiograma Tronstorácico

| Janela Acústica (Posição do transdutor) |
|---|
| Paraesternal |
| Apical |
| Subcostal |
| Supraesternal |
| **Plano da Imagem** |
| Longitudinal |
| Transversal |
| 4 Câmaras |
| 2 Câmaras |

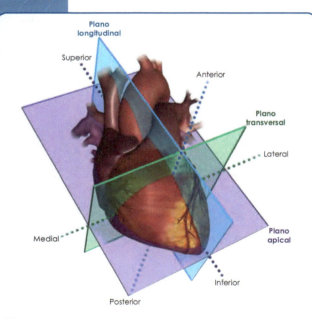

**Figura 2.2.** Planos de varredura do ecocardiograma transtorácico.

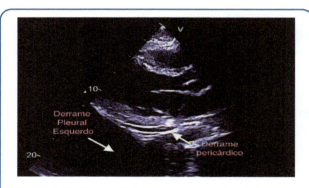

**Figura 2.3.** Exame iniciado com profundidade um pouco maior devido ao risco de não observar alterações mais profundas, como o derrame pericárdico e o derrame pleural esquerdo na janela paraesternal longitudinal.

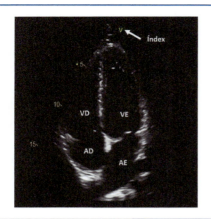

**Figuro 2.4.** Índex no canto superior direito da imagem como convencionado pela sociedade americana de ecocardiografia. Na janela apical 4 câmaras com o transdutor no ápice cardíaco e o índex orientado para o lado esquerdo do paciente, as estruturas que aparecem no mesmo lado do índex são as câmaras esquerdas. Evidenciando átrio direito (AD); ventrículo direito (VD); átrio esquerdo (AE) e ventrículo esquerdo (VE).

# PARAESTERNAL

## Janela paraesternal longitudinal (eixo longo) (Figura 2.5)

- Posicionamento do paciente: decúbito lateral esquerdo (utilizar coxim para otimizar o decúbito lateral esquerdo, se paciente em ventilação mecânica) com o braço esquerdo fletido sobre a cabeça.
- Posicionamento do transdutor: 3° e 4° espaço intercostal na linha paraesternal esquerda com o índex orientado para o ombro direito (11 horas). Em pacientes obesos, com doença pulmonar obstrutiva crônica ou sob ventilação mecânica, a melhor imagem ecocardiográfica pode se encontrar no 5° ou 6° espaço intercostal.
- Estruturas visualizadas: ventrículo direito, ventrículo esquerdo (parede septal anterior, parede inferolateral, via de saída), valva aórtica, valva mitral, aorta ascendente proximal e átrio esquerdo. (Vídeo 2.1)

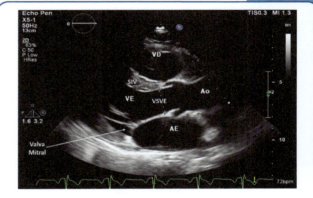

**Figura 2.5.** Janela paraesternal longitudinal evidenciando ventrículo direito (VD), ventrículo esquerdo (VE), átrio esquerdo (AE), valva mitral, Aorta (Ao) e via de saída do ventrículo esquerdo (VSVE).

- Aplicação clínica:
  - Função sistólica ventricular esquerda qualitativa (*eyeballing*) e quantitativa (fração de ejeção por Teichholz).
  - Diâmetro da via de saída do ventrículo esquerdo para cálculo do volume sistólico e posteriormente débito cardíaco.
  - Tamanho das câmaras: ventrículo direito (subestimado); ventrículo esquerdo, átrio esquerdo e Aorta. Atentar que o diâmetro da raiz aórtica é, geralmente, similar ao diâmetro do átrio esquerdo. O aumento de dimensão de uma dessas estruturas em relação à outra sugere dilatação.
  - Valvopatias mitrais e aórtica: avaliada pelo Doppler colorido e avaliação morfológica, todavia, como o fluxo de sangue não é paralelo ao feixe do ultrassom, a quantificação das velocidades do fluxo geralmente não é possível.

Vídeo 2.1

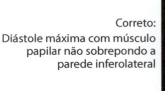
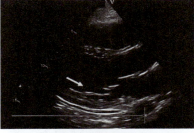

Correto: Diástole máxima com músculo papilar não sobrepondo a parede inferolateral

Incorreto: Diástole máxima com músculo papilar sobrepondo a parede inferolateral

**Figura 2.6.** Alterações de movimento de angulação do transdutor.

### Dica

- Sempre retirar o músculo papilar do centro da cavidade ventricular esquerda pelo risco de superestimar a função ventricular esquerda por pequenas alterações de movimento de angulação do transdutor. (Figura 2.6)

## JANELA PARAESTERNAL TRANSVERSAL (EIXO CURTO)

- Posicionamento do paciente: decúbito lateral esquerdo.
- Posicionamento do transdutor: girar 90° em sentido horário da janela paraesternal longitudinal, ou seja, posicionar o transdutor no 3° e 4° espaço intercostal esquerdo na linha paraesternal com o índex orientado para o ombro esquerdo (2 horas).
- Inclinar o transdutor (bascular) superiormente em direção aos vasos da base ou inferiormente em direção ao ápice para a aquisição dos diversos planos de observação. (Figura 2.7)
- Estruturas visualizadas (Vídeo 2.2):
- Plano ao nível dos músculos papilares: ventrículo direito, ventrículo esquerdo, septo interventricular, músculo papilar posteromedial e músculo papilar anterolateral. (Figura 2.7)
- Plano ao nível da valva mitral: ventrículo direito, ventrículo esquerdo, septo interventricular e valva mitral. (Figura 2.8)

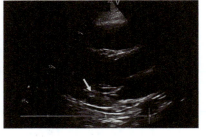

**Figura 2.7.** Níveis de corte da janela paraesternal transversal.

Vídeo 2.2

- Plano ao nível da valva aórtica (vasos da base): ventrículo direito, valva aórtica, valva tricúspide, artéria pulmonar, átrio direito, átrio esquerdo e o septo interatrial, via de saída de ventrículo direito, valva pulmonar e tronco da artéria pulmonar. (Figura 2.9)
    - Aplicação clínica:
        □ Função sistólica ventricular esquerda qualitativa (*eyeballing*) e quantitativa (fração de encurtamento).

- Avaliação da função segmentar do ventrículo esquerdo.
- Avaliação da cinética do septo interventricular. Se retificado ou desvio do septo em direção ao ventrículo esquerdo (movimento paradoxal do septo) sugere sobrecarga ventricular direita.
- Relação entre o ventrículo direito e esquerdo.
- Tamanho das câmaras: ventrículo direito (subestimado); ventrículo esquerdo.
- Valvopatias: avaliada pelo Doppler colorido e avaliação morfológica, podendo ser possível quantificar a regurgitação tricúspide pela janela paraesternal transversal ao nível da valva aórtica e integral velocidade de tempo (VTI) da via de saída de ventrículo direito como

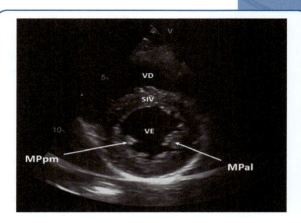

**Figura 2.8.** Janela paraesternal transversal ao nível dos músculos papilares, demonstrando ventrículo direito (VD), septo interventricular (SIV), ventrículo esquerdo (VE), músculo papilar póstero-medial (MPpm) e músculo papilar anterolateral (MPal).

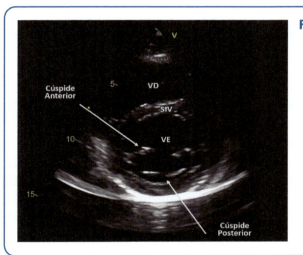

**Figura 2.9.** Janela paraesternal transversal ao nível da valva mitral, demonstrando ventrículo direito (VD), septo interventricular (SIV), ventrículo esquerdo (VE) e Valva Mitral com suas cúspides anterior e posterior.

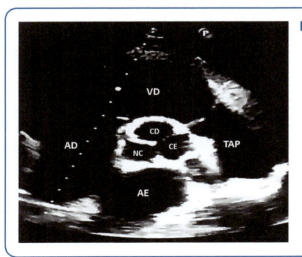

**Figura 2.10.** Janela paraesternal transversal ao nível da Valva Aórtica (VAo), demonstrando Ventrículo Direito (VD); Valva Tricúspide (VT); Átrio Direito (AD); Átrio Esquerdo (AE); Valva aórtica com suas três válvulas: Coronariana direita (CD); Coronariana esquerda (CE); Não coronariana (NC), e tronco da artéria pulmonar (TAP).

avaliação da valva pulmonar pela janela paraesternal transversal ao nível da valva aórtica, além da planimetria da valva mitral. Todavia como o fluxo de sangue não é paralelo ao feixe do ultrassom nas valvas mitrais e aórtica não é possível a quantificação das velocidades do fluxo ou gradientes.

## Dicas

- No início do treinamento, pode ser mais fácil realizar a transição da paraesternal longitudinal para transversal (Girar 90° em sentido horário) segurando o transdutor com as duas mãos, para não deslizar o transdutor de forma inadequada.
- Em caso de janela acústica inadequada na paraesternal transversal, sempre retornar à janela paraesternal longitudinal e reiniciar o processo após aquisição da janela acústica adequada.
- O ventrículo esquerdo normal tem uma forma esférica. Se ventrículo esquerdo apresentar um formato em elipse na ausência de disfunção segmentar, ajustar o transdutor e o índex para visualização adequada das estruturas.

# APICAL

## Janela apical 4 câmaras

- Posicionamento do paciente: semidecúbito lateral esquerdo (um pouco menos inclinado do que na janela paraesternal).
- Posicionamento do transdutor: posicionar o transdutor no 4°-5° espaço intercostal na linha hemiclavicular esquerda (ápice cardíaco ou ictus cordis), com o índex direcionado para o braço esquerdo do paciente (3 horas). Lembrar que a posição do transdutor pode variar com o biótipo do paciente (lateral a linha hemiclavicular e no 4° espaço intercostal se brevilíneo e medial a linha hemiclavicular e no 6° espaço intercostal se longilíneo). Além disso, em indivíduos com cardiomegalia, geralmente, a posição do transdutor é lateral à linha hemiclavicular.
- Estruturas visualizadas (Figura 2.11 e Vídeo 2.3): átrio esquerdo e direito, ventrículo esquerdo e direito e valvas mitral e tricúspide.
    - Aplicação clínica:
        - Função sistólica ventricular esquerda qualitativa (*eyeballing*) e quantitativa (Método de Simpson, MAPSE, Onda S').

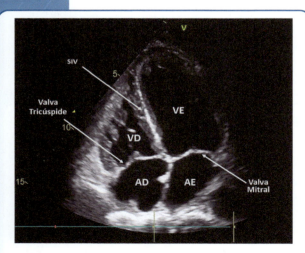

**Figura 2.11.** Janela Apical 4 câmaras evidenciando ventrículo direito (VD), valva tricúspide (VT), átrio direito (AD), ventrículo esquerdo (VE), septo interventricular (SIV), valva mitral (VM) e átrio esquerdo (AE).

- Avaliação da função segmentar do ventrículo esquerdo (paredes inferosseptal e anterolateral).
- Função diastólica do ventrículo esquerdo (relação E/A; Doppler tecidual com as velocidades das e' lateral e septal e a relação E/e').
- Avaliação da cinética do septo interventricular.
- Tamanho das câmaras.
- Função ventricular direita (TAPSE, Onda S' e FAC).
- Valvopatias mitral e tricúspide: Avaliação anatômica e do efeito Doppler (colorido, contínuo e pulsado). Lembrando que todas essas aplicações clínicas serão detalhadas nos capítulos específicos.

Vídeo 2.3

## DICAS

- Para facilitar o posicionamento do transdutor na janela apical, palpar o ictus e posicionar o transdutor no mesmo local.
- Sempre tentar mover o transdutor um espaço intercostal inferiormente para visualizar o ventrículo esquerdo alongado em forma de "bala de revolver".
- Ao tentar visualizar o ventrículo direito mover o transdutor lateralmente ao ictus do paciente com a ponta do transdutor apontada anteriormente. Ao tentar visualizar a parede lateral posicionar o transdutor medialmente ao *ictus*.

## Janela apical 5 câmaras

- Posicionamento do transdutor: movimento de báscula, inclinando o transdutor superiormente em direção aos vasos da base até a abertura da valva aórtica e a via de saída do ventrículo esquerdo.
- Estruturas visualizadas (Figura 2.12 e Vídeo 2.4):
  - Estruturas visualizadas na apical 4 câmaras além da valva aórtica e via de saída do ventrículo esquerdo.
  - Aplicação clínica:
    - Medida da integral velocidade tempo (VTI) da via de saída do ventrículo esquerdo pelo doppler pulsátil para o cálculo do volume sistólico e débito cardíaco. Posicionar o cursor de amostragem 3-5 mm superiormente à valva aórtica para não superestimar o VTI.

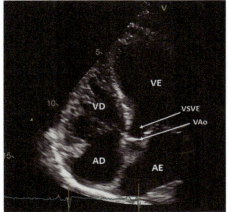

**Figuro 2.12.** Janela Apical 5 câmaras evidenciando via de saída do ventrículo esquerdo (VSVE) e valva aórtica (VAo).

Vídeo 2.4

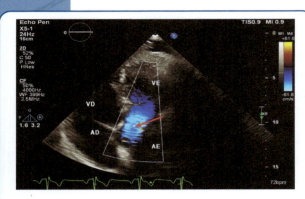

**Figura 2.13.** Correto posicionamento do cursor de amostragem para medida da integral velocidade tempo (VTI) da via de saída do ventrículo esquerdo (seta).

- Valvopatia Aórtica (estenose e insuficiência) com o Doppler contínuo e Doppler colorido.

### Dicas

- Ao medir o VTI, observar a direção do fluxo da valva aórtica com o doppler colorido e alinhar o cursor do doppler pulsado paralelo ao fluxo. Pode ser necessário o movimento do transdutor um pouco lateral ao ictus, inclinando a ponta do ventrículo a esquerda da tela. (Figura 2.13)
- Ao medir o gradiente da estenose aórtica, observar se o fluxo está paralelo ao cursor do doppler continuo para não subestimar o gradiente.

## Janela apical 2 e 3 câmaras

- Posicionamento do transdutor: da janela apical 4 câmaras girar o transdutor 60° anti-horário, até o aparecimento da janela apical 2 câmaras. Posteriormente, girar mais 60° anti-horário aproximadamente para o aparecimento da janela apical 3 câmaras evidenciada pela abertura da valva aórtica.
- Estruturas visualizadas (Figura 2.14 e 2.15 e Vídeos 2.5 e 2.6):

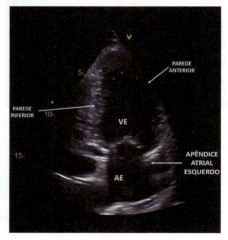

**Figuro 2.14.** Janela opical 2 câmaras evidenciando átrio esquerdo (AE), ventrículo esquerdo (VE), apêndice atrial esquerdo (AAE) e apontado pelas setas as paredes anterior e inferior do ventrículo esquerdo.

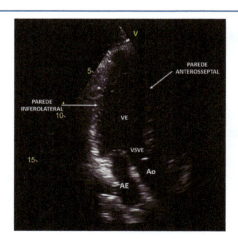

**Figura 2.15.** Janela apical 3 câmaras evidenciando átrio esquerdo (AE), ventrículo esquerdo (VE), via de saído do ventrículo esquerdo (VSVE), Aorta (Ao) e apontado pelos setas os paredes anteroseptal e inferolateral do VE.

- Janela apical 2 câmaras: ventrículo esquerdo (parede inferior à esquerda do monitor e anterior à direita do monitor), átrio esquerdo.
- Janela apical 3 câmaras: ventrículo esquerdo (parede inferolateral à esquerda do monitor e parede anterosseptal à direita do monitor).

  - Aplicação clínica:
    - Avaliação da função sistólica qualitativa e quantitativa do ventrículo esquerdo (Simpson) – Apical 2 câmaras.
    - Avaliação de obstrução dinâmica de via de saída do ventrículo esquerdo – Apical 3 câmaras.
    - Avaliação da função segmentar do ventrículo esquerdo.
    - Avaliação de valvopatia mitral.

Vídeo 2.5

Vídeo 2.6

## SUBCOSTAL

### Janela subcostal 4 câmaras

- Posicionamento do paciente: decúbito dorsal.
- Posicionamento do transdutor: posicionar o transdutor abaixo do apêndice xifoide, discretamente orientado para o ombro esquerdo com o índex direcionado para o braço esquerdo (3 horas).
- Estruturas visualizadas (Figura 2.16 e Vídeo 2.7):
- Átrio esquerdo e direito, ventrículo esquerdo e direito e valvas mitral e tricúspide.

  - Aplicação clínica:
    - Função sistólica ventricular esquerda e direita qualitativa (*eyeballing*).
    - Derrame pericárdico caso presente, inclusive para avaliar colapso diastólico de câmaras direitas.
    - Tamanho das câmaras: lembrar o ventrículo direito pode ser subestimado.

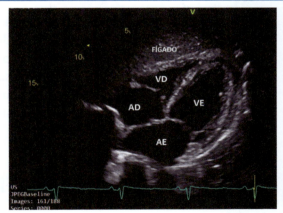

**Figura 2.16.** Janela subcostal 4 câmaras evidenciando átrio direito (AD), ventrículo direito (VD), átrio esquerdo (AE) e ventrículo esquerdo (VE).

### Janela subcostal da veia cava inferior

- Posicionamento do paciente: em decúbito dorsal.
- Posicionamento do transdutor: da janela subcostal 4 câmaras, centralizar o átrio direito e girar o transdutor em sentido anti-horário 90° até a região cefálica (zero hora), observando a veia cava inferior em continuidade átrio direito.
- Estruturas visualizadas (Figura 2.17 e Vídeo 2.8):
- Veia cava inferior desembocando no átrio direito.

Vídeo 2.7

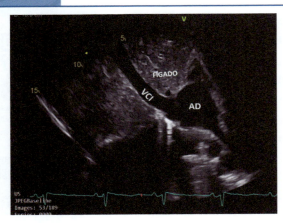

**Figura 2.17.** Janela subcostal da veia cava inferior evidenciando átrio direito (AD) e veia cava inferior (VCI).

- Aplicação clínica:
  - Avaliação da pressão venosa central (necessária para cálculo da pressão sistólica da artéria pulmonar).
  - Avaliação de fluido responsividade pelo índice de distensibilidade/colapsabilidade da veia cava inferior.
  - Avaliação de choque obstrutivo (se o derrame pericárdico ou tromboembolismo pulmonar gerar comprometimento hemodinâmico significativo, a veia cava inferior estará dilatada, com diâmetro maior que 2,2 cm e com variação respiratória inferior a 50%).

Vídeo 2.8

### Dicas

- Pedir para o paciente inspirar profundamente, porque isso promove movimento do diafragma e do fígado inferiormente melhorando a janela acústica do paciente.
- Sempre fazer o exame em decúbito dorsal, dobrando as pernas para relaxar o abdome.
- Importante diferenciar a veia cava inferior da aorta abdominal. A veia cava inferior é quem desemboca no átrio direito e é melhor visualizada com uma leve inclinação lateral do probe em direção ao lado direito do paciente. Já a Aorta abdominal é mais espessa, por vezes visualizamos sua pulsabilidade, e para melhor visualização realizamos uma leve inclinação para o lado esquerdo. Se a dúvida persistir podemos utilizar o Doppler colorido ou pulsado para análise do fluxo.

## CONSIDERAÇÕES FINAIS

Ao avaliar um paciente com choque hemodinâmico por meio da ecografia, necessitamos conhecer a anatomia cardíaca normal e padrões patológicos. Para tal, é necessário o reconhecimento das janelas básicas, estas devem percorrer uma ordem de avaliação, mesmo que encontremos dificuldade de posição ou de gerar uma janela acústica adequada (como encontrado em situações de hiperinsuflação pulmonar, prótese mamária, pneumotórax e pneumomediastino).

Para sistematizarmos a realização das imagens essenciais para o manejo na sala de emergência/terapia intensiva e ao final juntar todas as informações encontradas em cada corte, sugerimos iniciar sempre pelo corte paraesternal eixo longo e curto, seguido dos cortes apicais e posteriormente o corte subcostal.

A integração das informações da história clínica devem sempre fazer parte e ser a figura central para podermos realizar diagnósticos ecográficos que vão impactar nos cuidados dos nossos pacientes. Assim, o treinamento em ecografia *point-of-care* vem se somando de maneira definitiva nas habilidades dos médicos que cuidam dos paciente graves.

## LEITURA SUGERIDA

1. Mitchell C, Rahko PS, Blauwet LA, Canaday B, Finstuen)A, et al. Guidelines for Performing a Comprehensive Transthoracic Echocardiographic Examination in Adults: Recommendations from the American Society of Echocardiography. J Am Soc Echocardiogr. 2019 Jan;32(1):1-64.

2. Díaz-Gómez JL, Mayo PH, Koenig SJ. Point-of-Care Ultrasonography. N Engl J Med. 2021 Oct 21;385(17):1593-1602. doi: 10.1056/NEJMra1916062.

3. Robinson S, Rana B, Oxborough D, Steeds R, Monaghan M, Stout M, Pearce K, Harkness A, Ring L, Paton M, Akhtar W, Bedair R, Bhattacharyya S, Collins K, Oxley C, Sandoval J, Schofield MBChB R, Siva A, Parker K, Willis J, Augustine DX. A practical guideline for performing a comprehensive transthoracic echocardiogram in adults: the British Society of Echocardiography minimum dataset. Echo Res Pract. 2020 Dec;7(4):G59-G93.

4. Denault AY, Langevin S, Lessard MR, Courval JF, Desjardins G. Transthoracic echocardiographic evaluation of the heart and great vessels. Can J Anaesth. 2018 Apr;65(4):449-472. English. doi: 10.1007/s12630-018-1068-4. Epub 2018 Jan 19. PMID: 29352414.

# FUNÇÃO SISTÓLICA VENTRICULAR ESQUERDA

**3**

Anita de Oliveira e Souza Fragoso
Ana Clara Tude Rodrigues

## INTRODUÇÃO

A avaliação da função sistólica ventricular esquerda através da ecocardiografia tem se tornado uma ferramenta fundamental no atendimento ao paciente grave, visto que em algum momento da sua evolução podem surgir anormalidades da performance ventricular.

A avaliação ecocardiográfica é instrumental na determinação de informações diagnósticas e prognósticas em pacientes críticos, tendo um papel na eleição da terapia médica mais adequada, adicionando ainda a possibilidade de reavaliação hemodinâmica.

Atualmente, a existência da disfunção miocárdica reversível no paciente crítico é uma condição reconhecida, de etiologia multifatorial; no cenário do choque séptico, por exemplo, a disfunção sistólica pode ser encontrada em até 40% dos casos. Assim, deve-se estar atento ao surgimento de disfunção ventricular de início recente em pacientes não cardiopatas, na ausência de outros fatores de risco para doença cardíaca isquêmica. Na Tabela 3.1, enumeramos os principais fatores associados à disfunção miocárdica reversível no ambiente da terapia intensiva.

A utilização do ecocardiograma por intensivistas e emergencistas vem aumentando progressivamente, com uma série de benefícios sobre outros métodos de avaliação da função ventricular esquerda e direita: o exame é rápido, não invasivo, tem um custo relativamente baixo e é amplamente disponível; além disso, sua portabilidade permite que seja realizado à beira do leito. Uma das maiores vantagens do ecocardiograma é o seu resultado imediato, seja na unidade de terapia intensiva ou no departamento de emergência, onde médicos com treinamento centrado no paciente são capazes de avaliar a função do ventrículo esquerdo (VE) de maneira adequada e com bom nível de concordância com a interpretação dos ecocardiografistas.

**Tabela 3.1.** Principais fatores associados à disfunção miocárdica reversível na unidade de terapia intensiva

| |
|---|
| Síndrome da resposta inflamatória sistêmica |
| Sepse |
| Pancreatite/colecistite aguda |
| Pós-parada cardiorrespiratória |
| Miocárdio atordoado de origem neurogênica |
| Anafilaxia |
| Insuficiência respiratória aguda |
| Trauma |
| Intoxicações exógenas |
| Arritmias |
| Feocromocitoma |
| Doenças da tireoide |
| Hipertermia/hipotermia |
| Estresse emocional |
| Nutrição |
| Rabdomiólise |

Adaptado do Bailen et al.

# AVALIAÇÃO DA FUNÇÃO SISTÓLICA DO VENTRÍCULO ESQUERDO

O estudo ecocardiográfico com o objetivo de avaliar a função sistólica do VE corresponde a uma das principais aplicações clínicas deste método diagnóstico, sobretudo no ambiente de terapia intensiva.

A contratilidade ventricular representa o resultado de uma complexa interação entre o estado contrátil do músculo cardíaco e os níveis de pré e pós-carga. Esses determinantes da função sistólica – contratilidade, pré e pós-carga e frequência cardíaca – são extremamente dinâmicos e, portanto, são necessários métodos/índices ecocardiográficos que consigam agrupá-los, sem que haja perda da rapidez e reprodutibilidade da execução do exame.

Entender o perfil do paciente crítico, e a partir disso, avaliar de forma integral a função sistólica do VE (morfologia, contratilidade e medidas derivadas do Doppler), torna-se o foco para ajudar a responder rapidamente a uma pergunta específica – há ou não disfunção ventricular? Para isso, realiza–se a análise qualitativa e quantitativa da função ventricular, sendo a avaliação qualitativa particularmente útil neste contexto, em função de limitações técnicas que impossibilitam uma análise quantitativa mais rigorosa (pacientes em ventilação mecânica, com drenos/curativos e restrição à mobilização). Em geral, a avaliação quantitativa inclui medidas lineares em modo M ou bidimensional (2D) e cálculos derivados da velocidade de fluxos intracardíacos utilizando o Doppler. Ao longo deste capítulo, serão apresentados os principais parâmetros ecocardiográficos utilizados em terapia intensiva na avaliação da função sistólica global do VE, iniciando pela avaliação do débito cardíaco, análise qualitativa da função global, e posteriormente conheceremos os métodos quantitativos para cálculo da fração de ejeção e o que chamaremos aqui de métodos de apoio, que lançaremos mão quando há dúvida se há disfunção global ou não.

# AVALIAÇÃO DO DÉBITO CARDÍACO

O intuito primário da monitorização hemodinâmica é avaliar o estado cardiopulmonar e prontamente identificar condições capazes de comprometer a oferta de oxigênio ($DO_2$) necessária para atender o consumo ($VO_2$) metabólico dos diversos tecidos. A $DO_2$ depende basicamente de três fatores: índice cardíaco (IC), concentração de hemoglobina e saturação arterial de oxigênio. Enquanto o $VO_2$ é estimado através de uma equação que envolve o IC, a concentração de hemoglobina e diferença da saturação arterial de oxigênio pela saturação venosa de oxigênio.

Assim, o cálculo do volume sistólico e do débito cardíaco derivados do Doppler e de medidas do ecocardiograma 2D tem grande aplicabilidade na prática clínica da terapia intensiva, pois é esta medida que irá avaliar o desempenho cardíaco, refletindo pré carga, contratilidade miocárdica, pós-carga e frequência cardíaca.

$$VS = (DSVE/2)\ 2 \times \pi \times VTI\ (mL)$$
$$DC = VS \times FC\ (mL/minuto)$$
$$IC = DC/\text{Superfície Corpórea}\ (mL/minuto/m^2)$$

VS = volume sistólico, DSVE = diâmatro sistólico da via de saída do ventrículo esquerdo, VTI = integral velocidade-tempo na via de saída do ventrículo esquerdo; FC = frequência cardíaca, DC = débito cardíaco, IC = índice cardíaco

Lembrando que um capítulo deste livro é dedicado à avaliação do débito cardíaco, com informações mais completas sobre esse tópico.

# AVALIAÇÃO SUBJETIVA DA FUNÇÃO SISTÓLICA GLOBAL DO VENTRÍCULO ESQUERDO

A avaliação inicial da fração de ejeção do ventrículo esquerdo (FEVE) é frequentemente usada na rotina clínica e, apesar das recomendações gerais para o uso de medidas quantitativas, a avaliação visual, qualitativa ou subjetiva (*eyeballing*) tem ótima correlação com as medidas quantitativas quanto maior for a experiência e habilidade do examinador.

Sabe-se que examinadores experientes são capazes de diferenciar os graus de disfunção do VE em importante (FEVE < 30%), moderada (FEVE 30%-40%) e discreta (FEVE 40%-55%), como também de identificar uma função ventricular normal (FEVE > 55%); sendo, para esses examinadores, facilmente distinguível os extremos (função normal *versus* disfunção importante).

Para um nível básico, segundo os critérios do protocolo *Focused Echocardiography Entry Level (FEEL)*, esta avaliação deve ser feita visualmente com a finalidade de se estabelecer se o VE está dilatado ou hiperdinâmico, e se a função está normal ou se existe disfunção discreta, moderada ou importante, a fim de se compreender melhor o contexto clínico do paciente. Como exemplo, no cenário de terapia intensiva, ser capaz de identificar uma disfunção ventricular esquerda pode favorecer o início precoce de agentes inotrópicos, enquanto a visualização do VE vazio e hiperdinâmico pode levar à terapia de ressuscitação volêmica.

Estudos demostraram que intensivistas com 2 horas de treinamento teórico e apenas 4 horas de prática foram capazes de identificar corretamente o VE normal em 92% dos casos e o VE com disfunção em 80% dos casos, sendo o erro mais comum a superestimação da função ventricular.

De maneira prática, na ecocardiografia à beira leito devemos tentar responder às seguintes perguntas:

1. O paciente tem FE normal?

2. O VE é dilatado ou hiperdinâmico?
3. Há disfunção? Se houver, é discreta, moderada ou importante?
4. Estes achados explicam os sintomas do paciente?

Conforme o treinamento em ecocardiografia é aprimorado, essas perguntas são respondidas de forma mais ágil e acurada, o que garante qualidade e confiabilidade ao exame e, por conseguinte, melhor condução diagnóstica e terapêutica.

## Treinamento prático

Veja pelos QR codes os vídeos exemplificando diferentes apresentações da disfunção sistólica ventricular esquerda. Atente-se em observar o comportamento das variações dos diâmetros e volumes da cavidade ventricular, como também o espessamento e a movimentação das bordas endocárdicas. (Vídeos 3.1 a 3.5)

 Vídeo 3.1
 Vídeo 3.2
 Vídeo 3.3
 Vídeo 3.4
 Vídeo 3.5

# AVALIAÇÃO QUANTITATIVA DA FUNÇÃO SISTÓLICA DO VENTRÍCULO ESQUERDO BUSCANDO A FRAÇÃO DE EJEÇÃO

Dentre os índices disponíveis para determinar a função sistólica do VE, a Fração de Ejeção (FE) está entre os mais utilizados, sendo amplamente compreendida tanto pelo examinador que realiza o exame quanto pelo clínico que a interpretará.

A avaliação quantitativa da FE é obtida através das medidas dos volumes ventriculares no final da diástole (volume diastólico final – VDF) e no final da sístole (volume sistólico final – VSF), a partir das imagens do ecocardiograma 2D. Esta relação dos volumes ventriculares é expressa em percentual pela fórmula:

$$FE\,(\%) = \frac{VDF - VSF}{VDF} \times 100$$

Existem vários métodos ecocardiográficos que podem ser utilizados para determinar os volumes ventriculares: o método de Teichholz (também conhecido como método geométrico), o método de Simpson pelo 2D e as medidas de volumes derivadas da ecocardiografia tridimensional. Fórmula de Teichholz

Inicialmente, admitiu-se que o VE teria um formato elíptico e seu diâmetro longitudinal seria duas vezes maior que sua medida transversal. Partindo desta premissa, concluiu-se que os volumes do VE poderiam ser calculados através dos seus diâmetros elevados ao cubo (método do cubo); no entanto, este método só seria aplicável em ventrículos com formato normal.

À medida que se compreendeu melhor a geometria ventricular e, assumindo-se que o VE poderia eventualmente apresentar um formato mais esférico, invalidando as concepções previamente descritas, Teichholz observou haver uma relação constante entre os diâmetros ventriculares de corações de diversos tamanhos, chegando a uma fórmula "corrigida" para o cálculo do volume ventricular, que poderia portanto ser utilizada para cavidades dilatadas, desde que não tivessem alteração da contratilidade segmentar. Após a obtenção do corte paraesternal longitudinal ou transverso, mede-se o diâmetro diastólico final do ventrículo esquerdo (DDVE) e o diâmetro sistólico final (DSVE) de maneira perpendicular ao maior eixo ventricular, próximo ao plano de abertura das cúspides da valva mitral, atendando para análise quadro a quadro e em não englobar os músculos papilares na medida (Figura 3.1).

A fórmula proposta (calculada automaticamente pelo aparelho de ecocardiografia) é a seguinte:

$$\text{VOLUME (mL)} = \frac{7 \times D^3}{2,4 + D}$$

## Dica para a prática

O método de Teichholz fornece uma adequada estimativa da FE do VE na ausência de alterações segmentares.

Com os mesmos diâmetros usados no cálculo da FE pela fórmula de Teichholz, a quantificação do desempenho do VE pode ser avaliada ainda pela fração de encurtamento ventricular (Figura 3.1); este é um parâmetro alternativo à FE do VE. A partir dessas medidas, o delta D é calculado:

$$\text{delta D(\%)} = \frac{(DDVE - DSVE)}{DDVE} \times 100$$

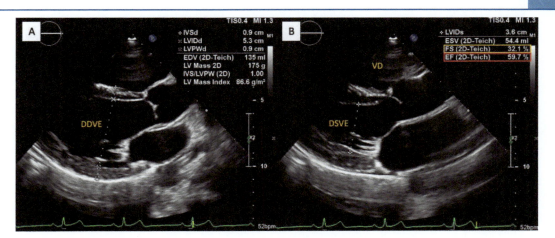

**Figura 3.1.** Fração de Ejeção do VE e Fração de encurtamento (delta D). Janela paraesternal longitudinal do VE: medidas lineares realizadas próximas ao plano de abertura das cúspides da valva mitral (linha pontilhada branca). (A) DDVE (B) DSVE. O delta D, calculado a partir das medidas dos diâmetros (fórmula supracitada no texto), foi de 32,1% (retângulo amarelo) e a FE, a partir destes mesmos diâmetros (fórmula de Teichholz), foi de 59,7% (retângulo vermelho). delta D, fração de encurtamento; FE, fração de ejeção; DDVE, diâmetro diastólico do VE; DSVE. diâmetro sistólico do VE.

Os valores normais encontram-se na faixa entre 25-45%. Apesar do delta D ser um parâmetro independente da frequência cardíaca e da idade do paciente, apresenta como fatores que podem interferir em seu resultado as alterações da pré e pós-carga, da geometria ventricular e da contratilidade segmentar do VE.

## Método de Simpson

O método de Simpson, também conhecido como método biplanar dos discos, é o método 2D mais frequentemente recomendado para avaliar a FE do VE pelo atual consenso de recomendações para quantificação das câmaras cardíacas pela ecocardiografia, estabelecido pela Sociedade Americana de Ecocardiografia. Para a medida dos volumes, devemos realizar o contorno manual das bordas endocárdicas nas janelas apicais de 4 e 2 câmaras, tanto no final da diástole quanto no final da sístole. O VE passa a ser dividido em uma série de discos empilhados e o volume total é calculado baseado na somatória dos volumes desses pequenos discos. Isso possibilita a estimativa da FE mesmo diante de alterações na contratilidade segmentar ou geometria ventricular. (Figura 3.2) Este método, no entanto, também apresenta limitações: nem sempre é tecnicamente fácil de definir os limites endocárdicos do VE, sendo por vezes demorada sua execução; além disso, depende tanto da experiência do operador quanto da qualidade da imagem, por isso não é aplicável em todos os casos. Deve-se atentar ainda que, se houver

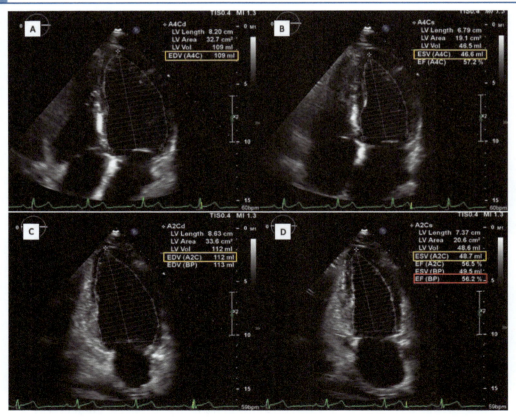

**Figura 3.2.** Método de Simpson. (A/B): Janela apical 4 câmaras: delimitação das bordas endocárdicas do VE no final da diástole para obtenção do VDF (A) e no final da sístole para obtenção do VSF (B). (C/D): Janela apical 2 câmaras: delimitação das bordas endocárdicas ao final da diástole (C) e sístole (D) do VE. Os volumes e FE são calculados automaticamente pelo aparelho e a média total representa a FE global do VE (retângulo vermelho). FE: fração de ejeção; VDF: volume diastólico final; VSF: volume sistólico final.

Função Sistólica Ventricular Esquerda

alteração da contratilidade em segmentos não visualizados pelos cortes apicais de 4 e 2 câmaras, como nas paredes anterosseptal e inferolateral (vistas no apical 3 câmaras, conforme discutido no capítulo de "Janelas Básicas de Ecocardiografia"), essas não serão contabilizadas no cálculo final da FE.

Os valores de normalidade dos diâmetros, volumes e da FE do VE calculados por meio da ecocardiografia 2D, são distintos a depender do sexo, e também podem ser influenciados pela idade e superfície corporal. Na Tabela 3.2, encontram-se estes valores de acordo com as últimas diretrizes de ecocardiografia.

**Tabela 3.2.** Valores ecocardiográficos bidimensionais do tamanho do ventrículo esquerdo e da Fração de ejeção de acordo com o sexo

| Parâmetros | Homens | Mulheres |
|---|---|---|
| | Variação | Variação |
| Dimensão Interna do VE | | |
| Dimensão Diastólica (mm) | 42-58,4 | 37,8-52,2 |
| Dimensão Sistólica (mm) | 25-39,8 | 21,6-34,8 |
| Volumes do VE (Biplano) | | |
| Volume Diastólico Final do VE (mL) | 62-150 | 46-106 |
| Volume Sistólico Final do VE (mL) | 21-61 | 14-42 |
| Volumes do VE corrigidos pela SC | | |
| Volume Diastólico Final do VE (mL/m$^2$) | 34-74 | 29-61 |
| Volume Sistólico Final do VE (mL/m$^2$) | 11-31 | 8-24 |
| Fração de Ejeção do VE Normal (%) | 52-72 | 54-74 |
| Disfunção do VE Discreta (%) | 41-51 | 41-53 |
| Disfunção do VE Moderada (%) | 30-40 | 30-40 |
| Disfunção do VE Importante (%) | < 30 | < 30 |

Adaptado de Lang et al.

## Dica para a prática

Na presença de alterações segmentares do VE, deve se preferencialmente usar o método de Simpson

# AVALIAÇÃO QUANTITATIVA DE APOIO DA FUNÇÃO SISTÓLICA GLOBAL DO VENTRÍCULO ESQUERDO.

## Distância E-SEPTO

Dentre os sinais indiretos de disfunção sistólica do VE, a distância E-SEPTO pode ser identificada na ecocardiografia em modo M, registra-se a distância de maior separação entre o ponto E (abertura diastólica inicial da cúspide anterior da valva mitral, correspondendo a fase de enchimento rápido) e o septo interventricular – obtidos na incidência paraesternal longitudinal ao nível da valva mitral, onde intercepta-se, sequencialmente, o ventrículo direito, o septo interventricular, as cúspides anterior e posterior da valva mitral e a parede inferolateral do VE. (Figura 3.3)

A altura da onda E se correlaciona com o fluxo transmitral e, consequentemente, com o volume sistólico do VE (na ausência de regurgitação mitral significativa). Esta distância E-septo

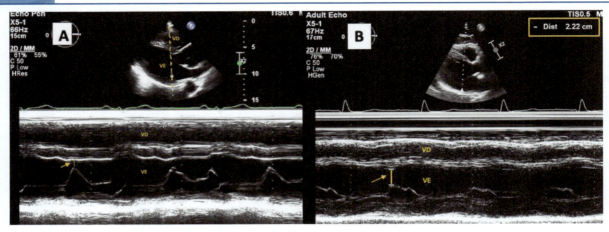

**Figura 3.3.** (A) Na janela paraesternal longitudinal, através do modo M, a linha pontilhada intercepta sequencialmente o ventrículo direito (VD), o septo interventricular, o ventrículo esquerdo (VE) e a parede inferolateral. Neste caso, a distância E-septo foi de 6mm (seta amarela), denotando função sistólica normal. (B) Paciente com disfunção sistólica importante e distância E-septo de 22 mm (seta amarela).

é considerada normal se ≤ 7 mm. Na presença de uma fração de ejeção (FE) diminuída, essa distância aumenta: se maior que 8 mm, sugere disfunção ventricular e, se maior que 20 mm, pode-se inferir que a disfunção ventricular é importante (FE < 30%).

Atenção: essa avaliação não deve ser feita na presença de insuficiência aórtica, alteração diastólica significativa, estenose mitral ou prótese mitral.

## MAPSE

A Excursão Sistólica do Plano Anular Mitral (MAPSE), medida através do modo M, é outra abordagem para quantificar a função sistólica do VE, sobretudo sua função longitudinal. A medida é obtida a partir da incidência apical 4 câmaras, posicionando-se o cursor no anel mitral lateral e medindo-se a excursão da valva mitral durante o ciclo cardíaco (distância entre o vale e o pico da onda, demonstrada através do modo M). (Figura 3.4)

Estudos demonstraram com maior acurácia que o MAPSE ≥ 10 mm foi associado a FE normal (≥ 55%). Já um valor < 8mm foi associado a FE < 50%, enquanto que um valor médio para MAPSE ≤ 5 mm forneceu a melhor sensibilidade e especificidade para prever FE < 30%.

Apesar das limitações do MAPSE, como a necessidade da movimentação do anel mitral paralelamente ao plano do cursor do modo M, é um método simples e fácil de se adquirir e reproduzir, com excelente correlação inter-observador.

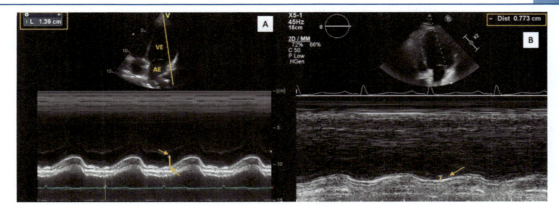

**Figura 3.4.** MAPSE na janela apical 4 câmaras. (A) Imagem bidimensional com o posicionamento do cursor sobre o anel mitral lateral (linha amarela). Abaixo, modo M nesta posição, onde é medida a distância entre o vale e pico do MAPSE (setas amarelas), com valor de 13mm e função sistólica do VE normal. (B) Na mesma incidência, em paciente com disfunção ventricular esquerda, MAPSE de 7mm (seta amarela). VE, ventrículo esquerdo; AE, átrio esquerdo.

## Variação fracional da área (FAC) do VE

A função sistólica global do VE também pode ser avaliada quantitativamente pela variação fracional da área (FAC). Este índice é calculado a partir das medidas das áreas diastólica final (ADF) e sistólica final do VE (ASF) obtidas no corte paraesternal transversal do VE, ao nível dos músculos papilares, em uma visão bidimensional. Deve-se realizar o contorno da borda endocárdica do VE, ao final da diástole e da sístole, incluindo-se os músculos papilares na cavidade ventricular, para obtenção das medidas das respectivas áreas (Figura 3.5). O FAC do VE é dado pela seguinte fórmula:

$$FAC\ (\%) = \frac{(ADF - ASF)}{ADF} \times 100$$

A faixa de normalidade dos seus valores é entre 36-64%.

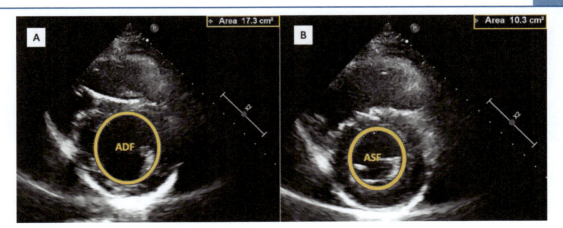

**Figura 3.5.** Variação fracional da área (FAC) do VE. Medida do FAC realizada a partir da janela paraesternal transversal ao nível dos músculos papilares. (A) Medida da área diastólica final (ADF) do VE – 17,3 cm². (B) Medida da área sistólica final (ASF) do VE – 10,3 cm². Utilizando a fórmula [(ADF – ASF)/ADF] × 100, o FAC do VE foi de 40% (normal).

Esse método, apesar de apresentar certa facilidade em sua execução, encontra maior aplicabilidade no cenário da avaliação ecocardiográfica intraoperatória. Sua maior limitação na prática clínica é que a avaliação é baseada apenas no nível onde as medidas estão sendo realizadas; se houver alteração segmentar no plano da interrogação, pode ocorrer uma estimativa incorreta da função ventricular global, geralmente essa sendo superestimada.

## Doppler tecidual (onda S')

O Doppler tecidual avalia as velocidades do miocárdio e se apresenta como o índice mais sensível para avaliação da função sistólica ventricular. É realizado a partir do posicionamento da amostra de volume do Doppler no anel mitral lateral ou septal na janela apical 4 câmaras (Figura 3.6). A partir desta imagem, é possível analisar as 3 ondas do Doppler tecidual: uma onda positiva (onda S' - contração sistólica) e duas ondas negativas (ondas E' - relaxamento miocárdico e A' - onda atrial). (Figura 3.6.A)

Estudos recentes demonstraram que um valor de corte da velocidade da onda S' ≤ 7cm/s sugere função sistólica prejudicada (FE < 50%) com sensibilidade de 72% e especificidade de 93% para o anel mitral lateral.

Outros estudos também demonstraram que a função contrátil global do VE pode ser avaliada pela média das velocidades sistólicas (ondas S') dos quatro anéis (lateral, septal, inferior e anterior), nas janelas apicais 4 e 2 câmaras, com boa acurácia para FE < 50% quando o valor é < 5,4 cm/s. Entretanto, este índice tem aplicabilidade clínica restrita pela dificuldade de execução, sobretudo em pacientes de terapia intensiva e emergência, que apresentam frequentemente janela acústica limitada. Uma das limitações importantes desse método é o alinhamento inadequado da amostra do Doppler com o anel mitral.

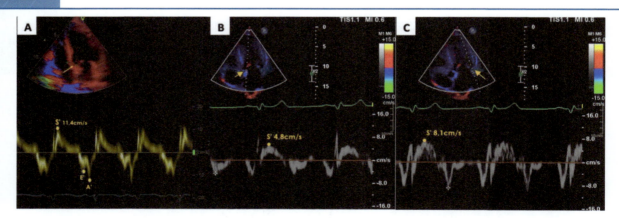

**Figura 3.6.** Medida da onda S' pelo Doppler tecidual. (A) Cursor do Doppler tecidual posicionado na parede septal do anel mitral (seta) na janela apical de 4 câmaras e registro do Doppler tecidual mostrando a velocidade de pico da onda S' normal (S' septal = 11,4 cm/s). Observe as três ondas derivadas do Doppler tecidual: a onda positiva (onda S'– contração sistólica) e as duas ondas negativas (ondas E' – relaxamento miocárdico e A' - onda atrial). (B) Volume da amostra do Doppler tecidual posicionado na parede septal do anel mitral (seta), em paciente com disfunção ventricular, evidenciando S' de 4,8 cm/s. (C) Volume da amostra do Doppler tecidual na parede lateral do anel mitral (seta) com S'de 8,1 cm/s (função sistólica normal).

## Dica para a prática

O Doppler tecidual é de fácil reprodução quando janela acústica favorável, porém seu uso é restrito na alteração da contratilidade segmentar.

## Derivada do aumento da pressão em função do tempo (dP/dt)

O dP/dt é um parâmetro não invasivo que avalia o período de contração isovolumétrica do VE, sendo capaz de medir a taxa de aumento da pressão durante a sístole. Não é afetado pela pós-carga e, minimamente influenciado pela pré-carga. De forma simplificada, quanto mais rápido o VE for capaz de aumentar sua pressão, melhor será sua função. Como pré-requisito para esta medida, é necessária a presença de regurgitação mitral para a avaliação da variação da pressão através do Doppler contínuo.

O tempo necessário para a velocidade subir de 1 m/s para 3 m/s é medido e, o dP/dt é calculado pela razão entre esta variação de pressão (32 mmHg) e o tempo necessário para a velocidade subir entre esses dois pontos, como indicado abaixo. (Figura 3.7)

Valores maiores que 1.200 mmHg/s indicam função sistólica preservada, enquanto que valores menores que 1.000 mmHg/s mostram disfunção ventricular. Valores menores que 450 mmHg/s sugerem disfunção ventricular grave e mau prognóstico.

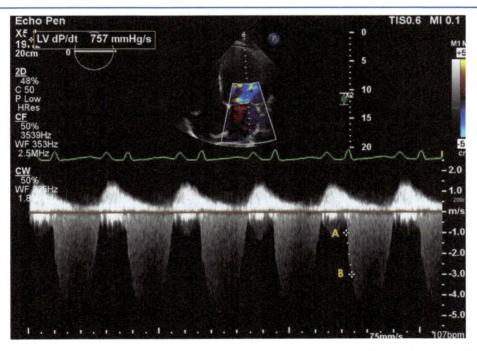

**Figura 3.7.** Derivada do aumento da pressão em função do tempo (dP/dt). Por meio da análise da regurgitação mitral pelo Doppler contínuo, onde o ponto A representa o momento da regurgitação mitral em que a velocidade é de 1m/s e o ponto B onde a velocidade é de 3m/s, estima-se o gradiente de pressão entre esses dois pontos – 32 mmHg; portanto, o dP/dT será 32/t, sendo t o tempo necessário para aumentar a velocidade do fluxo da regurgitação mitral de 1m/s para 3 m/s. Neste exemplo, o dP/dT calculado foi de 757 mmHg/s, sugestivo de disfunção ventricular esquerda.

Como os outros parâmetros já citados, o índice dP/dt também apresenta limitações:

1. Um bom sinal de regurgitação mitral é necessário para este cálculo, o que pode ser difícil dependendo da qualidade da imagem;
2. Um pequeno erro no intervalo de tempo produzirá uma grande mudança no valor do dP/dt;
3. Esse método é inadequado na presença de regurgitação mitral aguda, devido às altas pressões atriais esquerdas.

## Dica para a prática

O uso do dP/dt ganha especial aplicação no cenário da insuficiência mitral (IM) crônica, onde podemos avaliar disfunção ventricular esquerda subclínica, já que a IM por si só pode superestimar a FE.

# NOVOS MÉTODOS DE AVALIAÇÃO DA FUNÇÃO VENTRICULAR ESQUERDA

Com o objetivo de transpor as limitações dos métodos anteriormente citados para estimar a função ventricular e calcular a FEVE, novas técnicas têm sido desenvolvidas e aprimoradas. Junto ao avanço destes métodos, caminha a complexidade em executá-los e interpretá-los, por isso a sua apresentação neste capítulo tem como objetivo interligar os setores de emergência com o laboratório de ecocardiografia ganhando informação de como avança as novas técnicas ecocardiográficas.

De forma sucinta, podemos citar o método do *Strain*, que através da análise da deformação (*strain*) ventricular avalia a modificação do comprimento do segmento miocárdico analisado (em %), levando em consideração as diferentes disposições espaciais das fibras miocárdicas (*strain* longitudinal, circunferencial e radial). Para sua obtenção, a técnica analisa a movimentação de pontos cinza no miocárdio durante o ciclo cardíaco (*speckle tracking*). O *Strain por speckle tracking* tem como vantagens não depender do ângulo de incidência do feixe de ultrassom (como ocorre no Doppler tecidual) e de apresentar valor prognóstico independente da FEVE. No entanto, ainda depende de uma boa qualidade da imagem e é vulnerável à variabilidade da frequência cardíaca e da respiração, além de ser essencial a identificação correta dos eventos cardíacos (final da sístole e fechamento da valva aórtica), fatores esses dinâmicos e por vezes imprevisíveis no paciente crítico, limitando seu uso neste cenário. (Figura 3.8)

A ecocardiografia tridimensional (3D) permite um cálculo mais acurado da FEVE e dos volumes do VE, além de ser mais reprodutível e ter melhor correlação com o padrão-ouro proporcionado pela ressonância magnética. Entretanto, a ecocardiografia 3D apresenta dificuldades em relação à dependência da qualidade da imagem ecocardiográfica transtorácica. De acordo com as diretrizes atuais, a avaliação 3D da FEVE só deve ser realizada em laboratórios com experiência em ecocardiografia 3D e quando a qualidade da imagem o permitir. No exemplo das Figuras 3.9 e 3.10, correlacionamos o volume sistólico encontrado pela via de saída do ventrículo esquerdo com o encontrado na ecocardiografia 3D.

Função Sistólica Ventricular Esquerda

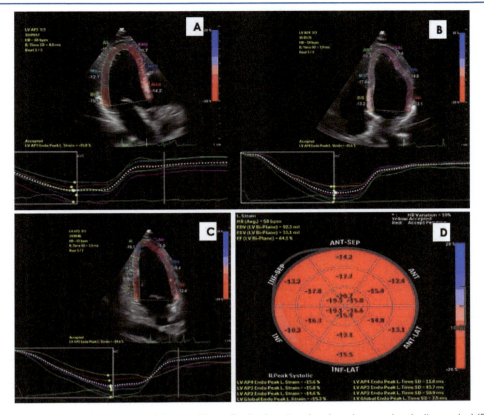

**Figura 3.8.** Método do strain por speckle tracking. Delimitação das bordas endocárdicas do VE nas janelas apicais de 3 (A), 4 (B) e 2 (C) câmaras e abaixo suas curvas de deformação. (D) *Bull's eye* que mostra o valor numérico do *strain* de pico sistólico longitudinal de todos os segmentos miocárdicos e seu valor global.

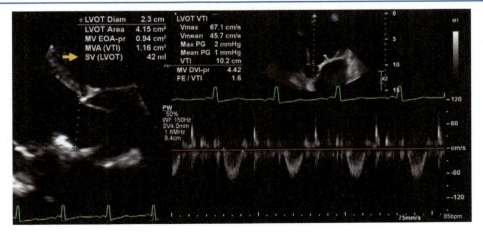

**Figura 3.9.** Imagem representando o cálculo do volume sistólico (42 mL – seta amarela), pelo diâmetro e VTI ao Doppler pulsado da via de saída do ventrículo esquerdo.

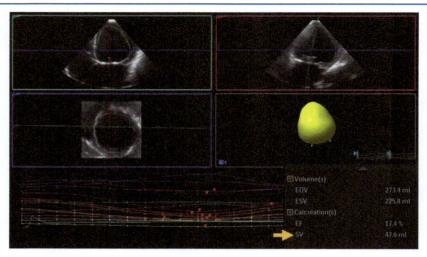

**Figura 3.10.** Ecocardiografia 3D, representando os volumes do ventrículo esquerdo, fração de ejeção e volume sistólico (47 mL – seta amarela). Nota-se a correlação dos valores obtidos na mesma paciente da Figura 3.9.

## CONSIDERAÇÕES FINAIS

Seja no ambiente de terapia intensiva ou no departamento de emergência, a tomada de decisão clínica de forma rápida e precisa pode mudar prognóstico; saber utilizar mais ferramentas diagnósticas neste cenário é de grande valia ao médico examinador. Neste sentido, o papel do Ecocardiograma no exame à beira leito vem ganhando cada vez mais importância e, mais do que isso, vem agregando verdadeiro valor à tomada de decisão, impactando positivamente na conduta terapêutica. Uma das principais vantagens do ecocardiograma é possibilitar a avaliação da função ventricular esquerda; assim, compreender de onde são derivados os parâmetros quantitativos, saber como executá-los e entender suas limitações, propicia e facilita a interpretação desta avaliação, tornando-a mais precisa, e permitindo desta forma um melhor aproveitamento do uso da ecocardiografia na terapia intensiva.

## LEITURA SUGERIDA

1. Casaroto E, Mohovic T, Pinto LM, Lara TR. Bedside echocardiography in critically ill patients. einstein. 2015;13(4):644-6
2. Feigenbaum Harvey, Armstrong William F., Ryan Thomas. Feigenbaum's Echocardiography. Lippincott Williams & Wilkins; 7th edition, 2009.
3. Bailén MR. Reversible myocardial dysfunction in critically ill, noncardiac patients: A review:Critical Care Medicine2002;30:1280-90.
4. Meyer S, Todd D, Wright I, Gortner L, Reynolds G. Review article: Non- invasive assessment of cardiac output with portable continuous-wave Doppler ultrasound. Emerg Med Australas. 2008;20(3):201-8. Review.
5. Romero-Bermejo FJ, Ruiz-Bailen M, Guerrero-De-Mier M, Lopez-Alvaro J. Echocardiographic hemodynamic monitoring in the critically ill patient. Curr Cardiol Rev. 2011;7(3):146-56. Review.
6. Beaulieu Y. Bedside echocardiography in the assessment of the critically ill. Crit Care Med. 2007;35(5 Suppl):S235-49. Review.
7. Beaulieu Y, Marik PE. Bedside ultrasonography in the ICU: part 1. Chest. 2005;128(2):881-95. Review.

8. Flato UAP, Campos AL, Trindade MR, Guimarães HP, Vieira MLC, Brunori F Intensive care bedside echocardiography: true or a distant dream? Rev Bras Ter Intensiva. 2009; 21(4):437-445

9. Diretriz para Indicações e Utilização da Ecocardiografia na Prática Clínica Arq Bras Cardiol volume 82, (suplemento II), 2004.

10. Ayuela Azcarate JM, et al. Papel de la ecocardiografia em la monitorización hemodinâmica de los pacientes críticos. Med Intensiva. 2012;36:220-32.

11. Chenkin and Atzema. Contemporary Application of Point-of-Care Echocardiography in the Emergency Department. Canadian Journal of Cardiology. Volume 34, 2018.

12. Otto CM. Fundamentos de ecocardiografia clínica. 5.ed. Rio de Janeiro. Elsevier, 2014.

13. Mathias, WJ. Manual de Ecocardiografia. 5 ed. São Paulo. Manole, 2022.

14. Chengode S. Left ventricular global systolic function assessment by echocardiography. Annals of Cardiac Anaesthesia | October 2016 | Vol 19 | Special Issue 1.

15. Khorshid H, Wadeea B, Sabry E (2017) Correlation of Mitral Annular Plane Systolic Excursion (MAPSE) and Tissue Doppler peak Systolic Velocity with Left Ventricular Systolic Function. J Cardiol Curr Res 10(1): 00349.

16. ZERBIB Y, MAIZEL J, SLAMA M. Echocardiographic assessment of left ventricular function. Journal of Emergency and Critical Care Medicine, North America, 3, aug. 2019. Available at: <https://jeccm. amegroups.com/article/view/5248>. Date accessed: 15 Sep. 2022.

17. BOON JA. Evaluation of size, function, and hemodynamics. In: Veterinary echocardiography. 2 ed. New Jersey: John Willey; p. 151-260, 2011.

18. Lang RM, et al. Recommendations for Cardiac Chamber Quantification by Echocardiography in Adults: An Update from the American Society of Echocardiography and the European Association of Cardiovascular Imaging. Journal of the American Society of Echocardiography, Vol. 28, Issue 1, p1-39.e14.

19. Barberato SH, Romano MMD, Beck ALS, Rodrigues ACT, Almeida ALC, Assunção BMBL, et al. Posicionamento sobre Indicações da Ecocardiografia em Adultos – 2019. Arq Bras Cardiol. 2019; 113(1):135-181.

20. Diretrizes das Indicações da Ecocardiografia. Arq Bras Cardiol 2009; 93(6 Supl. 3): e265-e302

21. Matos J, Kronzon I, Panagopoulos G, Perk G. (2012). Mitral Annular Plane Systolic Excursion as a Surrogate for Left Ventricular Ejection Fraction. Journal of the American Society of Echocardiography, 25(9), 969-74. doi:10.1016/j.echo.2012.06.011

22. Salgado AA, et al. Índice de performance miocárdica: Fim da fração de ejeção? Revista Brasileira de Ecocardiografia 17(3):69-74, 2004

23. Nizamuddin J, Mahmood F, Tung A, Mueller A, Brown SM, Shaefi S, et al. Interval changes in myocardial performance index predict outcome in severe sepsis. J Cardiothorac Vasc Anesth. 2017;31(3):957-64.

24. Luis SA, Chan J, Pellikka PA. Echocardiographic Assessment of Left Ventricular Systolic Function: An Overview of Contemporary Techniques, Including Speckle-Tracking Echocardiography. Mayo Clin Proc. 2019 Jan;94(1):125-138. doi: 10.1016/j.mayocp.2018.07.017. PMID: 30611439.

# AVALIAÇÃO DA FUNÇÃO DIASTÓLICA NA TERAPIA INTENSIVA

**4**

Vinicius Zofoli
Nathalie Crivelari
Livia Maria Garcia Melro

## INTRODUÇÃO

A função diastólica é responsável pela acomodação de volume dentro da cavidade do ventrículo esquerdo (VE) durante a diástole. Assim, uma função adequada permite o influxo da maior quantidade possível de volume de sangue através da valva mitral, com a menor elevação de pressão possível. Por outro lado, a presença de déficit de relaxamento acarreta menor complacência da cavidade ventricular, induzindo elevação das pressões de enchimento durante a diástole. Como o fluxo do átrio esquerdo (AE) para o ventrículo esquerdo (VE) ocorre por gradiente de pressão entre as câmaras, a elevação das pressões de enchimento induz equalização prematura das pressões, com interrupção precoce do enchimento ventricular. Esse fenômeno causa redução do volume diastólico final e redução do volume sistólico ejetado, independente da fração de ejeção (normal ou reduzida). Além disso, isso ocorre em vigência de pressões aumentadas de átrio esquerdo (AE), se manifestando com congestão pulmonar, especialmente se houver função ventricular direita preservada. Assim, entendemos dois grandes marcos da disfunção diastólica grave: congestão pulmonar e baixo débito cardíaco.

Na maioria das comorbidades associadas a disfunção diastólica, os acontecimentos descritos acima acontecem ao longo de meses a anos. Assim, são observados fenômenos de remodelamento e adaptação cardiopulmonar, por exemplo, a dilatação do átrio esquerdo (AE). Além disso, esse paciente em contexto ambulatorial apresenta pré e pós carga das câmaras cardíacas estáveis ao longo do tempo. O paciente em terapia intensiva pode apresentar disfunção diastólica se desenvolvendo ao longo de minutos a horas (ex: infarto agudo do miocárdio), com pré e pós cargas flutuando de forma dinâmica. Assim, o objetivo deste capítulo é explicar a avaliação da função diastólica, contextualizando sua interpretação dentro da terapia intensiva, assim como sua aplicação em diferentes cenários. Neste capítulo, iremos nos referir apenas à função diastólica do ventrículo esquerdo (VE).

# FASES DA DIÁSTOLE

O ciclo cardíaco apresenta diferentes fases: contração isovolumétrica, ejeção, relaxamento isovolumétrico, e diástole (Figura 4.1). A diástole ocorre entre o fechamento da valva aórtica (ao final da ejeção sistólica) e o fechamento da valva mitral (no início da contração isovolumétrica). Por sua vez, a diástole é dividida em 4 fases: relaxamento isovolumétrico, enchimento ventricular rápido, diástase (ou enchimento ventricular lento), e contração atrial (ou enchimento ventricular final).

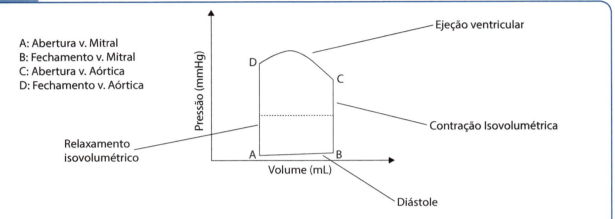

**Figura 4.1.** Curva de Pressão × Volume do ventrículo esquerdo. São sinalizadas as principais fases do ciclo cardíaco. A diástole engloba todo o período sinalizado pelas letras D-A e A-B

Durante o relaxamento isovolumétrico a pressão intraventricular cai rapidamente, até se tornar inferior à pressão no interior do átrio esquerdo (AE). Nesse momento ocorre a abertura da valva mitral, com rápido influxo de sangue do AE para o VE (enchimento ventricular rápido). Conforme o AE esvazia e o VE se preenche de sangue, a diferença de pressão entre as câmaras diminui, tornando a velocidade de enchimento ventricular menor (enchimento diastólico lento ou diástase). Por fim, a chegada da condução de uma onda P eletrocardiográfica aos átrios induz a contração atrial. A contração atrial induz elevação da pressão atrial, aumentando o fluxo de sangue em direção ao ventrículo. A ocorrência da onda P no eletrocardiograma (ECG) antecipa a chegada de um complexo QRS, que estimulará a contração ventricular. Com o início da contração ventricular, as pressões dentro do VE se elevam substancialmente, promovendo o fechamento da valva mitral e o início da contração isovolumétrica. Cada um desses fenômenos envolvendo o fluxo de sangue entre o AE e o VE pode ser apreciado em tempo real com a utilização do doppler pulsátil. A seguir, discutiremos como podemos utilizar o ecocardiograma para analisar a função diastólica.

## Estimando função diastólica pelo ecocardiograma

A ecocardiografia fornece uma forma de visualizar os fenômenos descritos acima através da mensuração da velocidade do fluxo sanguíneo, gerado pela diferença de pressão entre o AE e VE. As medidas comentadas serão sempre obtidas na janela apical 4 câmaras (A4C), no maior eixo possível do VE, com utilização do doppler pulsátil (PW) e doppler tecidual (TDI), conforme a Figura 4.2. A caixa de interrogação do PW deve ser colocada dentro da cavidade do VE, na ponta dos folhetos mitrais em sua abertura máxima (região do influxo mitral). Nessa localização, no paciente em ritmo sinusal, são observadas duas ondas: uma **onda E** que reflete o enchimento ventricular rápido, e uma **onda A** que representa o fluxo de sangue do AE para o VE durante a contração atrial. Ambas as ondas são positivas na leitura do doppler pois o sangue

Avaliação da Função Diastólica na Terapia Intensiva

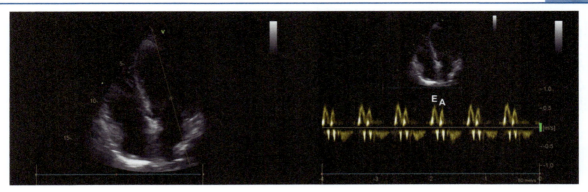

**Figura 4.2.** À esquerda, janela apical 4 câmaras com localização do doppler pulsado no *inflow* mitral. À direita, espetro de velocidades do *inflow* mitral, mostrando onda E, de enchimento ventricular rápido; e onda A, de contração atrial.

se aproxima do transdutor quando passa do AE em direção ao VE, no ecocardiograma transtorácico em janela apical. A onda A não é observada em pacientes em fibrilação atrial.

A velocidade máxima da onda E, assim como o tempo de aceleração até seu pico e sua desaceleração, dependem da diferença de pressão entre AE e VE, que impulsiona o sangue de uma cavidade para a outra.

Em situações de disfunção diastólica em que a pressão do AE é baixa, o ventrículo é incapaz de relaxar e criar pressões muito menores que a pressão do átrio esquerdo. Nesse cenário, a velocidade de enchimento na fase rápida diminui, e existe uma contração atrial compensatória, que cria uma rápida velocidade de enchimento da onda A levando, assim, ao padrão de inversão da onda E/A. (Figura 4.3 e Vídeo 4.1)

Conforme as pressões do AE se elevam, o gradiente de pressão AE-VE volta a subir pelo aumento da pressão do AE. Nessa fase, a onda E volta a se tornar rápida, e temos um padrão chamado "pseudonormal". (Figura 4.4 e Vídeo 4.2)

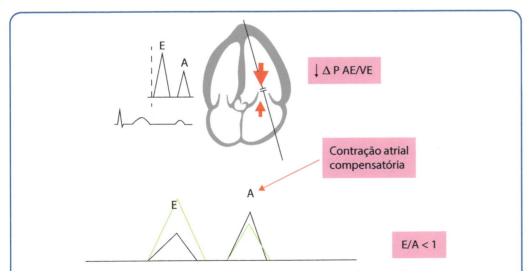

Vídeo 4.1

**Figura 4.3.** O ventrículo quando se torna incapaz de relaxar, não consegue gerar pressões baixas durante a fase de relaxamento, diminuindo o gradiente de pressão AE-VE. Logo, a onda E (enchimento ventricular rápido) torna-se mais lenta, e a onda A torna-se mais rápida, graças a contração atrial compensatória.

Vídeo 4.2

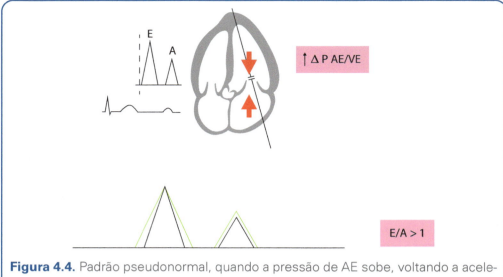

**Figura 4.4.** Padrão pseudonormal, quando a pressão de AE sobe, voltando a acelerar o fluxo durante o enchimento ventricular rápido.

O doppler tecidual (TDI) avalia a velocidade de deslocamento do tecido miocárdico. São usados ajustes que permitem melhor resolução da imagem para velocidades baixas e amplitudes grandes de movimento. Colocamos a caixa de interrogação do TDI no ânulo da valva mitral, em seu lado medial (septal) ou lateral. Deslocamentos em direção ao transdutor (apex cardíaco), como na sístole, são lidos como uma onda positiva, chamada **onda S'**. Por sua vez, movimentos contrários ao transdutor são lidos como ondas negativas. Durante a fase de enchimento ventricular rápido, ocorre movimento do ânulo mitral contrário ao transdutor, gerando uma onda negativa, chamada **onda e'**. A velocidade máxima da onda e' é considerada um marcador da função diastólica. Quanto mais rápida for a movimentação do ânulo mitral durante a fase da diástole, mais complacente é a câmara. Os valores de normalidade são uma velocidade de e' lateral ≥ 10 cm/s, e' septal ≥ 7 cm/s, ou ainda uma média entre os dois ≥ 9 cm/s. A **onda e'** não varia com as condições de pré e pós carga do VE, sendo assim, a onda e' é um marcador da alteração do relaxamento ventricular. (Figura 4.5)

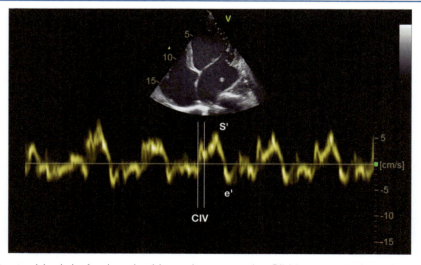

**Figura 4.5.** Doppler tecidual do ânulo mitral lateral mostrando: CIV (contração isovolumétrica), S' (onda de contração ventricular) e e' (onda diastólica).

Conforme as pressões sobem ainda mais no átrio esquerdo, o gradiente de pressão AE-VE aumenta ainda mais no início da diástole. Esse mecanismo faz com que a velocidade de enchimento ventricular se torne ainda mais rápidas, criando um padrão restritivo de enchimento. (Figura 4.6 e Vídeo 4.3)

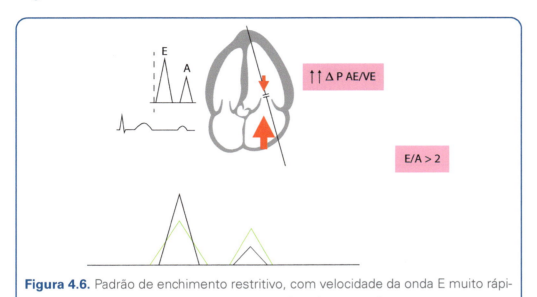

Vídeo 4.3

**Figura 4.6.** Padrão de enchimento restritivo, com velocidade da onda E muito rápida, por aumento importante da pressão de átrio esquerdo.

Dessa forma, fica claro que no paciente com disfunção diastólica, quanto maior é a velocidade da onda E, maior é a pressão do átrio esquerdo. Fica claro também que quando pior for o relaxamento do ventrículo, menor é a velocidade de movimentação do ânulo mitral. Sendo assim, quanto maior for a relação de E/e', pior é a função diastólica e maior são as pressões de enchimento do ventrículo esquerdo.

## Fatores que influenciam a função diastólica e particularidades do doente crítico

Existem inúmeros fatores que influenciam a função diastólica: o relaxamento ventricular, a complacência ventricular, elastância ventricular, efeito de sucção ventricular, complacência atrial, contratilidade atrial, e função da valva mitral. Além disso existe também o efeito da pressão do pericárdio, pressão intratorácica, função ventricular direita por interdependência interventricular. As condições que influenciam a função diastólica mudam rapidamente no paciente crítico. A ecocardiografia permite que o intensivista consiga ver e medir índices de função diastólica mantendo uma boa concordância com o padrão-ouro da monitorização hemodinâmica.

No entanto, algumas condições limitam a mensuração dos índices para estimar a função diastólica, como:

- A calcificação da valva mitral e as anormalidades do movimento do segmento basal da parede ventricular invalidam a medida do ânulo da mitral *e'*.
- Estenose mitral e insuficiência mitral importante invalidam a medida das velocidades de influxo da mitral.
- Taquicardia e bloqueio atrioventricular podem levar a fusão de ondas E e A, impedindo sua mensuração adequada.

- A fibrilação atrial acarreta ausência de ondas A.

O *guideline* para avaliação diastólica do ventrículo esquerdo da American Society of Echocardiography (ASE) e European Association of Cardiovascular Imaging (EACVI) sugere um algoritmo para determinar as pressões de enchimento do ventrículo esquerdo. Esse algoritmo leva em consideração: onda E, razão E/A, razão E/e', velocidade máxima do refluxo da valva tricúspide e volume máximo do átrio esquerdo. No entanto, conforme citado: 1. a onda E varia de forma dinâmica com as condições de pré-carga do VE; 2. o aumento átrio esquerdo demora algum tempo para aumentar de tamanho de forma que pode ser normal na disfunção diastólica aguda; 3. o refluxo tricúspide varia conforme a pós-carga do ventrículo direito e débito cardíaco. Assim, esses índices apesar de serem adequados para a avaliação ambulatorial da função diastólica, são difíceis de ser aplicáveis ao paciente crítico.

## Como avaliar a função diastólica na UTI?

Em função dos fatores acima, o fluxograma proposto no *guideline* da ASE é pouco adequado para avaliação da função diastólica no doente crítico. Assim, propomos uma forma alternativa para essa avaliação (figura 3). O primeiro passo é a avaliação da onda e' com o doppler tecidual. Nos pacientes com onda e' reduzida, consideramos existir disfunção diastólica, e as pressões de AE podem ser estimadas conforme o padrão das ondas E e A (doppler pulsátil no influxo mitral). A realização do ultrassom pulmonar sempre irá acompanhar essa avaliação, para auxílio na estimativa das pressões de enchimento. (Figura 4.7)

É importante reforçar que diferentemente do doppler tecidual, o doppler do *inflow* mitral depende da pressão do átrio esquerdo e, portanto, quando há aumento de pré carga ou de

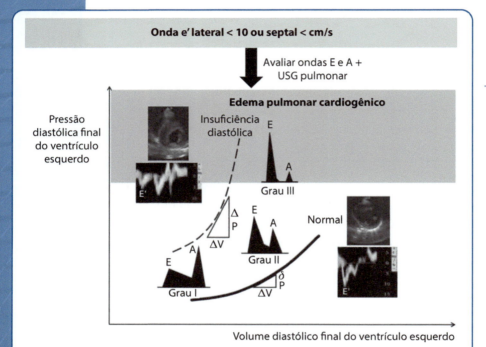

**Figura 4.7.** Demonstração da relação entre o aumento da pressão no ventrículo esquerdo (VE) conforme o aumento do seu volume diastólico final. No paciente com disfunção diastólica, quando comparado a um VE normal, a curva é deslocada para a esquerda (ex.: coração hipertrofiado com fração de ejeção preservada). Assim, ocorre aumento desproporcional na pressão de enchimento para um determinado aumento da pré-carga. Pacientes com disfunção diastólica podem não ser diferenciados daqueles com função diastólica preservada com base apenas no padrão doppler mitral, uma vez que um perfil de velocidade aparentemente "normal" pode, de fato, refletir um relaxamento anormal do ventrículo esquerdo associado ao aumento da pressão de enchimento (grau II: 'pseudonormal'). No entanto, um padrão restritivo (grau III) é altamente sugestivo de pressão de enchimento ventricular esquerda marcadamente elevada com risco associado de edema pulmonar cardiogênico (área cinza).[15]

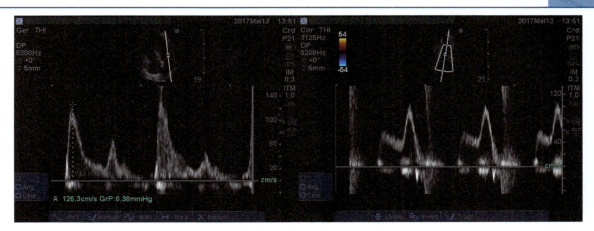

**Figura 4.8.** À esquerda, padrão de enchimento restritivo, sugerindo altas pressões de enchimento. Após manobra de valsalva, e diminuição das pressões de enchimento, há mudança de padrão de enchimento (inversão E/A).

pós carga, a pressão se eleva e o padrão de velocidades muda instantaneamente. Portanto, o padrão de velocidade de enchimento do ventrículo é capaz de avaliar especialmente as pressões de enchimento. (Figura 4.8)

A imagem do doppler tecidual (velocidade máxima da onda e') é valiosa na interpretação dos perfis de velocidade do doppler mitral. Na presença de relaxamento anormal, a velocidade da onda e' é tipicamente reduzida e a relação E/e' acentuadamente aumentada, refletindo a pressão de enchimento ventricular esquerda elevada.

A disfunção diastólica pode ser classificada da como mostra a Figura 4.9.

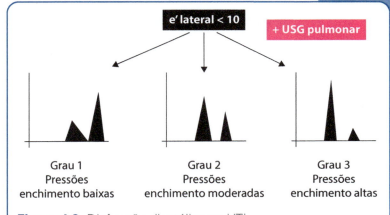

**Figura 4.9.** Disfunção diastólica na UTI.

## Aplicação em situações específicas

### Estimativa de pressões de enchimento

Conforme dito, a onda E representa a interação entre a função diastólica do VE e o gradiente de pressão que impulsiona sangue do AE em sua direção. Assim, a relação da onda E pela velocidade da onda e' pode fornecer uma estimativa mais acurada das pressões de enchimento do VE.

Desse modo, podemos utilizar a relação E/e' para estimativa das pressões de enchimento do VE. Diferentes valores de corte e correções são utilizados, porém relação E/e' > 15 (septal) ou > 12 (lateral) indicam altas pressões de enchimento, enquanto a relação E/e' < 8 indica baixa pressão de enchimento. Pacientes com valores intermediários devem ser avaliados conforme outros achados do ecocardiograma (ex.: paciente com hipertrofia de VE provavelmente apresenta disfunção diastólica de base). Na situação de disfunção segmentar, utilizamos uma média entre o e' septal e lateral. No entanto, algumas situações impossibilitam o uso dessa relação, como: doença valvar mitral (estenose, regurgitação importante, calcificação e valva protética) e pericardite constritiva.

Uma das grandes características da disfunção diastólica é o aumento desproporcional das pressões de enchimento do VE com pequenos aumentos do volume circulante efetivo ou da pós carga. Assim diversos fatores podem predispor os pacientes a congestão pulmonar abrupta, como: hipervolemia, hipertensão e fibrilação atrial. Ao mesmo tempo, algumas intervenções podem reduzir rapidamente as pressões de enchimento (figura 4), alterando as medidas da onda E, onda A, e da relação E/e' (ex.: diuréticos, PEEP, controle da hipertensão). Assim, mais importante do que um valor arbitrário de corte para estes índices, é interpretar os achados em conjunto com o contexto clínico do paciente e o ultrassom pulmonar. (Figura 4.10)

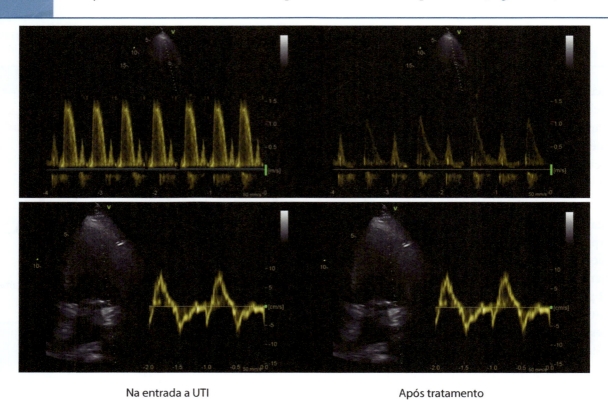

Na entrada a UTI    Após tratamento

**Figura 4.10.** Ecocardiograma na janela A4C, demonstrando o PW do influxo mitral e TDI de um paciente admitido com insuficiência respiratória em vigência de hipertensão. O exame foi realizado na admissão e repetido após controle da hipertensão com vasodilatadores e diuréticos. Pode ser observada a rápida redução da relação E/e', principalmente às custas da redução da onda E (figura adaptada da referência 15).

### Manejo de IC crônica agudizada

A insuficiência cardíaca, tanto na fração de ejeção normal ou reduzida, se caracteriza pela elevação das pressões de enchimento e sinais/sintomas congestivos, com ou sem a presença de redução do débito cardíaco. Seus episódios de descompensação apresentam diversas apresentações possíveis. A utilização da avaliação dos índices citados neste capítulo, em conjunto com o cálculo do débito cardíaco pelo VTI (integral velocidade-tempo) e ultrassom pulmonar, pode auxiliar a guiar o tratamento dos pacientes com insuficiência cardíaca descompensada. (Figura 4.11)

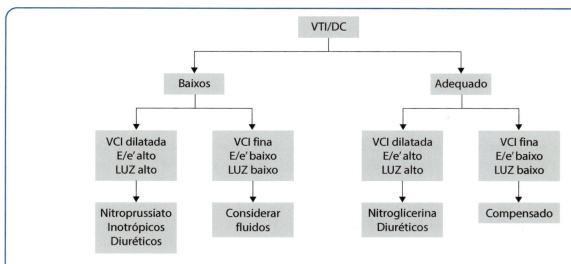

**Figura 4.11.** Algoritmo de manejo da insuficiência cardíaca descompensada com ecocardiograma à beira do leito. VTI: integral velocidade-tempo; DC: débito cardíaco; VCI: veia cava inferior; LUS: *Lung Ultrasound Score*.

Estudos mostram que o manejo da insuficiência cardíaca congestiva pode ser facilitado com a ferramenta do ultrassom e ecocardiografia, guiando a terapia de diurética por sinais como E/e', VTI da VSVE, diâmetro da VCI e linhas B e presença de derrame pleural no USG pulmonar. Pacientes manejados com a ferramenta tiveram menor reinternação e menor mortalidade em 6 meses.

## Desmame da ventilação mecânica

Durante a ventilação mecânica, a pré e pós carga do VE está diminuída, e a transição da pressão positiva para negativa durante o teste de respiração espontânea (TRE) cria uma condição de carga desfavorável, podendo inclusive gerar isquemia miocárdica. A evidência de que a grande maioria das falhas de desmame ventilatório tem origem cardiogênica está aumentando.

Os mecanismos fisiológicos envolvidos nesse processo são complexos e incluem:

- Aumento do retorno venoso pela pressão intratorácica negativa, o que leva ao aumento da pré-carga do ventrículo direito e o aumento do seu volume sistólico;
- Aumento da pós carga do ventrículo esquerdo, pois na ausência da pressão positiva, aumenta a pressão transmural para vencer a pressão sistêmica e iniciar a ejeção;
- Aumento do trabalho respiratório durante o desmame, associado ao aumento do tônus adrenérgico (levando a taquicardia e hipertensão). Esses fatores aumentam ainda mais a pós carga e o consumo de oxigênio miocárdico, gerando isquemia miocárdica e redução da complacência ventricular.
- Se o aumento do retorno venoso não se traduz na mesma magnitude em aumento do volume sistólico do ventrículo esquerdo, ocorre aumento da pressão do átrio esquerdo e edema pulmonar.

O papel do ecocardiograma para detectar a origem cardíaca da falha de desmame tem crescido significativamente nos últimos 15 anos. A disfunção sistólica é menos associada à falha de desmame (33% dos casos) em relação à disfunção diastólica (67% dos casos). A combinação do doppler para avaliar as ondas E, e' e a razão E/e' ao final do TRE, parece ser capaz de predizer falha de desmame por disfunção diastólica.

Konomi et al. encontrou uma associação entre disfunção diastólica e falha de desmame (*odds ratio* 11.2), enquanto Papanikolaou et al. achou uma relação entre a razão E/e' lateral e falha de desmame. Moschietto et al. encontrou uma associação entre razão E/e' elevada e onda e' reduzida com falha no desmame. Além disso, ele também observou que o valor da onda e' aumentou nos pacientes com sucesso no desmame, enquanto permaneceu igual nos pacientes que falharam.

O maior estudo desse tópico mostrou que a maioria dos pacientes que falharam no TRE e no desmame da ventilação mecânica desenvolveu edema pulmonar induzido pelo desmame (WiPO - *weaning-induced pulmonary oedema*). Também observou que cardiopatia estrutural, doença pulmonar obstrutiva crônica e obesidade são os principais fatores de risco para WiPO.

No subgrupo de pacientes com monitorização de débito cardíaco, os autores demonstraram que WiPO depende da pré-carga e que o TRE tem mais chance de sucesso após balanço hídrico negativo através de diuréticos. Esse estudo mostrou similaridade entre pacientes com fração de ejeção reduzida e balanço hídrico negativo em pacientes WiPO e não-WiPO, mas o primeiro grupo tinha valores significativamente maiores de E/e', refletindo possivelmente piores funções diastólicas. Para suportar essa hipótese, pacientes WiPO com falha de desmame e com débito cardíaco monitorizado apresentaram um aumento tanto no volume diastólico final e na água pulmonar extravascular quando comparados aos pacientes não-WiPO, que tiveram esses valores mantidos. Tais achados destacam o risco de transição da ventilação com pressão positiva para respiração espontânea, onde um aumento na pré-carga do VE não pode ser acomodado em pacientes com altas pressões de enchimento.

## Sepse

O choque séptico é caracterizado por intensa vasoplegia e necessidade de drogas vasoativas para restabelecer a pressão sistêmica. No entanto, nos últimos 5 anos ficou evidente que os pacientes sépticos podem também apresentar disfunção miocárdica, provavelmente pelo aumento de citocinas circulantes e altos níveis de catecolaminas.

A cardiomiopatia da sepse pode envolver o ventrículo esquerdo, direito ou ambos, afetando a função sistólica e/ou diastólica. Uma meta-análise demonstrou uma forte associação entre disfunção diastólica e mortalidade no choque séptico. Essa associação não foi encontrada em relação à disfunção sistólica. Além disso, o mesmo grupo de autores demonstrou que valores piores da onda e' estão associados à maior mortalidade nos pacientes sépticos.

Essa associação pode ser explicada pela fisiopatologia da sepse. Nos pacientes com disfunção diastólica, o enchimento ventricular mantém a pré-carga adequada, enquanto na sepse o paciente apresenta uma hipovolemia relativa, associada a taquicardia, desenvolvendo fibrilação atrial em até 23% dos casos. A hipovolemia relativa acontece tanto pela vasoplegia e diminuição do retorno venoso, quanto pelo aumento da permeabilidade vascular e a alta capacitância do sistema venoso. De fato, a primeira linha de tratamento nesse contexto é restabelecer a pré-carga. Nesse cenário, pacientes com aumento das pressões de enchimento provavelmente possuem uma janela estreita para otimizar a volemia, e mesmo sob uma condição de fluido-responsividade teórica uma pequena alíquota de fluido pode causar edema pulmonar. Portanto, a ressuscitação volêmica no choque séptico deve ser iniciada sem qualquer atraso, e a sua otimização pode ser ajustada em função das pressões de enchimento ventricular atingidas, de forma integrada com outras variáveis. Por exemplo, pacientes com síndrome do desconforto respiratório agudo ou *cor pulmonale* agudo podem não se beneficiar da administração de fluidos, tanto pela piora hidrostática do edema não cardiogênico quanto pela dilatação do ventrículo direito

(VD). Pacientes com disfunção de VD podem piorar com quantidades extras de fluidos, pois a dilatação da câmara causa deslocamento do septo interventricular, diminuindo a complacência ventricular esquerda e piorando a função diastólica.

Outro fator importante é a taquicardia, que diminui o tempo de enchimento diastólico. Os indivíduos saudáveis são capazes de compensar isso melhorando o processo de relaxamento do VE, o que não acontece na sepse. O enchimento ventricular piora ainda mais na fibrilação atrial, pela perda da contração atrial. Apesar do controle de frequência cardíaca melhorar o enchimento diastólico, os betabloqueadores ainda precisam ser mais estudados no contexto da disfunção diastólica da sepse.

# LEITURA SUGERIDA

1. Greenstein YY, Mayo PH. Evaluation of Left Ventricular Diastolic Function by the Intensivist. Chest. 2018 Mar;153(3):723-732. doi: 10.1016/j.chest.2017.10.032.

2. Vetrugno et al. Mechanical ventilation weaning issues can be counted on the fingers of just one hand: part 1. Ultrasound Journal. 12:9. 2020. https://doi.org/10.1186/s13089-020-00161-y.

3. Walley KR. Sepsis-induced myocardial dysfunction. Curr Opin Crit Care 2018, 24:000-000 . DOI:10.1097/MCC.0000000000000507.

4. Sanfilippo, et al. Ann. Intensive Care (2018) 8:100. https://doi.org/10.1186/s13613-018-0447-x.

5. Sanfilippo, et al. Tissue Doppler assessment of diastolic function and relationship with mortality in critically ill septic patients: a systematic review and meta-analysis. British Journal of Anaesthesia, 119 (4): 583-94 (2017). doi: 10.1093/bja/aex254.

6. Sanfilippo F, Corredor C, Fletcher N, Landesberg G, Benedetto U, Foex P, Cecconi M. Erratum to: Diastolic dysfunction and mortality in septic patients: a systematic review and meta-analysis. Intensive Care Med. 2015;41:1178-9.

7. Sanfilippo F, Corredor C, Fletcher N, Landesberg G, Benedetto U, Foex P, Cecconi M. Diastolic dysfunction and mortality in septic patients: a systematic review and meta-analysis. Intensive Care Med. 2015;41:1004-13.

8. Sanfilippo F, Corredor C, Arcadipane A, Landesberg G, Vieillard-Baron A, Cecconi M, Fletcher N. Tissue Doppler assessment of diastolic function and relationship with mortality in critically ill septic patients: a systematic review and meta-analysis. BJA: Br J Anaesth. 2017;119:583-94.

9. Dres M, Teboul JL, Anguel N, Guerin L, Richard C, Monnet X. Passive leg raising performed before a spontaneous breathing trial predicts weaning-induced cardiac dysfunction. Intensive Care Med. 2015;41:487-94.

10. Konomi I, Tasoulis A, Kaltsi I, Karatzanos E, Vasileiadis I, Temperikidis P, Nanas S, Routsi CI. Left ventricular diastolic dysfunction – an independent risk factor for weaning failure from mechanical ventilation. Anaesth Intensive Care. 2016;44:466-73.

11. Papanikolaou J, Makris D, Saranteas T, Karakitsos D, Zintzaras E, Karabinis A, Kostopanagiotou G, Zakynthinos E. New insights into weaning from mechanical ventilation: left ventricular diastolic dysfunction is a key player. Intensive Care Med. 2011;37:1976-85.

12. Moschietto S, Doyen D, Grech L, Dellamonica J, Hyvernat H, Bernardin G. Transthoracic echocardiography with Doppler tissue imaging predicts weaning failure from mechanical ventilation: evolution of the left ventri- cle relaxation rate during a spontaneous breathing trial is the key factor in weaning outcome. Crit Care. 2012;16:R81.

13. Sanfilippo F, Santonocito C, Burgio G, Arcadipane A. The importance of diastolic dysfunction in the development of weaning-induced pulmonary oedema. Crit Care. 2017;21:29.

14. Sanfilippo et al. Practical approach to diastolic dysfunction in light of thew new guidelines and clinical applications in the operating room in intensive care. Ann. Intensive Care (2018).

15. Vignon P. Ventricular diastolic abnormalities in the critically ill. Curr Opin Crit Care. 2013 Jun;19(3):242-9. doi: 10.1097/MCC.0b013e32836091c3.

16. Öhman J, Harjola VP, Karjalainen P, Lassus J. (2018) Focused echocardiography and lung ultrasound protocol for guiding treatment in acute heart failure. ESC Heart Failure, 5: 120-8. doi: 10.1002/ehf2.12208.

# DÉBITO CARDÍACO E SUAS APLICAÇÕES

5

Yuri de Albuquerque Pessoa dos Santos

## INTRODUÇÃO

Nas últimas décadas, as ferramentas de monitorização hemodinâmica têm se tornado cada vez menos invasivas. Com isso, a ecocardiografia ganha uma papel fundamental.

A exame ecocardiográfico transtorácico *point-of-care* é uma ferramenta não invasiva de monitorização hemodinâmica que avalia a função cardíaca biventricular, débito cardíaco e parâmetros dinâmicos de fluido-responsividade. Todavia, é um exame operador dependente que apresenta algumas limitações para visualização adequada das imagens no paciente grave.

No contexto de choque circulatório em que temos uma inabilidade do fluxo sanguíneo e da oferta tecidual de oxigênio ($DO_2$) em suprir as demandas metabólicas (consumo de oxigênio – $VO_2$), o débito cardíaco (que é o volume de sangue bombeado pelo coração a cada minuto) é a principal variável macro-hemodinâmica a ser monitorada, visto que a oferta tecidual de oxigênio ($DO_2$) é o produto do débito cardíaco pelo conteúdo arterial de oxigênio ($CaO_2$), como descrito nas fórmulas abaixo.

$$DO_2 = DC \times CaO_2$$
$$DC = VS \times FC$$
$$CaO_2 = 1{,}39 \times SatO_2 \times Hb + 0{,}0031 \times PaO_2$$

Em que: DC é o débito Cardíaco, VS é o volume Sistólico, FC é a frequência cardíaca, $SatO_2$ é a saturação arterial de oxigênio, Hb é a concentração de hemoglobina e $PaO_2$ é a pressão parcial de oxigênio.

Além disso, lembraremos que a fração de ejeção (volume sistólico/volume diastólico final) é uma medida volumétrica dependente de carga (pré e pós-carga) e da contratilidade do ventrículo esquerdo, que não reflete de forma isolada o débito cardíaco. Logo, utilizaremos a fração de ejeção em associação ao débito cardíaco para uma avaliação hemodinâmica acurada do nosso paciente.

A avaliação ecocardiográfica é recomendada pela sociedade europeia de terapia intensiva e pela sociedade americana de ecocardiografia em pacientes com choque circulatório não responsivos as medidas iniciais.

## AVALIAÇÃO DO DÉBITO CARDÍACO PELO ECOCARDIOGRAMA TRANSTORÁCICO

O débito cardíaco é o volume sistólico (VS) multiplicado pela frequência cardíaca (FC) do paciente. Na ecocardiografia, o VS pode ser estimado considerando que o volume sistólico é um cilindro de sangue que passa pela via de saída do ventrículo esquerdo (VSVE) a cada batimento cardíaco. (Figura 5.1)

Lembrando que a base do cilindro representa a área seccional da via de saída do ventrículo esquerdo (VSVE) e altura do cilindro é a distância percorrida pelo sangue a cada batimento cardíaco representado pela integral velocidade-tempo (VTI) da VSVE.

$$VS = \text{Área da VSVE (base do cilindro)} \times VTI \text{ (altura do cilindro)}$$
$$DC = VS \times FC$$

Para o cálculo do volume sistólico são realizados os seguintes passos:

1. Calcular a área seccional da base do cilindro (Área da VSVE) posicionando o transdutor na janela paraesternal longitudinal, realizando a medida do diâmetro (D) da

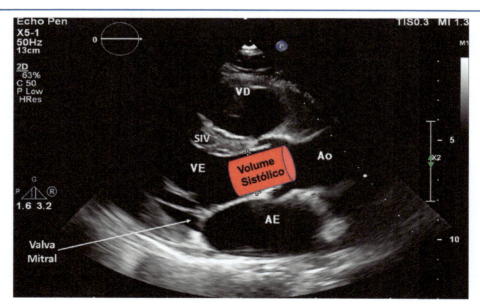

**Figura 5.1.** Janela paraesternal longitudinal evidenciando que o volume sistólico deve ser considerado um cilindro de sangue que passa pela via de saída do ventrículo esquerdo em que a base do cilindro é área seccional da via de saída do ventrículo esquerdo e a altura do cilindro é distância percorrida pelo sangue a cada batimento cardíaco representado pela integral velocidade-tempo (VTI). Evidenciando ventrículo direito (VD), ventrículo esquerdo (VE), átrio esquerdo (AE), valva mitral, Aorta (Ao).

VSVE, imediatamente antes da inserção das válvulas da valva aórtica na mesossístole (valva aórtica na abertura máxima). Em que o diâmetro da VSVE varia entre 1,8 e 2,2cm. (Figura 5.2)

$$R = \frac{D}{2}$$

$$\text{Área da VSVE} = \pi R_2$$

Em que: R é o raio da VSVE, ou seja, metade do diâmetro (D) mensurado e $\pi = 3,14$.

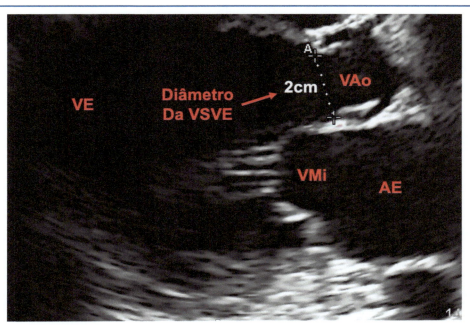

**Figura 5.2.** Janela paraesternal longitudinal evidenciando medida do diâmetro da via de saída do ventrículo esquerdo (VSVE), ventrículo esquerdo (VE), valva mitral (VMi), átrio esquerdo (AE) e valva aórtica (VAo). Na imagem o diâmetro da VSVE é de 2 cm, assim o raio da VSVE é de 1 cm, logo a área da VSVE é de 3,14 cm².

2. Adquirir uma imagem bidimensional do corte apical 5 câmaras e posicionar o cursor do Doppler pulsado paralelo ao fluxo de sangue da valva aórtica (o sentido do fluxo pode ser avaliado ligando em conjunto o Doppler colorido). A caixa de amostragem do Doppler pulsado ficará de 3-5 mm superiormente a valva aórtica. Com a imagem do fluxo aórtico realizada, mediremos a integral velocidade-tempo (VTI) da VSVE (Figuras 5.3, 5.4, 5.5 e 5.6). Lembrando que o VTI é a distância percorrida pelo sangue a cada batimento cardíaco e consequentemente a altura do cilindro. O VTI varia de 17 a 23 cm, geralmente indicando um VS e DC adequados em pacientes com frequência cardíaca normal, todavia, é esperado que o VTI reduza caso ocorra um aumento da FC, visto que o VS irá reduzir, porém pela elevação da FC, o débito cardíaco será mantido.

Uma dica prática ao medir o VTI é observar a direção do fluxo de sangue da valva aórtica com o doppler colorido previamente e depois alinhar o cursor do doppler pulsado de forma paralela ao fluxo de sangue na VSVE. Nos casos, em que o cursor do doppler estiver obliquo ao fluxo de sangue da VSVE, podemos subestimar o VTI e consequentemente o DC, porque, a velocidade do fluxo de sangue é diretamente proporcional ao cosseno do ângulo entre o cursor do doppler e o fluxo de sangue. Logo, se o cursor do doppler estiver paralelo ao fluxo de sangue, o ângulo será 0° e o cosseno de 0° é 1, obtendo uma medida do VTI adequada, porém, se ângulo

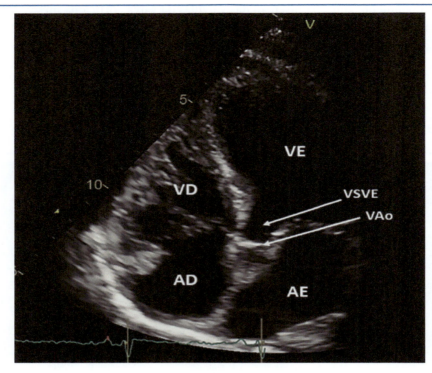

**Figura 5.3.** Janela Apical 5 câmaras evidenciando via de saída do ventrículo esquerdo (VSVE); valva aórtica (VA) e ventrículo esquerdo (VE).

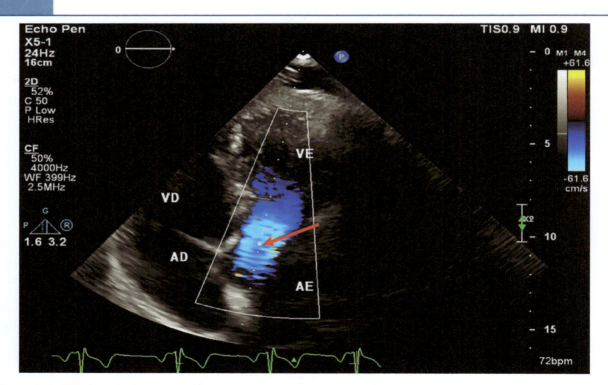

**Figura 5.4.** Janela apical 5 câmaras demonstrando posicionamento do cursor do doppler pulsado paralelo ao fluxo de sangue na valva aórtica observado no doppler colorido. Pode ser necessário o movimento do transdutor um pouco lateral ao ictus, inclinando a ponta do ventrículo a esquerda da tela.

## Débito Cardíaco e suas Aplicações

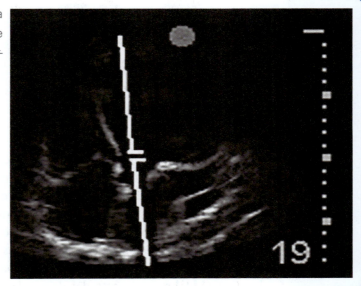

**Figura 5.5.** Janela apical 5 câmaras com a caixa de amostram posicionada na via de saída do ventrículo esquerdo de forma correta, 3-5 mm superior a valva aórtica.

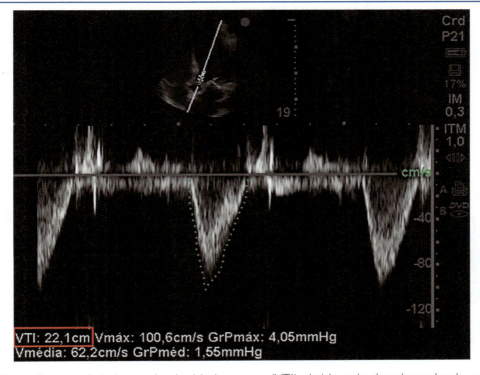

**Figura 5.6.** Curva Espectral da integral velocidade-tempo (VTI) obtida pelo doppler pulsado na via de saída do ventrículo esquerdo na janela apical 5 câmaras. O VTI corresponde a distância percorrida pelo sangue a cada batimento cardíaco, logo a altura do cilindro de sangue referente ao volume sistólico do ventrículo esquerdo.

entre o cursor do ultrassom e o fluxo de sangue for por exemplo de 60°, o cosseno de 60° é 0,5, logo iremos subestimar a velocidade de sangue e consequentemente o VTI e o VS pela metade.

Para estimar o índice cardíaco (IC) devemos dividir o DC pela área de superfície corpórea (ASC) conforme a fórmula a seguir.

$$IC = \frac{DC}{ASC}$$

Valores de referência:

DC = 4 – 8,0L/min

IC = 2,5 – 4,0 L/min/m²

VS = 60-100 mL

Todavia, apesar dos valores de referência do débito e índice cardíaco, devemos encontrar o débito cardíaco adequado as demandas metabólicas do nosso paciente pela avaliação das janelas clínicas de perfusão (tempo de enchimento capilar; livedo; nível de consciência e débito urinário) e parâmetros micro-hemodinâmicos como lactato e saturação venosa central por exemplo. Podemos ter pacientes com débito cardíaco reduzido e parâmetros micro-hemodinâmicos adequados como nos pacientes com insuficiência cardíaca com fração de ejeção reduzida que estão compensados e paradoxalmente, pacientes com débito cardíaco normal, porém com choque tecidual por aumento das demandas metabólicas de oxigênio ou conteúdo arterial de oxigênio reduzido como nos pacientes com hipertermia, tireotoxicose e anemia e/ou hipóxia por exemplo.

Considerado os dados observados nas Figuras 5.4 e 5.6, obtemos um diâmetro da VSVE de 2 cm e VTI de 22,1, considerando uma FC de 100 bpm, podemos realizar um exemplo do cálculo do débito cardíaco descrito abaixo. (Vídeos 5.1 e 5.2)

$$VS = \text{Área da VSVE (base do cilindro)} \times VTI \text{ (altura do cilindro)}$$
$$DC = VS \times FC$$

$$\text{Área da VSVE} = \pi R^2 = \pi \times 1^2 = 3{,}14 \text{ cm}^2$$
$$VTI = 22{,}1 \text{ cm}$$
$$VS = 3{,}14 \times 22{,}1 = 69{,}39 \text{ mL}$$
$$DC = 69{,}39 \times 100 = 6{,}93 \text{ L/min}$$

Vídeo 5.1

Vídeo 5.2

## SUGESTÃO DA UTILIZAÇÃO DO DÉBITO CARDÍACO NA PRÁTICA CLÍNICA

No paciente com choque circulatório, utilizamos a ecocardiografia *point-of-care* para o diagnóstico do tipo: obstrutivo, cardiogênico, hipovolêmico e distributivo. Consequentemente, é possível avaliar o principal componente (vasoplegia, hipovolemia, disfunção miocárdica) responsável pela instabilidade hemodinâmica do paciente. Além disso, é uma ferramenta não invasiva de monitorização hemodinâmica pela mensuração seriada do débito cardíaco e, logo, avaliação da eficácia da nossa intervenção terapêutica.

Uma sugestão de abordagem inicial é descrita abaixo e será melhor abordada no capítulo específico de monitorização hemodinâmica.

1. Descartar a presença de cloque obstrutivo:
   - Descartar tamponamento cardíaco pela ausência de derrame pericárdico significativo com sinais de restrição ao enchimento ventricular direito (veia cava inferior dilatada e sem variação respiratória; colapso das câmaras direitas; variação significativa dos fluxos transvalvares mitral e tricúspide por exemplo).
   - Excluir pneumotórax hipertensivo observando ao USG de pulmão a presença de deslizamento pleural bilateral; linhas B e/ou *lung pulse*.
   - Descartar tromboembolismo pulmonar pela ausência de sobrecarga ventricular direita (dilatação das câmaras direitas) com retificação e/ou desvio paradoxal do septo interventricular, além de sinais de restrição ao enchimento ventricular direito como a veia cava inferior dilatada e sem variação respiratória significativa.

2. Avaliar a função biventricular e do débito cardíaco para classificação do tipo de choque circulatório.

3. Utilizar o exame ecocardiográfico seriado observando a mudança do débito cardíaco pela variação do VTI e da frequência cardíaca do paciente (Área da VSVE é constante) para avaliar a eficácia da intervenção realizada. Se o manejo hemodinâmico for benéfico, esperamos um aumento do débito cardíaco ao efetuar uma expansão volêmica no paciente fluidorresponsivo ou iniciando inotrópico no paciente com disfunção miocárdica e baixo débito cardíaco. Caso contrário, iremos reconsiderar nossa avaliação inicial e pensar em diagnósticos diferenciais. (Figura 5.7 e 5.8)

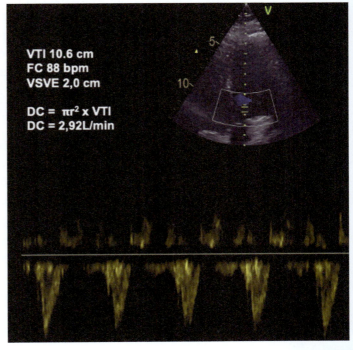

**Figura 5.7.** Paciente com disfunção miocárdica e débito cardíaco reduzido (2,92 L/min) pela avaliação ecocardiográfica inicial. Na imagem, observamos a janela apical 5 câmeras com a caixa de amostragem posicionada na via de saída do ventrículo esquerdo sendo utilizado a função doppler pulsado demonstrando a integral velocidade tempo (VTI).

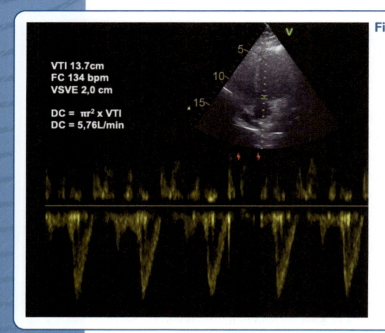

**Figura 5.8.** Paciente com disfunção miocárdica e débito cardíaco reduzido (2,92 L/min) pela avaliação inicial sendo iniciado dobutamina 10 mcg/kg/min evidenciando melhora significativa do débito cardíaco (5,76 L/min) no exame ecocardiográfico seriado demonstrando eficácia da intervenção. Na imagem, observamos a janela apical 5 câmaras com a caixa de amostragem posicionada na via de saída do ventrículo esquerdo sendo utilizado a função doppler pulsado demonstrando a integral velocidade tempo (VTI)

## LIMITAÇÕES

Em algumas situações na abordagem ao paciente crítico, não conseguimos obter uma janela acústica adequada para mensuração do débito cardíaco, como em pacientes sob ventilação mecânica; com doença pulmonar obstrutiva crônica; obesos e pacientes em pós-operatório de cirurgia cardíaca ou torácica que apresentam ferida operatória e/ou drenos cavitários na topografia das janelas ecocardiográficas.

Nessas situações, em alguns casos, tentaremos otimizar a imagem posicionando o paciente em decúbito lateral esquerdo, para aproximar o coração do gradil costal facilitando a visualização das janelas paraesternal e apical. Se não for possível obter uma janela adequada, em pacientes não responsivos às medidas terapêuticas iniciais, está bem indicado realizar a ecocardiografia transesofágica ou utilizar uma outra ferramenta de monitorização hemodinâmica para avaliação do débito cardíaco como cateter de artéria pulmonar, termodiluição transpulmonar ou análise do contorno de pulso, por exemplo.

Além disso, algumas situações especificas descritas abaixo merecem destaque pois apresentam limitações para análise do VTI e do volume sistólico.

1. Insuficiência aórtica: o VTI é superestimado, pois parte do volume sistólico ejetado representa o volume regurgitante diastólico. Logo, a avaliação do débito cardíaco não deve ser realizada pela ecocardiografia em pacientes com insuficiência aórtica moderada ou importante por superestimar o volume sistólico. (Figura 5.9).

2. Fibrilação atrial: o VTI é variável como resultado dos diferentes tempos de enchimento ventricular relacionados a arritmia, devendo ser realizado uma média de pelo menos cinco medidas do VTI para obtenção de um valor acurado. (Figura 5.10)

3. Obstrução dinâmica da via de saída do ventrículo esquerdo: nesses casos, o VTI é superestimado pela aceleração do fluxo resultante da obstrução da via de saída do

ventrículo esquerdo relacionada ao movimento sistólico da cúspide anterior da valva mitral. Essa condição ocorre de forma mais frequente em pacientes com hipertrofia ventricular esquerda concêntrica e/ou septo interventricular sigmoide em situações de hipovolemia, taquicardia e/ou uso indevido de inotrópicos. O VTI classicamente tem o formato "adaga" relacionado ao pico telessistólico. (Figura 5.11 e Vídeo 5.3)

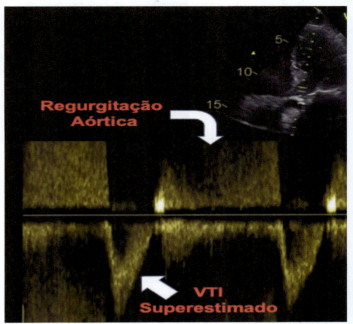

**Figura 5.9.** Janela apical 5 câmaras evidenciando integral velocidade-tempo (VTI) superestimado em paciente com insuficiência aórtica moderada. Observar o fluxo regurgitante diastólico na seta curva.

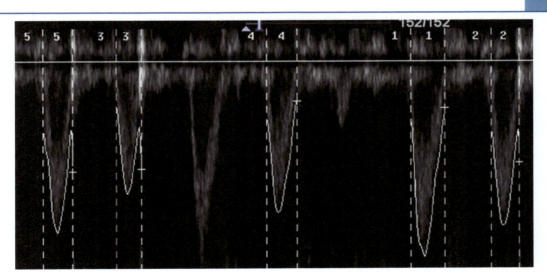

**Figura 5.10.** Janela apical 5 câmaras evidenciando várias integrais velocidade-tempo (VTI) de dimensões variadas resultantes da fibrilação atrial. Nesses casos é recomendado realizar a média de pelo menos cinco medidas do VTI para obter um valor acurado.

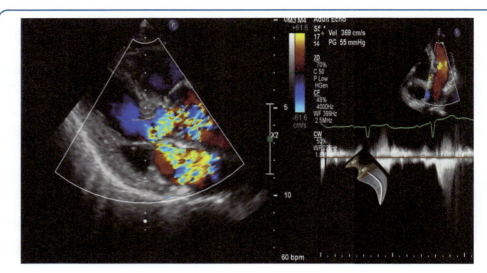

**Figura 5.11.** Na imagem à esquerda, no corte paraesternal eixo longo, fica evidente que o movimento sistólico da cúspide anterior da valva mitral (SAM) provoca aceleração do fluxo na VSVE, resultando em refluxo para o átrio esquerdo (insuficiência mitral importante). Na imagem à direita, o VTI pelo Doppler contínuo apresenta formato de "adaga", com um gradiente máximo de 55 mmHg (vale ressaltar que gradientes superiores a 30 mmHg podem resultar em repercussão hemodinâmica), indicando uma obstrução dinâmica na via de saída do ventrículo esquerdo.

## LEITURA SUGERIDA

1. Mitchell C, Rahko PS, Blauwet LA, Canaday B, Finstuen JA, et al. Guidelines for Performing a Comprehensive Transthoracic Echocardiographic Examination in Adults: Recommendations from the American Society of Echocardiography. J Am Soc Echocardiogr. 2019 Jan;32(1):1-64.
2. Cecconi M, De Backer D, Antonelli M, Beale R, Bakker J, et al. Consensus on circulatory shock and hemodynamic monitoring. Task force of the European Society of Intensive Care Medicine. Intensive Care Med. 2014 Dec;40(12):1795-815.
3. Goldman JH, Schiller NB, Lim DC, Redberg RF, Foster E. Usefulness of stroke distance by echocardiography as a surrogate marker of cardiac output that is independent of gender and size in a normal population. Am J Cardiol. 2001 Feb 15;87(4):499-502, A8.
4. Vignon P. Hemodynamic assessment of critically ill patients using echocardiography Doppler. Curr Opin Crit Care. 2005 Jun;11(3):227-34.
5. McLean AS. Echocardiography in shock management. Crit Care. 2016 Aug 20;20:275. doi: 10.1186/s13054-016-1401-7.
6. Jozwiak M, Monnet X, Teboul JL. Monitoring: from cardiac output monitoring to echocardiography. Curr Opin Crit Care. 2015 Oct;21(5):395-401.
7. Blanco P. Rationale for using the velocity-time integral and the minute distance for assessing the stroke volume and cardiac output in point-of-care settings. Ultrasound J. 2020 Apr 21;12(1):21.

# FUNÇÃO SISTÓLICA VENTRICULAR DIREITA E HIPERTENSÃO PULMONAR

**6**

Rodrigo Costa de Oliveira
Daniel Curitiba Marcellos
Livia Maria Garcia Melro

## INTRODUÇÃO

A avaliação da função ventricular direita é de extrema importância na avaliação hemodinâmica com o ecocardiograma point-of-care. A disfunção do ventrículo direito (VD) pode ser a causa do choque, bem como ser consequência de outras disfunções orgânicas. Quando há disfunção do VD, ocorre congestão venosa sistêmica, resultando em disfunções orgânicas múltiplas: hepática, renal, do trato gastrintestinal, além da alteração da função diastólica do VE.

Na unidade de terapia intensiva (UTI), a causa mais comum de falência ventricular direita é a hipertensão pulmonar. Porém existem situações de falência ventricular direita sem hipertensão pulmonar bem como hipertensão pulmonar sem falência ventricular direita. Desse modo, a avaliação do VD deve começar por sinais ecocardiográficos de sobrecarga, avaliação da função contrátil, sinais de hipertensão pulmonar e a avaliação do acoplamento ventrículo-arterial.

## SOBRECARGA PRESSÓRICA/VOLUMÉTRICA

A função do VD depende da resistência vascular pulmonar e sua impedância ao fluxo de sangue. Assim, podemos considerar que a Resistência Vascular Pulmonar (RVP) é a principal variável que influencia na pós-carga do VD.

Geralmente, a circulação pulmonar é um sistema de baixa pressão e baixa resistência ao fluxo de sangue. Assim, quando há Hipertensão Pulmonar (HP) ocorre dilatação do VD e aumento de suas pressões. Eventualmente, isso resultará em disfunção do VD. O tamanho do VD e do Átrio Direito (AD) podem, portanto, servir como sinais de sobrecarga pressórica e/ou volumétrica.

Na janela paraesternal eixo curto, podemos ver a retificação do septo interventricular. Quando ocorre sobrecarga pressórica/volumétrica do VD, há deslocamento do septo na direção do

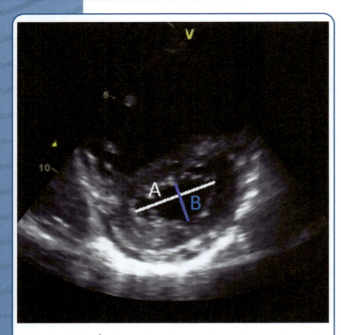

**Figura 6.1.** Índice de Excentricidade. A Relação entre o diâmetro anteroposterior (A) e o septo lateral (B) > 1 é um indicativo de sobrecarga do VD.

VE (Figura 6.1). Isso faz o septo assumir o formato da letra "D"– *D shape* (Figura 6.2).

Isso ocorre pelo fenômeno da Interdependência Ventricular. Ambos os ventrículos dividem uma de suas paredes: o septo interventricular. Quando ocorre dilatação do VD, seja por sobrecarga pressórica ou volumétrica, ocorre alteração geométrica do ventrículo esquerdo, levando alteração da função diastólica e contribuindo com baixo volume sistólico ejetado. Logo vemos que a disfunção de VD pode ser um importante contribuinte para o estado de choque.

Uma outra forma de avaliar sobrecarga volumétrica/pressórica é através do Índice de Excentricidade do VE. Este consiste na relação entre os diâmetros anteroposterior e septolateral do VE. Quando há retificação do septo, o VE perde sua forma circunferencial e o septo assumirá o formato de "D", como já vimos. Assim, o diâmetro anteroposterior será maior que o diâmetro septo-lateral, logo a relação entre ambos será > 1.

Mais do que isso, o Índice de Excentricidade do VE pode nos ajudar a diferenciar se a dilatação do VD é secundária a sobrecarga volumétrica ou a sobrecarga pressórica (como num caso de

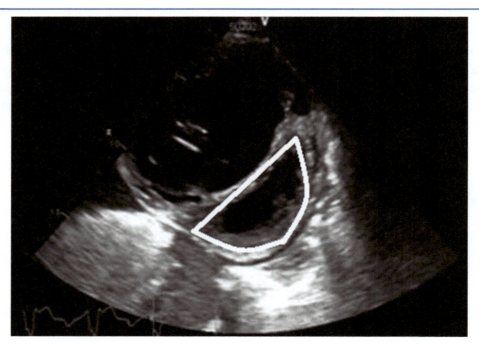

**Figura 6.2.** Nota-se o deslocamento do septo interventricular na direção do VE. O septo assume o formato da letra "D" (D Shape).

TEP). Se o IE for > 1 no final da diástole pode ser que estejamos diante de sobrecarga volumétrica. Se > 1 no final da sístole, sobrecarga pressórica.

Na janela apical 4 câmaras também é possível avaliar sinais de sobrecarga. O VD aumentado perde sua morfologia triangular e começa a compor o ápice do coração, sendo que em situações normais, o ápice é composto essencialmente pelo VE. A relação entre o VD/VE também se altera. Em situações fisiológicas o VD corresponde a 2/3 do volume do VE (Figura 6.3). Se ambas as câmaras tiverem o mesmo tamanho ou até se o VD for maior que o VE, provavelmente estamos diante de sinais sobrecarga do VD (Figura 6.2).

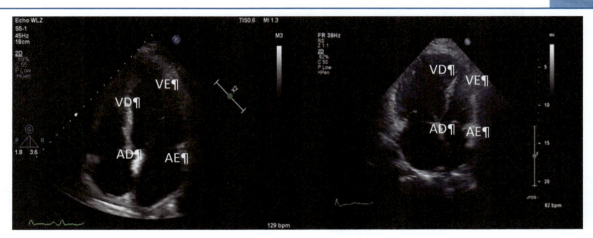

**Figura 6.3.** À esquerda, notamos uma relação normal entre o VD e VE (cerca de 2/3). À direita, VD e AD aumentados em relação às câmaras esquerdas, sugerindo sobrecarga das câmaras direitas.

## FUNÇÃO SISTÓLICA DO VD

O VD tem uma morfologia irregular, além de uma contração complexa, dificultando sua estimativa volumétrica, portanto dificultando a análise quantitativa de sua função. Logo, a avaliação da função sistólica pode ser feita de diversas formas, destacando-se três delas: TAPSE, velocidade da onda S' pelo doppler tecidual e FAC.

### TAPSE (*Tricuspid Annular Plane Systolic Excursion*)

A contração do VD se assemelha a uma peristalse, iniciando-se na base, seguindo para o ápice e em indo à direção da via de saída. Visualmente isso se traduz em um movimento longitudinal do ânulo da valva tricúspide. Essa medida se chama TAPSE (*Tricuspid Annular Plane Systolic Excursion*). Para realizá-la, na janela apical 4 câmaras, devemos focar a imagem no VD, usar o cursor do modo M e alinhá-lo com a porção lateral do ânulo da tricúspide. Mediremos então o deslocamento da borda endocárdica entre o final da sístole e da diástole. Valores ≥ 16 mm são considerados normais (Figura 6.4). Contudo, devemos nos lembrar das limitações desse método: dificuldade de focar a imagem no VD, alinhamento inadequado do modo M, cirurgia de reparo ou troca valvar tricúspide.

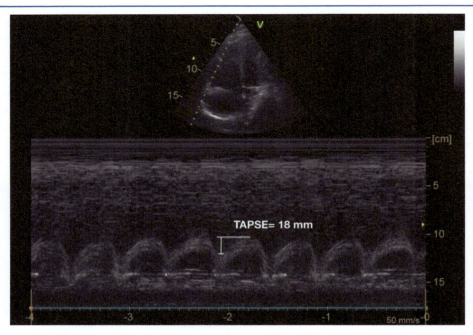

**Figura 6.4.** Medida do TAPSE normal (18mm).

## Velocidade da onda S'

ma outra forma de quantificar a função sistólica do VD é através da avaliação da onda S'. Esta consiste na velocidade de deslocamento da parede lateral do VD durante a sístole. Tem um racional e medição semelhantes ao do TAPSE. Contudo, em vez de usarmos o modo M, usaremos o doppler tecidual, vendo não o deslocamento, mas sua velocidade.

No traçado do doppler a onda S' é uma onda positiva logo após o início da sístole. Seu valor normal é ≥ 10 cm/s. Entretanto devemos tomar cuidado para não a confundir com a primeira onda positiva, referente a contração isovolumétrica do VD (logo após o fechamento da Valva Tricúspide e logo antes da abertura da Valva Pulmonar).

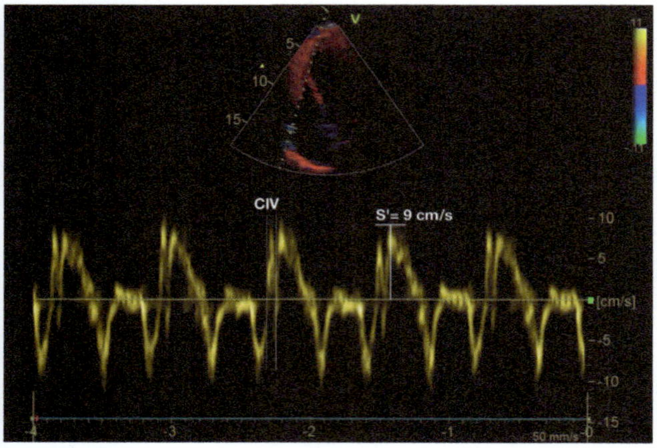

As mesmas limitações a aferição e interpretação do TAPSE se aplicam a medição da velocidade da onda S'. (Figura 6.5)

## FAC (*Fractional Area of Change*)

Uma terceira forma de avaliar quantitativamente a função do VD é a medição do FAC (*Fractional Area Change*). Nada mais é do que a relação entre a área do VD no final da sístole e no final da diástole. Na janela apical 4 câmaras, faremos o traçado da borda endocárdica do VD logo abaixo do ânulo da valva tricúspide. Seu valor normal é > 35% (Figura 6.6). Já medidas menores que 17% sugerem disfunção ventricular severa.

**Figura 6.5.** Velocidade da onda S'. CIV: Contração Isovolumétrica.

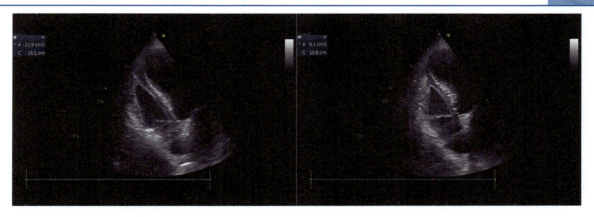

**Figura 6.6.** Medida do FAC = 48%.

$$FAC = \frac{\text{Área Final Diástole} - \text{Área Final Sístole}}{\text{Área Final Diástole}} \times 100$$

Como os três parâmetros avaliam diferentes aspectos da contratilidade do VD, o ideal é que se utilize os três de forma complementar.

## PRESSÃO VENOSA CENTRAL

O átrio direito é o responsável pelo enchimento do ventrículo direito e o principal determinante para sua pré-carga. Quando a valva tricúspide está fechada, o átrio direito serve como um reservatório do retorno venoso. Ao abrir, o AD serve como um condutor passivo do retorno venoso na fase inicial da diástole e ativo na fase de contração atrial. Um átrio direito dilatado pode ser um sinal de sobrecarga de volume ou pressórica. E pode ser um sinal de disfunção de ventrículo direito.

A veia cava inferior é responsável por 75% do retorno venoso, e a pressão do átrio direito é comumente estimada na ecocardiografia usando o diâmetro da veia cava inferior (VCI) e sua resposta a respiração. O diâmetro da veia cava inferior deve ser medido de 1-2 cm da junção cavoatrial na janela subcostal.

| | |
|---|---|
| VCI < 2,1 cm + colapsabilidade > 50% | PVC 0-5 mmHg |
| VCI < 2,1 cm + colapsabilidade < 50% | PVC 5-10 mmHg |
| VCI > 2,1 cm + colapsabilidade < 50% | PVC 10-20 mmHg |

VCI: veia cava inferior; PVC: pressão venosa central.

Esses valores são validados em pacientes em ventilação espontânea. Em ventilação mecânica não há validação da estimativa, uma vez que a dilatação da cava depende não apenas da PVC como também dos parâmetros ventilatórios. Sendo assim, utilizamos os extremos, com VCI fina e com grande variabilidade representando PVC baixas e VCI muito dilatada e sem variabilidade representando PVC altas.

A avaliação da VCI vai além da predição a resposta a expansão volêmica. Deve ser vista como a principal maneira de avaliar as pressões de enchimento do ventrículo direito. Dessa forma, PVC alta está relacionada a altas pressões de enchimento do VD, e associado a sobrecarga volêmica ou pressórica dessa câmara. Associado a avaliação da função sistólica dela, nos informa sobre o grau de compensação da função do VD. (Figura 6.7)

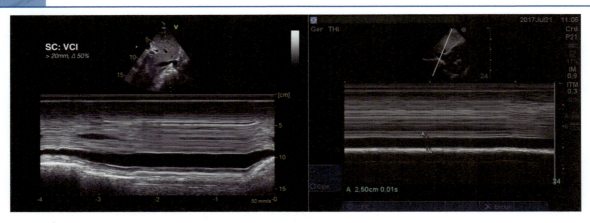

**Figura 6.7.** À esquerda, Veia Cava Inferior com diâmetro maior que 2,1 cm, com variabilidade > 50%, representando uma PVC intermediária. À direita, VCI com diâmetro maior que 2,5 cm, com variabilidade > 50%.

É importante ressaltar que a estimativa da PVC é importante por se tratar de uma variável para avaliação do desempenho hemodinâmico do ventrículo direito. Índices como a PAPi (índice de pulsatilidade da artéria pulmonar) trazem o conceito que a a PVC elevada é um marcador da falência do VD e que o VD adaptado consegue manter a PVC baixa.

## PRESSÃO SISTÓLICA DE ARTÉRIA PULMONAR (PSAP)

Hipertensão pulmonar é um achado comum em pacientes críticos. Pode ocorre devido ao aumento da resistência vascular pulmonar (capilar ou por tromboembolismo pulmonar) ou por aumento das pressões de átrio esquerdo. É importante lembrar que embora frequentemente associado a disfunção ventricular, a função de VD pode estar preservada mesmo em condições de hipertensão pulmonar grave. Por outro lado, disfunção ventricular direita grave pode ser vista em condições de ausência de hipertensão pulmonar (como infarto de VD). Medidas da pressão da artéria pulmonar são úteis para identificar a causa da disfunção de VD e avaliar seu acoplamento ventrículo-arterial.

A estimativa da pressão sistólica de artéria pulmonar pelo jato de regurgitação da tricúspide é o melhor método para estimar a PSAP, porém é validado em pacientes ambulatoriais e estáveis hemodinamicamente. De acordo com a equação de Bernoulli, a pressão sistólica de artéria pulmonar pode ser calculada como:

$$PSAP = 4 \times (\text{pico de velocidade do jato de regurgitação da tricúspide})^2 + PVC$$

A estimativa da PSAP é mais acurada quando a PVC é medida via cateter venoso central, porém pode ser uma estimativa da medida do diâmetro da veia cava e de sua variabilidade respiratória. (Figura 6.8)

O Jato de Regurgitação da Tricúspide deve ser obtido na janela apical 4 câmaras ou do paraesternal eixo longo abrindo a via de entrada do VD, ou paraesternal eixo curto no nível da valva aórtica. Sempre utilizar o Color Doppler para localizar o jato regurgitante e seu eixo para o melhor alinhamento possível – como o valor do pico da velocidade é utilizado ao quadrado

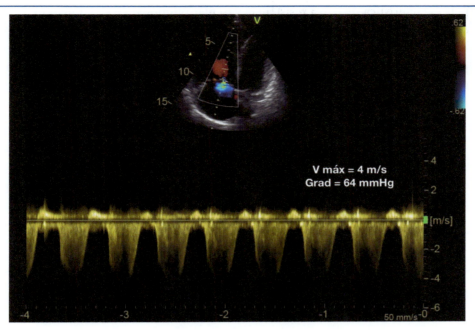

**Figura 6.8.** Estimativa do gradiente AD-VD através do refluxo tricúspide em uma janela apical 4 câmaras.

na fórmula, qualquer erro pode subestimar muito a PSAP. Utilizar o doppler contínuo para quantificação da velocidade.

Existem importantes limitações do uso da estimativa da PSAP como variável determinante da pós carga. Em situações de insuficiência tricúspide importante, a medida da velocidade do jato de regurgitação tricúspide pode subestimar de forma importante a PSAP, comportando-se como câmara única. Além disso, como um dos grandes determinantes da pressão é o fluxo, em situações de baixo débito cardíaco pode-se subestimar a gravidade da hipertensão pulmonar, o que limita o uso rotineiro desse método em pacientes críticos.

Outra forma de avaliação da pós carga do ventrículo direito é através do fluxo pela via de saída do ventrículo direito, obtido na janela paraesternal eixo curto nível da valva aórtica/artéria pulmonar. Utiliza-se o doppler pulsado preferencialmente acima da valva pulmonar e registra-se o espectro de velocidade pelo tempo. O VTI da VSVD costuma ter formato arredondado

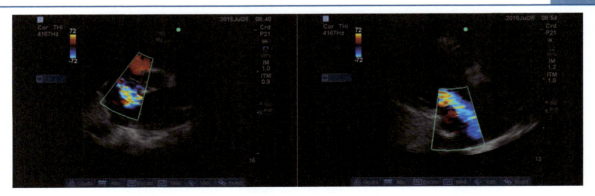

**Figura 6.9.** Outras janelas possíveis para a estimativa da PSAP. À esquerda, refluxo tricúspide na janela paraesternal curta no nível aórtico. À direita, refluxo tricúspide na janela paraesternal longa modificada para via de entrada do ventrículo direito.

pela característica de baixa resistência vascular pulmonar (RVP). Quando há aumento significativo da resistência vascular pulmonar, ocorre uma aceleração do fluxo, e tempo de aceleração < 100 ms representam aumento da RVP. A presença de entalhe nesse VTI é um sinal específico, porém pouco sensível de aumento da RVP. Isso ocorre pela aceleração das ondas de reflexão no aumento da RVP, retornando ainda na sístole e interferindo nas velocidades de fluxo da sístole ventricular direita, resultando nesse entalhamento.

Estimativas da pressão de artéria pulmonar podem ser feitas por diversos métodos:

| Regurgitação tricúspide | Apical 4 C ou Paraesternal eixo curto | Normal 25-35mmHg<br>HP > 35mmHg |
|---|---|---|
| Tempo de aceleração de artéria pulmonar | Paraesternal eixo curto ou subcostal | Normal > 100ms<br>HP < 90ms |
| Morfologia do fluxo de artéria pulmonar | Paraesternal eixo curto ou subcostal | Fluxo bifásico ou entalhamento – sugestivo de HP grave |

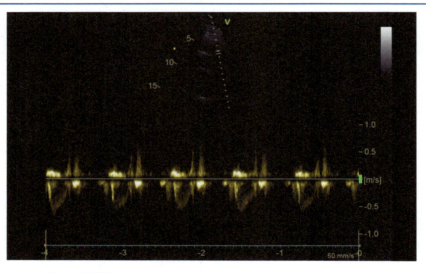

**Figura 6.10.** Fluxo normal pela VSVD.

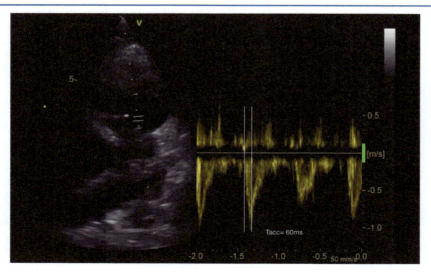

**Figura 6.11.** Tempo de aceleração reduzido, sugerindo aumento da resistência pulmonar.

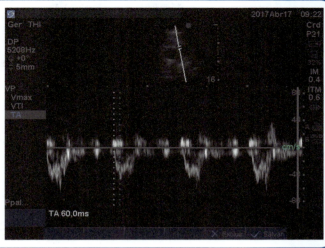

**Figura 6.12.** Tempo de aceleração de pico de fluxo pulmonar reduzido (< 90 ms) e com entalhamento da onda – sugerindo hipertensão pulmonar grave.

## DÉBITO CARDÍACO

O débito cardíaco é o produto do volume sistólico pela frequência cardíaca. Na ausência de insuficiência aórtica significativa, a velocidade tempo integral (VTI) do doppler obtido na via de saída do ventrículo esquerdo multiplicado pela área da via de saída do ventrículo esquerdo permite uma estimativa acurada do volume sistólico. A janela apical 5 câmaras é a indicada para alinhamento do doppler com o fluxo de sangue na via de saída de VE. Deve se atentar para posicionar o box de amostragem do Doppler pulsátil acima da valva aórtica, visto que medidas de fluxo dentro da valva aórtica apresentarão velocidades de fluxo falsamente aumentadas. Além disso, é importante alinhar o máximo possível o fluxo de sangue pela via de saída do VE com o cursor do doppler para não subestimar a medida do débito cardíaco.

O débito cardíaco estimado do VD pode ser obtido de forma semelhante. Usa-se o VTI do fluxo da via de saída de VD e sua área, mas pode ser menos acurado, já que a via de saída de VD tem uma geometria mais variável que a do VE. As janelas possíveis para alimento do doppler pulsátil com a via de saída de VD são a para esternal eixo curto e a subcostal com corte transversal do VD.

A estimativa do débito pela via de saída do VD pode ser interessante nos casos em que a janela apical não pode ser obtida, nos casos em que o VTI da VSVE não é confiável (ex. insuficiência aórtica ou obstrução da via de saída do VE) ou avaliação comparativa com o VSVE para avaliação da fração de shunt intracardíaco.

## ACOPLAMENTO VENTRÍCULO ARTERIAL DO VD

Na hipertensão pulmonar, o ventrículo direito adapta-se a aumentos da pós carga (aumento da resistência vascular pulmonar) aumentando a contratilidade (acoplando-se) para manter o débito cardíaco.

Entretanto, conforme a hipertensão pulmonar progride, a capacidade do ventrículo direito se adaptar – tanto por aumento de força contrátil ou por aumento de seu volume – chega no limite. Assim, aumentos progressivos da resistência vascular pulmonar fazem com que o VD se torne incapaz de manter o débito cardíaco estável, levando ao desacoplamento ventrículo arterial (Figura 6.13).

Nota-se que conforme a resistência vascular pulmonar progride, temos uma queda do débito cardíaco justamente pela perda do acoplamento ventrículo arterial. A partir desse ponto, aumentos progressivos da resistência vascular pulmonar não são acompanhados de aumento da

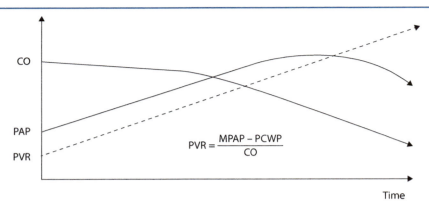

**Figura 6.13.** O aumento progressivo da resistência vascular pulmonar (PVR) resulta em aumento da pressão da artéria pulmonar (PAP). O aumento da RVP impacta em redução do débito cardíaco (CO), que pode levar a redução da PAP a despeito do aumento da RVP. Esse momento mostra o desacoplamento ventrículo arterial. (PVR: pulmonary vascular resistance; PAP pulmonary artery pressure; CO: cardiac output; MPAP: mean pulmonary artery pressure; PCWP: pulmonary cappilary wedge pressure)

pressão arterial pulmonar. Assim, em estados de choque com baixo débito cardíaco, a pressão de arterial pulmonar não é um bom indicador de resistência vascular pulmonar e consequentemente da pós-carga do VD.

Dessa forma, torna-se claro a limitação da estimativa da PSAP pela velocidade do jato de regurgitação tricúspide em pacientes críticos com choque cardiogênico. A medida da PSAP nesses cenários pode subestimar a gravidade do paciente, assim como a piora do refluxo tricúspide, que em casos muito graves, não é possível estimar um gradiente. E em pacientes chocados com baixo débito, não oferece uma boa estimativa da pós carga do VD.

Em pacientes não críticos, a relação TAPSE/PSAP tem boa acurácia para avaliar o acoplamento ventrículo-arterial do VD. Valores < 0,3 estão associados a desacoplamento e com prognóstico pior. Entretanto, devido às limitações da medida de PSAP no paciente chocado essa relação se torna menos precisa.

Podemos utilizar assim, a medida de tempo de aceleração do fluxo pulmonar e o entalhamento do fluxo sistólico de artéria pulmonar como medidas de aumento da resistência vascular pulmonar com mais acurácia, facilitando o entendimento do acoplamento VA.

Na Figura 6.14 temos um diagrama que descreve bem as diferentes relações entre contratilidade do VD e sua carga.

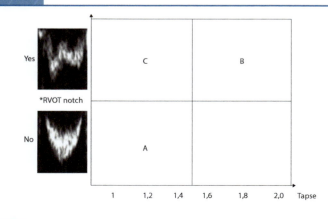

**Figura 6.14.** Relações entre contratilidade do VD e sua carga. Paciente A: IAM de VD – disfunção aguda de VD, sem sinais de aumento de resistência vascular pulmonar. Paciente B: HP compensada – função de VD preservada, com sinais de aumento de resistência vascular pulmonar. Paciente C: HP descompensada – disfunção de VD, com sinais de aumento de resistência vascular pulmonar, desacoplamento.

## INTEGRANDO AS INFORMAÇÕES NO CHOQUE

Durante a avaliação do VD, ao se evidenciar sinais de sobrecarga das câmaras direitas, é importante a avaliação da etiologia da sobrecarga, sendo pressórica quando há aumento da pressão de artéria pulmonar e aumento da resistência vascular pulmonar e sobrecarga volumétrica quando não há grande aumento da RVP e PSAP. No caso de HP, é interessante pesquisar causas de HP pós capilar (ex.: valvopatia mitral ou aórtica, disfunção de VE), já que o manejo é diferente das causas pré capilares (ex.: TEP, ARDS).

A avaliação da função sistólica e a relação de acoplamento ventrículo arterial descrita acima nos ajuda a identificar casos em que há descompensação da função sistólica as custas do aumento de pós carga. Nos cenários de disfunção sistólica de VD, seja por HP ou não, a avaliação hemodinâmica envolve identificar se há síndrome de baixo débito ou não e com quais pressões de enchimento o VD trabalha, entendendo a PVC como o principal marcador de gravidade da disfunção ventricular direita.

Assim, a integração dos parâmetros é a melhor forma de avaliação da disfunção VD. VD com disfunção grave com repercussão hemodinâmica se apresenta com TAPSE baixo, baixo DC e elevada PVC. A avaliação da RVP através do VTI VSVD ajuda a elucidar etiologia e mecanismo (HP *versus* não HP).

A PSAP estima a hipertensão pulmonar, porém em casos de choque pode estar baixa, representando um sinal de ainda maior gravidade (Figuras 6.15 e 6.16).

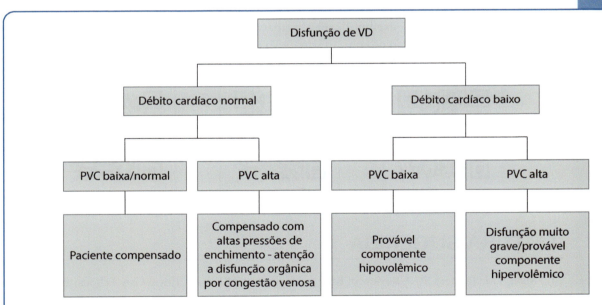

**Figura 6.15.** Algoritmo de avaliação hemodinâmica nos pacientes com disfunção ventricular direita. Note que a estimativa do débito cardíaco e da PVC é fundamental para a avaliação de acomplamento do ventrículo arterial.

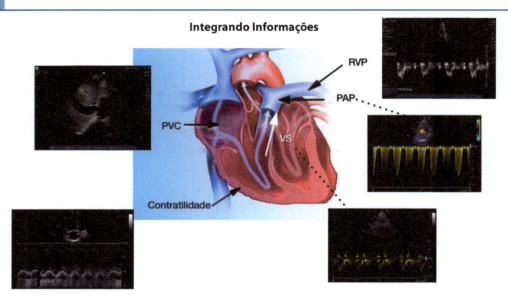

**Figura 6.16 .** A figura representa as principais variáveis na avaliação hemodinâmica do ventrículo direito. PVC (pressão venosa central) através do diâmetro e colapsabilidade da VCI, Contratilidade através do TAPSE, RVP (resistência vascular pulmonar) através do TAc (tempo de aceleração) e do formato da curva, PAP (pressão pulmonar) através da estimativa da PSAP e débito cardíaco através do VTI da VSVE.

### Treinamento prático

Os Vídeos 6.1 a 6.3 exemplificam a avaliação de pacientes com hipertensão pulmonar compensada, descompensada e com infarto de VD.

Vídeo 6.1

Vídeo 6.2

Vídeo 6.3

## LEITURA SUGERIDA

1. Maus TM, Tainter CR. A Review of basic perioperative TEE and Critical Care Echocardiography. 2ª ed. Springer, 2022.
2. Barros DS, Bravim BA. Ecocardiografia em Terapia Intensiva e na Medicina de Urgência. 1. ed. Rio de Janeiro: Atheneu, 2019.
3. Orde S, Slama M, Yastrebov K, *et al.* Subjective right ventricle assessment by echo qualified intensive care specialists: assessing agreement with objective measures. *Crit Care* 23, 70 (2019). https://doi.org/10.1186/s13054-019-2375-z.
4. Hockstein MA, Haycock K, Wiepking M, Lentz S, Dugar S, Siuba M. Transthoracic Right Heart Echocardiography for the Intensivist. *Journal of Intensive Care Medicine.* 2021;36(9):1098-1109. doi:10.1177/08850666211003475.
5. Carroll D, Weerakkody Y. Right ventricular function (point of care ultrasound). Reference article, Radiopaedia.org. (accessed on 24 Sep 2022) https://doi.org/10.53347/rID-63346.

# FLUIDORRESPONSIVIDADE E DERRESSUCITAÇÃO GUIADOS POR USG

**7**

Luis Carlos Maia Cardozo Júnior

## INTRODUÇÃO

A administração de fluidos é uma das intervenções mais realizadas no ambiente de emergência e terapia intensiva, especialmente em pacientes com sinais de má perfusão e choque. O objetivo principal desta intervenção é aumentar o débito cardíaco e consequentemente a oferta de oxigênio ($DO_2$) aos tecidos. Contudo, nem todos os pacientes apresentam aumento do débito cardíaco após receber uma expansão volêmica, sendo que em unidades de terapia intensiva apenas cerca de 50% dos pacientes são fluidorresponsivos. Além disso, a administração excessiva de fluidos resultando em balanço hídrico excessivamente positivo tem sido associado a piores desfechos em pacientes críticos, incluindo maior tempo em ventilação mecânica, maior incidência de disfunção renal e gastrointestinal e possivelmente maior mortalidade.

Assim, após a fase inicial da ressuscitação, durante a fase de otimização do tratamento do choque, recomenda-se que a administração de fluídos seja guiada a partir de provas de fluidorresponsividade, visando selecionar os pacientes com maior chance de se beneficiar de fluidos e evitando a administração adicional (e possivelmente lesiva) para pacientes com baixa chance de resposta à expansão volêmica. Existem várias provas recentemente validadas para a avaliação de fluidorresponsividade, sendo que vários desses testes são realizados com o auxílio de aparelhos de ultrassonografia (USG). Ao longo deste capítulo iremos explorar as principais ferramentas para a avaliação de fluidorresponsividade com auxílio do USG, bem como discutiremos como este método pode auxiliar posteriormente, na fase de derressuscitacão do tratamento do choque.

## CONCEITO DE FLUIDORRESPONSIVIDADE

Fluidorresponsividade é a capacidade de elevar o débito cardíaco de forma significativa após a administração endovenosa de fluidos. Em geral, a maioria dos estudos considera que uma elevação de 10% a 15% do débito cardíaco após a administração de uma alíquota de 250 a 500 mL de volume indica a presença de fluidorresponsividade. Tal conceito se baseia nos princípios fisiológicos descritos em detalhes por Frank e Starling através de uma curva que demonstra a relação entre a pré-carga e o débito cardíaco (Figura 7.1).

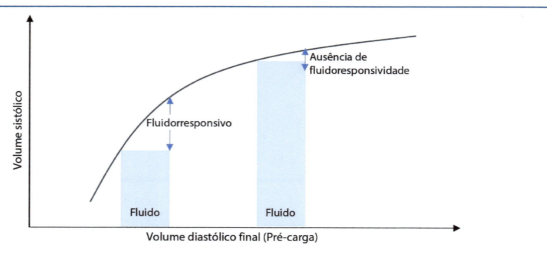

**Figura 7.1.** Curva de Frank-Starling, descrevendo a relação entre a pré-carga e o volume sistólico. Na fase inicial da curva (à esquerda) o aumento da pré-carga relacionado a infusão de fluidos resulta em aumento significativa do volume sistólico/débito cardíaco. Na fase de platô da curva aumentos similares da pré-carga geram aumento mínimo no volume sistólico (à direita da imagem).

Na curva de Frank-Starling observa-se uma porção inicial ascendente em que pequenas elevações na pré-carga resultam em grandes elevações do débito cardíaco. Posteriormente, a curva vai achatando, até atingir um platô, no qual elevações adicionais do retorno venoso são associadas a mínima variação do débito cardíaco. Logo, os pacientes fluidorresponsivos são aqueles que estão na porção ascendente da curva de Frank-Starling, em que o aumento da pré-carga induzido pela infusão de fluídos resulta em elevação significativa do débito cardíaco. É importante ressaltar que a variação da pressão arterial após a administração de fluidos não é um parâmetro adequado para avaliação de fluidorresponsividade. Isso ocorre porque, mesmo em pacientes que apresentam elevação importante do débito do débito cardíaco após expansão volêmica, pode não ocorrer elevação da pressão arterial, principalmente em pacientes vasoplégicos e com elastância arterial baixa. Assim, a avaliação de fluidorresponsividade deve ser realizada com ferramentas sensíveis à variação de fluxo (débito cardíaco).

Durante mais de uma década foram utilizados parâmetros estáticos como a pressão venosa central (PVC) ou a pressão capilar pulmonar (PCP) para decidir sobre a infusão adicional de fluídos. Contudo, estudos mais recentes demonstraram que essas variáveis estáticas apresentam acurácia muito baixa para a avaliação de fluidorresponsividade e seu uso com esta finalidade não é mais recomendado. Por outro lado, nos últimos 10-15 anos várias ferramentas dinâmicas foram testadas e validadas para pesquisar a presença de fluidorresponsividade. Tais ferramentas dinâmicas em geral se baseiam nas alterações do débito cardíaco relacionadas com a interação entre coração e pulmão ou então no deslocamento de sangue da periferia (membros inferiores) em direção à circulação central. A seguir serão descritas as principais ferramentas de avaliação de fluidorresponsividade que podem ser avaliadas com o USG à beira do leito.

# VARIAÇÃO RESPIRATÓRIA NO DIÂMETRO DA VEIA CAVA INFERIOR

A avaliação da veia cava inferior (VCI) é parte integrante do ecocardiograma à beira do leito, sendo fácil, rápida, não invasiva. A variação do diâmetro da VCI durante a respiração pode ser utilizada como um marcador de fluidorresponsividade, tanto em pacientes em ventilação mecânica (sob pressão positiva), como em pacientes em ventilação espontânea (pressão negativa). Durante a ventilação com pressão positiva, na inspiração ocorre aumento da pressão intratorácica, a qual leva a redução do retorno venoso e acúmulo de sangue na VCI. Esta consequentemente se dilata durante a inspiração. Na expiração a pressão intratorácica cai, ocorre aumento do retorno venoso e a VCI retorna ao seu diâmetro original.

Já em pacientes extubados ocorre o inverso: durante a inspiração a queda da pressão intratorácica gerada pela contração do diafragma resulta em aumento do retorno venoso e colapso da VCI. Na expiração a pressão intratorácica retorna ao normal, o retorno venoso cai e a VCI retorna ao seu diâmetro original. Em pacientes que estão na fase ascendente da curva de Frank-Starling tais variações respiratórias são acentuadas, resultando em maior variabilidade no diâmetro da VCI. Por outro lado, pacientes que estão na fase de platô da curva tem variações de VCI reduzidas ou até ausentes.

Assim, em pacientes em ventilação com pressão positiva é realizado o cálculo do índice de distensibilidade da veia cava inferior (dVCI), enquanto em pacientes em ventilação espontânea (fora de pressão positiva) é calculado o índice de colapsabilidade da veia cava inferior (cVCI). É importante ressaltar que o dVCI só é fidedigno quando o paciente está em ventilação controlada, com volume corrente de cerca de 8 mL/kg e sem esforço inspiratório. Em pacientes em ventilação mecânica com esforço inspiratório (por exemplo em modo pressão de suporte) o diâmetro da VCI pode tanto aumentar quanto diminuir a depender de vários fatores como a intensidade do esforço respiratório ou o valor da PEEP, e, portanto, não pode ser utilizado para inferir fluidorresponsividade.

A medida da VCI é realizada com o *probe* setorial, através do ecocardiograma na janela subcostal (descrito em detalhes no capítulo 2). Após obter uma imagem cardíaca adequada, o átrio direito deve ser posicionado no centro da tela (através de angulações do *probe* para direita ou esquerda) e então é feita rotação de 45 a 90 graus no sentido anti-horário, de forma a obter uma imagem longitudinal da VCI. Eventualmente pode ser necessário inclinar o *probe* mais para a direita de forma a ajustar a imagem para deixar a VCI no seu maior diâmetro. Além disso, o *probe* pode ser inclinado de forma a ficar mais perpendicular em relação a pele o que ajuda a obter uma imagem horizontal da VCI. É importante acompanhar na imagem a transição do átrio direito até a VCI, de forma a ter certeza de que o vaso visualizado é realmente a VCI. Em pacientes com janelas limitadas a aorta pode ser facilmente confundida com a VCI. Esse equívoco pode ser evitado visualizando a junção atriocaval e também através da curva característica no doppler (pulsátil trifásico na aorta e contínuo com baixa velocidade na VCI).

Uma vez identificada a VCI, é medida a variação no seu diâmetro entre a inspiração e a expiração. Essa medida pode ser realizada tanto no modo B quanto com o auxílio do modo M (Figura 7.2). É essencial que a VCI esteja perpendicular ao feixe do USG para que a medida seja adequada (principalmente no modo M), evitando a realização de uma medida oblíqua da mesma. Para o cálculo da variabilidade da VCI são utilizadas as seguintes equações:

$$dVCI = (iVCI - eVCI) / eVCI$$
$$cVCI = (eVCI - iVCI) / eVCI$$

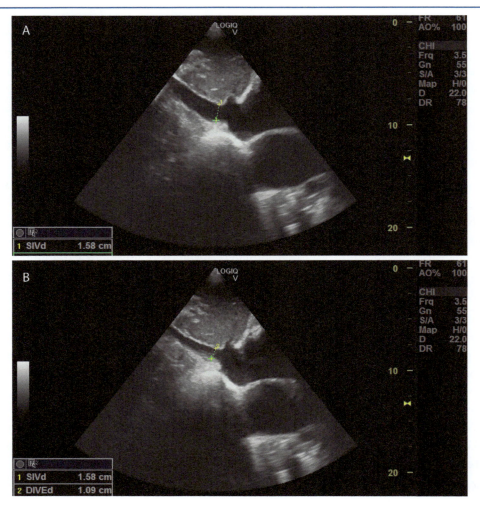

**Figura 7.2.** Medida da variabilidade da veia cava inferior. Janela subcostal com visualização longitudinal da veia cava inferior. A: medida da veia cava inferior na expiração; B: medida da veia cava inferior na inspiração. Fonte: acervo dos autores.

Onde iVCI é o diâmetro da VCI na inspiração e eVCI é o diâmetro na expiração. Para o dVCI são considerados fluidorresponsivos pacientes com valores acima de 12% a 18%. Já em relação a cVCI não há um único ponto de corte aceito na literatura, sendo que os valores utilizados para definição de fluidorresponsividade variam de > 15% até > 45%. Quanto à acurácia, em geral a variação da VCI apresenta sensibilidade e especificidade no máximo moderadas para a avaliação de fluidorresponsividade (entre 70% a 80% na maioria dos estudos). Há dados na literatura apontando que em relação a cVCI valores extremos (<10% ou > 50%) são mais úteis para afastar ou fortalecer a hipótese de resposta a fluidos, enquanto valores intermediários resultam em maior número de falso-positivos/falso-negativos. (Vídeo 7.1)

A avaliação da variação da VCI apresenta algumas vantagens como a facilidade da realização, a possibilidade de realização em pacientes extubados e com arritmias, o

Vídeo 7.1

fato de ser não invasivo e com risco praticamente nulo ao paciente. Por outro lado, esse método também apresenta muitas limitações:

1. Apresenta acurácia inferior a outros métodos como a elevação passiva das pernas ou variação da pressão de pulso;
2. Sofre grande influência de outros fatores não relacionados à volemia como a intensidade do esforço inspiratório, o grau de vasoplegia, a função do ventrículo direito e esquerdo, as pressões utilizadas no ventilador e a pressão intra-abdominal;
3. A janela subcostal pode ser limitada em algumas condições como obesidade, distensão abdominal, presença de drenos/curativos;
4. Não é possível a avaliação de pacientes intubados em modos espontâneos ou em modos controlados com esforço do paciente. Diante dessas limitações, fica evidente que a variação da VCI não deve ser utilizada de forma isolada para indicar a infusão de fluídos, devendo sempre ser analisada em conjunto com outros dados como história clínica, exame físico, balanço hídrico e demais dados do ecocardiograma.

## ELEVAÇÃO PASSIVA DAS PERNAS

A manobra de elevação passiva das pernas, ou, em inglês, *passive leg raising* (PLR), também pode ser utilizada para a avaliação de fluidorresponsividade em diversos cenários clínicos. Tal manobra consiste na elevação passiva das pernas (ou seja, sem esforço do paciente), a qual resulta no deslocamento de cerca de 300 mL de sangue do compartimento venoso dos membros inferiores em direção ao coração. Nos pacientes fluidorresponsivos, o aumento do retorno venoso gerado por esta manobra resulta em elevação significativa do débito cardíaco.

Para a realização desta manobra o paciente deve estar em decúbito dorsal com a cabeceira eleva entre 30-45 graus, de forma a maximizar o aumento do retorno venoso durante o teste. Neste momento, deve ser realizada a medida do débito cardíaco basal do paciente (prévio à manobra), a qual pode ser realizada a partir da integral da velocidade-tempo na via de saída do ventrículo esquerdo (VTI-VSVE), conforme descrito em detalhes no Capítulo 5.

Após orientar o paciente sobre a manobra, o leito é ajustado para que a cabeceira fique em zero graus e os membros inferiores sejam elevados até cerca de 45 graus (Figura 7.3). É importante ressaltar que a manobra deve ser feita manipulando o leito do paciente, sem contato direto com as pernas, visto que a pressão do examinador ao levantar as pernas ou mesmo o contato com a pele podem falsear o resultado do teste. A maioria das camas de UTI mais modernas permite a realização das mudanças necessárias para o PLR.

Após a elevação dos membros inferiores ocorre aumento no retorno venoso e observa-se que o efeito máximo no débito cardíaco é visto após cerca de 1 minuto. Depois de 3 a 5 minutos existe uma tendência a redistribuição do sangue, redução do retorno venoso e retorno aos níveis basais de débito cardíaco. Assim, após a elevação das pernas deve ser realizada nova medida do débito cardíaco dentro de 1 minuto, também através do VTI-VSVE. Uma elevação de 10% a 15% no valor do débito cardíaco indica que o paciente é fluidorresponsivo. (Vídeo 7.2)

É importante ter cuidado ao realizar a segunda medida, visto que com a mudança de decúbito frequentemente o coração se desloca dentro do tórax, resultando em

Vídeo 7.2

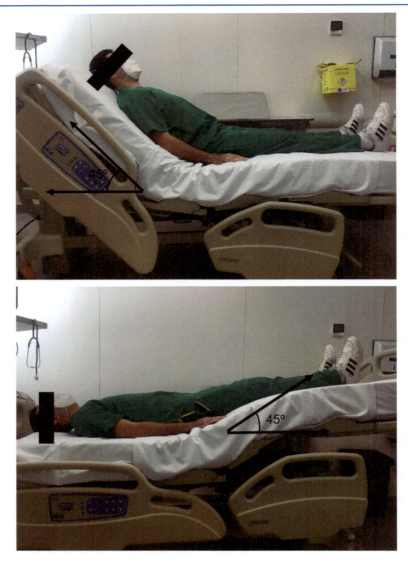

**Figura 7.3.** Elevação passiva das pernas. A manobra tem início com a cabeceira elevada a 45 graus, sendo realizada a medida do débito cardíaco basal. Posteriormente a cabeceira é reduzida para zero graus e os membros inferiores elevados até cerca de 45 graus. Após um minuto da elevação das pernas é realizada uma nova medida do débito cardíaco, sendo considerado fluidorresponsivo o paciente com elevação de 10-15% do débito cardíaco. Imagens obtidas com autorização.

mudança na posição e angulação da janela apical 5 câmaras. Assim, para maximizar a acurácia do teste, o examinador deve buscar obter a janela mais adequada possível, evitando deixar o ventrículo esquerdo encurtado, mantendo o septo interventricular em posição vertical e buscando o melhor alinhamento possível entre a direção do doppler e o fluxo de sangue na via de saída do ventrículo esquerdo. Além disso, vale lembrar que outros métodos também podem ser utilizados para medir o débito cardíaco antes e depois da PLR, como por exemplo monitores de débito cardíaco por contorno de onda de pulso.

A elevação passiva das pernas apresenta algumas vantagens para a avaliação de fluidorresponsividade. Trata-se de um método que pode ser realizado tanto em pacientes intubados quanto extubados, bem como independe do modo ventilatório, do volume corrente e da presença ou ausência de esforço inspiratório. Além disso, apresenta acurácia elevada, com sensibilidade e especificidade próximas a 90% na média dos estudos. Contudo esse método também apresenta algumas limitações:

1. Trata-se de um método mais trabalhoso, que exige um tempo maior para realização em relação a outros métodos;
2. Pode ser de difícil realização em pacientes com janelas limitadas;
3. A variabilidade intraobservador na medida do VTI é habitualmente elevada em operadores menos experientes, o que pode resultar em falsos-positivos e falsos-negativos.

## VARIAÇÃO DA VELOCIDADE DE FLUXO AÓRTICO

A avaliação da variabilidade na velocidade do fluxo aórtico ao longo da respiração pode ser medida através do ecocardiograma à beira do leito e se apresenta como um equivalente ultrassonográfico da variação da pressão de pulso. Esse teste se baseia na interação entre coração pulmão, como descrito a seguir, e foi descrito inicialmente a partir de medidas da velocidade do fluxo aórtico no ecocardiograma transesofágico em pacientes em ventilação mecânica.

Em pacientes em ventilação mecânica controlada, sem esforço inspiratório, ocorre elevação da pressão intratorácica na inspiração, o que resulta em redução do retorno venoso para o ventrículo direito (VD) e aumento da pós-carga desta câmara, resultando em redução do débito cardíaco do VD. Por outro lado, o débito cardíaco do ventrículo esquerdo (VE) tende a aumentar, uma vez que a pressão positiva no tórax desloca o sangue das veias pulmonares para o átrio esquerdo e diminui a pós-carga do VE. Como ambos os ventrículos trabalham em série, as alterações relacionadas ao volume sistólico do VD geram impacto no volume sistólico do VE após cerca de 3 a 5 batimentos. Contudo, na expiração ocorrem fenômenos fisiológicos opostos aos descritos acima. O resultado final é uma variação do volume sistólico e da pressão arterial, que ficam oscilando a cada 3 a 5 batimentos em média entre um valor máximo e um valor mínimo. Tais variações são mais acentuadas nos pacientes que estão na fase ascendente da curva de Frank-Starling, sendo atenuadas ao atingir o platô desta curva.

Apesar de descrito inicialmente com o ecocardiograma transesofágico, é possível avaliar a variação da velocidade aórtica através do ecocardiograma transtorácico utilizando a janela apical 5 câmaras, de forma similar à medida do VTI-VSE. Após obter uma janela adequada e com bom alinhamento do doppler em relação ao fluxo aórtico é feita a medida da velocidade na via de saída do ventrículo esquerdo com o auxílio do doppler pulsado. O examinador deve registrar a velocidade na via de saída durante vários segundos de forma a observar a variação da velocidade ao longo da respiração (Figura 7.4). Posteriormente registram-se os valores da maior e da menor velocidade na via de saída ou do maior e do menor VTI. Para o cálculo da variação da velocidade aórtica utiliza-se a fórmula a seguir:

$$deltaVA = 100 \times (Vmax - Vmin) / [(Vmax + Vmin)/2] \text{ OU}$$
$$deltaVTI = 100 \times (VTImax - VTImin) / [(VTImax + VTImin)/2]$$

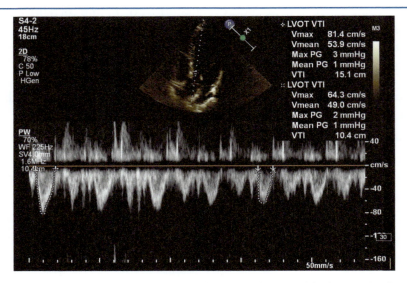

**Figura 7.4.** Variação da velocidade do fluxo aórtico. Medida da velocidade na via de saída do ventrículo esquerdo durante vários batimentos. Observa-se que a velocidade varia ao longo do tempo de acordo com a respiração. Pode-se calcular tanto a variação da velocidade de pico aórtica quanto a variação no VTI, conforme descrito em detalhes no texto. No caso acima, a variação da velocidade máxima seria (81,4 - 64,3) / [(81,4 + 64,3)/2] = 0,23 ou 23%. Fonte: acervo dos autores.

Em que Vmax é a velocidade de pico aórtico máxima, Vmin é a velocidade de pico aórtico mínima, VTImax é o maior valor de VTI e VTImin é o menor valor de VTI. Uma variação de velocidade aórtica maior ou igual a 13% tem sido associada com sensibilidade e especificidade acima de 90%. Apesar de acurado e de fácil execução, trata-se de um método com várias limitações:

1. Seu uso foi validado com ecocardiograma transesofágico em pacientes com ventilação mecânica controlada, sem esforço inspiratório e com volumes correntes em torno de 8 mL/kg de peso predito. Em pacientes com esforço inspiratório ou com volumes correntes menores o método é sujeito a elevado risco de erro;
2. Seu uso é limitado em pacientes com arritmias e ritmo irregular, visto que nesses pacientes o volume sistólico varia de acordo com o tempo diastólico independente da interação coração pulmão;
3. Esse método foi validado em pacientes com função ventricular preservada. É sabido que pacientes com disfunção de VE e de VD apresentam variações respiratórias exacerbadas no volume sistólico, logo o uso desse teste nessa população pode gerar resultados falso-positivos.

## OUTROS TESTES DE FLUIDORRESPONSIVIDADE

Diversas outras ferramentas têm sido estudadas para avaliação de fluidorresponsividade com o uso do USG, porém com uso mais limitado ou com menor aceitação / aplicação na prática diária. A medida da variação respiratória da veia cava superior (VCS) pode ser realizada em pacientes em ventilação mecânica, sem esforço respiratório, com o uso do ecocardiograma transesofágico. Diferente da VCI, na inspiração com pressão positiva a VCS colaba e na expiração ela retorna ao seu diâmetro original. Um colapso da VCS maior ou igual a 36% na inspiração apresenta excelente acurácia para a avaliação de fluidorresponsividade, contudo o uso deste método tem sido limitado por ser mais invasivo e pela necessidade de respiração controlada.

Recentemente a manobra de oclusão expiratória (*expiratory occlusion test*, EOT) foi validade para a avaliação de fluidorresponsividade em pacientes em ventilação controlada. Durante a manobra é realizada uma pausa expiratória de 15 segundos, durante a qual observa-se elevação do débito cardíaco em pacientes fluidorresponsivos (devido à redução da pressão intratorácica). Um aumento de 5% no valor do débito cardíaco apresenta acurácia elevada para discriminar pacientes fluidorresponsivos, porém o método é limitado pela necessidade de ventilação mecânica e necessidade de ausência de esforço durante a manobra. Além disso, a medida do débito cardíaco pelo VTI apresenta variação intraobservador próxima ou superior a 5%, o que limita o uso do ecocardiograma durante esta manobra. Por fim, existem diversas variantes da variabilidade da VCI, incluindo avaliação de variabilidade da veia jugular ou femoral, bem como variantes da variação da velocidade aórtica (o mais descrito é a variação do fluxo carotídeo. Tais métodos apresentam acurácias variáveis e, apesar de vários estudos disponíveis, não se consolidaram como ferramentas principais para avaliação de fluidorresponsividade. A Tabela 7.1 apresenta um resumo das principais ferramentas utilizadas para avaliação de fluidorresponsividade com o USG.

**Tabela 7.1.** Principais ferramentas para avaliação de fluidorresponsividade com o ultrassom.

| Ferramenta | Racional | Descrição | Vantagens | Desvantagens |
|---|---|---|---|---|
| Variabilidade da VCI | Variação do retorno venoso conforme a respiração. A VCI distende na inspiração em ventilação com pressão positiva e colaba na inspiração em ventilação espontânea | Janela subcostal, rotação de 45-90 graus em sentido anti-horário, medida da VCI na inspiração e expiração | Fácil, rápido, sem necessidade de fluidos, pode ser feita em pacientes com arritmias | Acurácia no máximo moderada, sofre influência de diversos outros fatores, em pressão positiva só pode ser usada na ausência de esforço inspiratório |
| Elevação passiva das pernas | Deslocamento de cerca de 300 mL de sangue dos MMII em direção ao coração (prova de volume intrínseca) | Medida do débito cardíaco através do VTI da VSVE antes a após elevação dos MMII | Elevada acurácia, independente do modo ventilatório, volume corrente e esforço inspiratório | Mais trabalhoso, exige operador experiente |
| Variação da velocidade aórtica | Variação do volume sistólico entre inspiração e expiração relacionado à interação coração-pulmão | Medida da velocidade na VSVE com doppler pulsado ao longo de vários batimentos. | Elevada acurácia, relativamente simples. | Validado inicialmente com ECOTE, necessidade de ventilação controlada com 8 mL/kg de volume corrente, sem esforço inspiratório; Limitada na presença de arritmia |
| Variação da VCS | Variação do diâmetro da VCS durante a respiração (colaba na inspiração com pressão positiva e retorna ao seu diâmetro na expiração) | Medida da VCS na inspiração e expiração com o ECOTE | Elevada acurácia | Mais invasivo, pouco prático, exige ventilação mecânica em modo controlado |
| Teste de oclusão expiratória | Aumento do débito cardíaco durante uma pausa expiratória prolongada (devido ao aumento do retorno venoso) | Medida do débito cardíaco antes e após uma pausa expiratória de 15 segundos | Elevada acurácia, fácil execução | Necessidade de ventilação mecânica sem esforço durante a manobra, limiar do teste muito próximo da variabilidade intraobservador do VTI |

Legenda: VCI: veia cava inferior; MMII: membros inferiores; VTI: velocity time integral; VSVE: via de saída do ventrículo esquerdo; ECOTE: ecocardiograma transesofágico; VCS: veia cava superior.

# USO DO ULTRASSOM DURANTE A DERRESSUSCITAÇÃO

O tratamento do choque circulatório pode ser divido didaticamente em 4 fases:

1. Resgate: primeiros minutos a poucas horas após o início do choque. Nesta fase a prioridade é manter o paciente vivo, sendo realizada expansão volêmica, vasopressores, intubação orotraqueal e passagem de dispositivos de forma urgente, com mínima avaliação complementar.

2. Otimização: horas a poucos dias após o choque, nesta fase o paciente saiu do risco de morte iminente. Neste momento o objetivo do tratamento é otimizar a oferta de oxigênio aos tecidos. É nesta fase que se avalia a presença de fluidorresponsividade.

3. Estabilização: ocorre nos dias seguintes ao início do choque e consiste na fase de suporte às disfunções orgânicas, incluindo ventilação protetora, suporte nutricional e terapia de substituição renal. Nesta fase em geral evitamos a administração de fluidos e buscamos um balanço hídrico neutro.

4. Derressuscitação: ocorre após a resolução do choque. Nesta fase o objetivo principal do tratamento é reabilitar o paciente. Muitas vezes nesta fase é necessário remover ativamente volume do paciente, seja através de diuréticos ou de hemofiltração.

Assim, observa-se que na fase de derressuscitacão é feita a remoção do excesso de fluidos administrado nas fases iniciais do choque. Contudo, muitas vezes esse processo é complexo, haja vista que tais pacientes frequentemente apresentam redução da pressão oncótica do plasma (devido a hipoalbuminemia), bem como aumento da permeabilidade vascular (secundária a inflamação e disfunção endotelial). Assim, a remoção muito rápida de volume pode não ser acompanhada de uma redistribuição equivalente do líquido intersticial em direção ao líquido intravascular, resultando em redução do retorno venoso, queda do débito cardíaco e retorno do estado de choque. Parte importante da atuação do médico intensivista é definir a taxa segura para a remoção de fluídos na derressuscitacão e neste sentido o USG à beira do leito pode ser de grande valia.

Um bom ponto de partida para a derressuscitação seria definir quando parar de dar fluidos. Pacientes críticos em geral tendem a receber grandes volumes de fluidos diariamente, incluindo volumes infundidos para tratamento do choque, mas também soluções de manutenção, diluições de medicamentos, fluidos nutricionais, entre outros. Assim, reconhecer que o paciente não necessita de volume adicional de fluidos pode alertar a equipe médica quanto a possibilidade de sobrecarga hídrica e seus riscos associados.

Pacientes que evoluem com melhora da perfusão tecidual, recuperação do nível de consciência, manutenção de diurese adequada e redução nos níveis de lactato não necessitam de mais fluídos, ainda que sejam fluidorresponsivos. Vale lembrar que a presença de fluidorresponsividade não equivale à hipovolemia e não implica na necessidade de fluidos. Inclusive, praticamente todo indivíduo saudável em repouso é fluidorresponsivo, inclusive você, caro leitor. Duvido que você esteja nesse momento recebendo uma expansão volêmica endovenosa! Além disso, mesmo que o paciente persista com sinais de choque, se não houver mais evidência de fluidorresponsividade a administração de fluidos deve ser interrompida. Administrar fluidos para pacientes que não são fluidorresponsivos só expõe tais pacientes ao risco de sobrecarga hídrica, sem qualquer benefício.

Por outro lado, se houverem sinais de sobrecarga hídrica a administração de fluídos deve ser interrompida imediatamente, mesmo que o paciente persista com estado de choque e seja fluidorresponsivo. Nesses casos, a literatura demonstra que o risco da sobrecarga hídrica excede o possível benefício do fluido, especialmente porque o aumento do débito cardíaco nesse cenário tende a ser efêmero.

Não existe uma única ferramenta para a avaliação de sobrecarga hídrica, sendo necessária uma integração entre dados clínicos, laboratoriais e radiológicos. Sinais clínicos como edema, turgência jugular, hepatomegalia, refluxo hepatojugular, ganho de peso e balanço hídrico persistentemente positivo favorecem a presença de sobrecarga hídrica e a necessidade de remoção ativa de fluidos (com diuréticos ou diálise).

Nesse sentido, a ultrassonografia pode auxiliar na avaliação de sobrecarga hídrica. A presença de dilatação de VCI (acima de 20 mm), especialmente se acompanhada de dilatação de veias supra-hepáticas e variabilidade reduzida sugere que as pressões venosas estão aumentadas e, no contexto clínico adequado, indica sobrecarga hídrica (Figura 7.5). Além disso, a medida da onda E e da relação E/e' através do doppler da valva mitral e do doppler tecidual também podem ser indicativos de hipervolemia. Apesar de o valor da onda E sofrer influência de diversos fatores, incluindo o lusitropismo, a frequência cardíaca e a pressão arterial, é descrito que a volemia também tem relação positiva com este parâmetro. Assim, uma onda E reduzida, com relação E/e' normal, no contexto apropriado, pode indicar que a volemia está adequada, enquanto elevação importante da onda E, sem redução tão significativa na onda e' pode sugerir hipervolemia (mais detalhes no Capítulo 4).

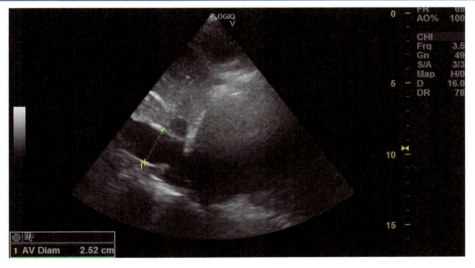

**Figura 7.5.** Veia cava inferior dilatada. Janela subcostal com a visualização longitudinal da veia cava inferior, a qual está dilatada, com 25 mm de diâmetro. Fonte: acervo dos autores.

Outro parâmetro ecocardiográfico que pode ser seguido durante a derressuscitação é o débito cardíaco. A manutenção de débito cardíaco preservado e estável mesmo com balanço hídrico progressivamente negativo sugere que é seguro manter a remoção de fluidos. Por outro lado, uma queda do débito cardíaco em relação ao basal do paciente, especialmente se acompanhado de sinais clínicos de má perfusão, pode sugerir que a remoção hídrica excedeu a tolerância do paciente e que talvez seja necessário reduzir a remoção de fluidos e buscar um balanço hídrico neutro. Além disso, a avaliação ultrassonográfica do pulmão também pode contribuir na tomada de decisão na derressuscitação. A presença de 3 ou mais linhas B por campo pulmonar, especialmente nas regiões dependentes do pulmão e acompanhado de derrame pleural, favorece a presença de congestão. Através da avaliação frequente do grau de aeração pulmonar a medida que o balanço hídrico se torna progressivamente negativo pode auxiliar na decisão quanto a necessidade de continuar removendo fluidos, visto que as alterações citadas acima tendem a regredir à medida que a volemia retorna ao normal (mais detalhes sobre USG pulmonar no Capítulo 14).

Por fim, recentemente tem surgido grande interesse na literatura em relação à Avaliação de Congestão Venosa com Ultrassom (ou VEXUS), o qual consiste em uma avaliação sistemática da VCI e das veias hepática, porta e renal (Tabela 7.2). Trata-se de uma avaliação sistematizada que buscar quantificar o grau de congestão venosa e que pode ser utilizada de forma seriada durante a derressuscitação, de forma similar ao USG pulmonar. Contudo, apesar do racional fisiológico, o VEXUS foi inicialmente estudado em pacientes em pós-operatório de cirurgia cardíaca, como uma ferramenta para predizer o risco de insuficiência renal pós-operatória. Faltam estudos adequados validando o uso desta ferramenta em outros contextos clínicos, incluindo a fase de derressuscitação de pacientes com choque. Além disso, trata-se de um método mais complexo, com realização mais demorada e com necessidade de maior treinamento em relação ao USG pulmonar ou da VCI. Assim, sugere-se aguardar mais estudos antes de incorporar esta ferramenta no cuidado diário do paciente crítico.

**Tabela 7.2.** Avaliação de Congestão Venosa com Ultrassom – VEXUS.

| Parâmetro | Grau 0 | Grau 1 | Grau 2 | Grau 3 | Grau 4 |
|---|---|---|---|---|---|
| VCI | < 5 mm, VR + | 5-9 mm, VR + | 10-19 mm, VR + | > 20 mm, VR + | > 20 mm, VR - |
| Veia hepática | S normal > D | S < D com S anterógrada | S achatada, ou invertida ou traçado bifásico | | |
| Veia Porta | Variação < 30% | Variação entre 30-50% | Variação > 50% | | |
| Doppler renal | Contínuo monofásico / fluxo pulsátil | Fluxo bifásico descontínuo | Fluxo monofásico descontínuo / Apenas diastólico | | |
| Score VEXUS | VCI < 3 Demais veias 0 | VCI grau 4 Demais veias 0 | VCI grau 4, alterações leves em 2 ou mais sítios (porta, hepática ou renal | VCI grau 4, alterações graves em 2 ou mais sítios (porta, hepática ou renal | |

Legenda: tabela descrevendo a classificação do VEXUS. VCI: veia cava inferior; VR+: variação respiratória presente; VR-: variação respiratória negativa; S: fluxo sistólico; D: fluxo diastólico.

# CONSIDERAÇÕES FINAIS

- Apenas 50% dos pacientes são fluidorresponsivos e a sobrecarga de fluidos pode resultar em piores desfechos.

- A variação no diâmetro da veia cava inferior (VCI) apresenta acurácia moderada para avaliação de fluidorresponsividade, porém não há um ponto de corte único definido na literatura.

- Em pressão positiva (sem esforço inspiratório) o diâmetro da VCI aumenta na inspiração gerando o índice de distensibilidade da VCI. Já em ventilação espontânea o diâmetro da VCI diminui na inspiração gerando o índice de colapsabilidade da VCI.

- Valores extremos de colapsabilidade da VCI tem maior valor para definir ou afastar fluidorresponsividade em relação a valores intermediários.

- A elevação passiva das pernas tem acurácia elevada para avaliação de fluidorresponsividade e o VTI da via de saída do ventrículo esquerdo pode ser utilizado para medir o débito cardíaco antes e após a manobra.

- A variação da velocidade de fluxo aórtico acima de 13% tem acurácia elevada para determinação de fluidorresponsividade, porém é limitada pela necessidade de ventilação controlada com volume corrente de 8 mL/kg e necessidade de ritmo regular.

- Várias ferramentas ultrassonográficas podem auxiliar na fase de derressuscitação, incluindo o diâmetro da VCI, a onda E, relação E/e', a medida do débito cardíaco, o ultrassom pulmonar e possivelmente o VEXUS.

# LEITURA SUGERIDA

1. Bentzer P, Griesdale DE, Boyd J, MacLean K, Sirounis D, Ayas NT. Will This Hemodynamically Unstable Patient Respond to a Bolus of Intravenous Fluids? JAMA. 2016 Sep 27;316(12):1298-309. doi: 10.1001/jama.2016.12310.

2. Monnet X, Marik PE, Teboul JL. Prediction of fluid responsiveness: an update. Ann Intensive Care. 2016 Dec;6(1):111. doi: 10.1186/s13613-016-0216-7.

3. Furtado S, Reis L. Inferior vena cava evaluation in fluid therapy decision making in intensive care: practical implications. Rev Bras Ter Intensiva. 2019 Jun 27;31(2):240-247. doi: 10.5935/0103-507X.20190039.

4. Cardozo Júnior LCM, Lemos GSD, Besen BAMP. Fluid responsiveness assessment using inferior vena cava collapsibility among spontaneously breathing patients: Systematic review and meta-analysis. Medicina Intensiva. 2022. doi:10.1016/j.medin.2021.12.015.

5. Feissel M, Michard F, Mangin I, Ruyer O, Faller JP, Teboul JL. Respiratory changes in aortic blood velocity as an indicator of fluid responsiveness in ventilated patients with septic shock. Chest. 2001 Mar;119(3):867-73. doi: 10.1378/chest.119.3.867.

6. Nunes TS, Ladeira RT, Bafi AT, de Azevedo LC, Machado FR, Freitas FG. Duration of hemodynamic effects of crystalloids in patients with circulatory shock after initial resuscitation. Ann Intensive Care. 2014 Aug 1;4:25. doi: 10.1186/s13613-014-0025-9.

7. Perez Nieto OR, Wong A, Lopez Fermin J, Zamarron Lopez EI, Meade Aguilar JA, Deloya Tomas E, et al. Aiming for zero fluid accumulation: First, do no harm. Anaesthesiol Intensive Ther. 2021;53(2):162-178. doi: 10.5114/ait.2021.105252.

8. Jury D, Shaw AD. Utility of bedside ultrasound derived hepatic and renal parenchymal flow patterns to guide management of acute kidney injury. Curr Opin Crit Care. 2021 Dec 1;27(6):587-592. doi: 10.1097/MCC.0000000000000899.

# DERRAME PERICÁRDICO, TAMPONAMENTO CARDÍACO E PERICARDIOCENTESE

**8**

Paulo Caied
Dalton de Souza Barros

## INTRODUÇÃO

O manejo do paciente com suspeita clínica de tamponamento cardíaco passa pela ecocardiografia, método complementar que confirma a presença de derrame pericárdico e avalia seu significado hemodinâmico. A apresentação clínica é variável desde a fase inicial do derrame até a deterioração hemodinâmica do paciente, podendo se apresentar como dor torácica, dispneia, taquicardia, até os clássicos sinais de hipotensão, abafamento de bulhas, turgência jugular, pulso paradoxal, choque cardiogênico e parada cardiorrespiratória. Assim a avaliação dos sinais ecocardiográficos de restrição ao enchimento das câmaras cardíacas é extremamente útil na tomada de decisão terapêutica e quando deve ser realizada a drenagem do líquido pericárdico.

Este capítulo aborda conceitos da anatomia do pericárdio, reconhecimento e graduação do derrame pericárdico e posteriormente dos aspectos ecocardiográficos que definem a restrição ao enchimento das câmaras. Finalizaremos mostrando que é possível usar a ultrassonografia para guiar a pericardiocentese, melhorando desfechos e reduzindo complicações.

## ANATOMIA E FISIOLOGIA DO PERICÁRDIO

O pericárdio é formado por duas membranas. A visceral contígua ao epicárdio e a parietal, um saco fibroso mais espesso que circunda todo coração e se estende 1 a 2 cm para cima ao longo dos grandes vasos e veias pulmonares, limitando o espaço pericárdico nessas junções.

Há normalmente de 5 a 20 mL de fluído normal no interior do espaço pericárdico. Vários processos podem causar aumento na quantidade deste líquido ocasionando derrame pericárdico. As consequências fisiológicas do acúmulo deste líquido dependem do volume e da velocidade de aparecimento. Um derrame de expansão lenta pode se tornar muito volumoso (1.000 mL) sem gerar grande aumento da pressão pericárdica, enquanto um de expansão rápida pode causar maior elevação da pressão pericárdica mesmo com menor volume (50-100 mL).

A sensibilidade e a especificidade do ecocardiograma na detecção do derrame pericárdico são muito elevadas. O diagnóstico pode ser feito através da avaliação de múltiplas janelas transtorácicas. O derrame é reconhecido ao modo bidimensional como espaço ecolucente adjacente às cavidades cardíacas com separação clara entre o pericárdio parietal e visceral.

Os derrames geralmente são difusos e simétricos, entretanto em alguns casos após procedimentos cirúrgicos, percutâneos ou em doenças crônicas do pericárdio podem ser loculados. O reconhecimento deste é importante, pois mesmo pequena quantidade de líquido estrategicamente localizado pode levar à repercussão hemodinâmica.

A quantificação do derrame pode ser feita medindo a separação entre o pericárdio parietal e o coração (sempre observando durante a diástole máxima), sendo o derrame considerado pequeno quando menor que 10 mm, moderado quando de10 a 20 mm e importante quando maior que 20 mm. No contexto clínico, raramente são consideradas necessárias essas medidas.

## Causas de doença pericárdica

- Infecciosas: viral, bacteriana, parasitária;
- Inflamatórias: Pós-infarto (síndrome Dressler), uremia, LES;
- Malignas: extensão direta (Câncer de pulmão, mama), metástase (linfoma, melanoma);
- Pós-cirurgia cardíaca;
- Trauma;
- Dissecção de aorta.

## Dicas

- Áreas ecogênicas anteriores e relacionadas ao ventrículo direito, na ausência de derrame posterior, comumente representam gordura epicárdica.
- Utilizar a janela paraesternal longitudinal para distinguir entre o líquido pleural e líquido pericárdico. O derrame pericárdico pode ser visto posteriormente ao ventrículo esquerdo e ao átrio esquerdo (seio oblíquo), estendendo-se anteriormente à aorta torácica, contrariamente ao observado no derrame pleural esquerdo, que tem localização posterior à aorta. (Figura 8.1)

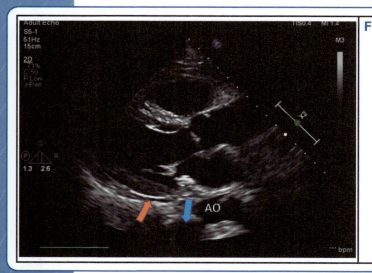

**Figura 8.1.** Janela apical 4 câmaras, seta laranja mostra mínimo derrame pericárdico e seta azul aponta derrame pleural visto posteriormente à aorta (Ao).

- No que diz respeito a pericardite, o diagnóstico é clínico e eletrocardiográfico. O derrame pericárdico pode ou não estar associado. Assim, o ecocardiograma tem como objetivo avaliar se há derrame e/ou sinais de envolvimento miocárdico (miopericardite).

# TAMPONAMENTO CARDÍACO

O tamponamento cardíaco ocorre quando o derrame leva a um aumento da pressão pericárdica com consequente compressão das câmaras cardíacas gerando prejuízo ao enchimento. Com o crescente aumento da pressão pericárdica cada câmara tem seu enchimento deteriorado sequencialmente. As câmaras direitas, de menor pressão, são as mais afetadas, sofrendo colapso. E entre estas, o átrio direito é o que colapsa mais precocemente.

As variações respiratórias devido à diferença relativa de pressão intratorácica e intrapericárdica alteram fisiologicamente os fluxos cardíacos de forma discreta. Já no tamponamento cardíaco com a equalização destas pressões, ocorre uma maior variação dos fluxos durante as fases respiratórias, ocasionando alterações no enchimento diastólico e nas dimensões das câmaras cardíacas.

É essencial lembrar que o diagnóstico de tamponamento cardíaco é clínico e hemodinâmico. O achado ecocardiográfico mais importante é a presença ou ausência de derrame. A ausência exclui o diagnóstico. Em caso de suspeita clínica convincente, a presença de derrame moderado a importante na ecocardiografia confirma o diagnóstico. Quando existe dúvida ou evidência clínica vaga, os achados ecocardiográficos de colabamento de cavidades, pletora de veia cava inferior e variação dos fluxos de enchimento dos ventrículos direito e esquerdo podem ser úteis em associação aos achados clínicos.

## Achados no eco 2D na fisiologia de tamponamento

- Colapso sistólico do átrio direito (maior que 1/3 da sístole);
- Colabamento diastólico do ventrículo direito (VD);
- Variações reciprocas nos volumes do VD e VE (*septal bounce*);
- Variação respiratória no enchimento diastólico;
- Dilatação de veia cava inferior, com variabilidade reduzida;
- *Swinging Heart*;

Veja o Vídeo 8.1.

**Vídeo 8.1.** Janela subcostal: derrame pericárdico circunferencial, com conteúdo homogêneo de grau importante. Acesse o QR code para assistir.

## COLAPSO SISTÓLICO DO ÁTRIO DIREITO

Ocorre colapso ou inversão da parede livre do átrio direito (AD) quando a pressão intrapericárdica excede a pressão sistólica do átrio direito. A inversão em período maior que um terço da sístole tem sensibilidade de 94% para o diagnóstico de tamponamento. (Figura 8.2)

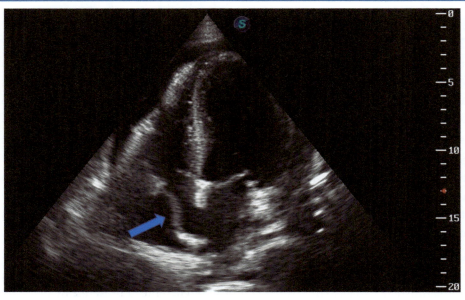

**Figura 8.2.** Janela apical 4 câmaras demonstrando colabamento sistólico do átrio direito associado ao derrame pericárdico.

### Dicas

- Avaliação cuidadosa quadro a quadro da janela apical 4 câmaras;
- A parede do AD é fina e flexível podendo ocorrer sua inversão na ausência de tamponamento.

## COLABAMENTO DIASTÓLICO DO VENTRÍCULO DIREITO

Ocorre colabamento diastólico do ventrículo direito (VD) quando a pressão intrapericárdica excede a pressão desta câmara (Figura 8.3). Esse achado tem menor sensibilidade (60-90%) que o colapso sistólico do AD, entretanto maior especificidade (85 a 100%).

### Dicas

- As melhores janelas para observar este sinal são a paraesternal eixo longo ou subcostal, além da apical quando possível comparar a parede livre do ventrículo direito com o ventrículo esquerdo;
- É útil registrar o movimento da parede livre do VD pelo modo M;

Derrame Pericárdico, Tamponamento Cardíaco e Pericardiocentese

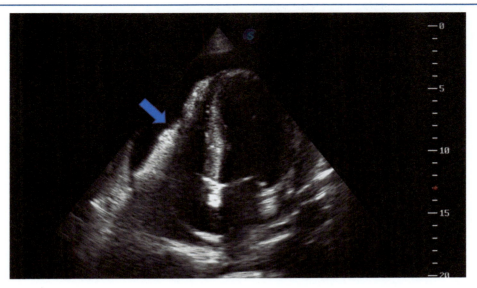

**Figura 8.3.** Janela apical 4 câmaras evidenciando colabamento diastólico do ventrículo direito por derrame pericárdico.

- Este sinal pode estar ausente em casos de aumento da espessura da parede livre do VD e na presença de sobrecarga pressórica de câmaras direitas (hipertensão pulmonar).

Veja o Vídeo 8.2.

**Vídeo 8.2.** Janela apical 4 câmaras em paciente portador de hipertensão pulmonar significativa, demonstrando derrame pericárdico importante, sem a presença de colabamento de cavidades direitas apesar da presença de outros sinais sugestivos de tamponamento cardíaco. Acesse o QR code para assistir.

## VARIAÇÕES RECÍPROCAS NOS VOLUMES DO VENTRÍCULO DIREITO E DO VENTRÍCULO ESQUERDO

Ocorre aumento do volume do VD durante a inspiração, desviando o septo interventricular em direção ao VE (consequentemente, reduzindo o volume do VE) (Figura 8.4). E de forma oposta ocorre a normalização da posição do septo durante a expiração, levando a diminuição do volume do VD e aumento do VE. Esse achado corresponde ao achado de pulso paradoxal ao exame físico.

### Dica

- Usar o modo M na janela paraesternal eixo longo ou curto, para melhor observação temporal da variação respiratória dos volumes das cavidades.

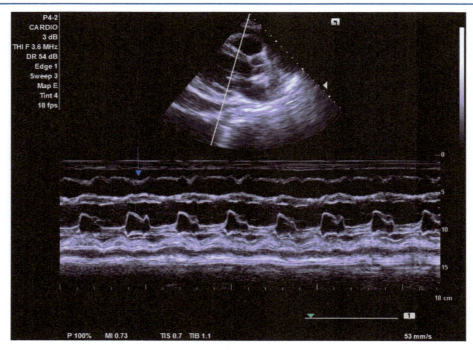

**Figura 8.4.** Modo M em janela paraesternal longitudinal demonstrando colabamento diastólico do ventrículo direito e retificação inspiratória do septo interventricular devido ao derrame pericárdico.

## VARIAÇÃO RESPIRATÓRIA NO ENCHIMENTO DIASTÓLICO

De modo semelhante a variação respiratória dos volumes ventriculares, existe variação das velocidades dos fluxos de enchimento diastólico ao Doppler. Durante a inspiração existe aumento da velocidade de enchimento precoce do VD, enquanto a velocidade de enchimento diastólico do VE diminui. Além de ocorrer aumento do VTI pulmonar (Figura 8.5), com redução do VTI aórtico. As variações da onda E protodiastólica do Doppler pulsátil maiores que 40% do fluxo transtricuspídeo e maior que 25% do fluxo transmitral, sugerem haver sinais de repercussão hemodinâmica (Figuras 8.6 e 8.7).

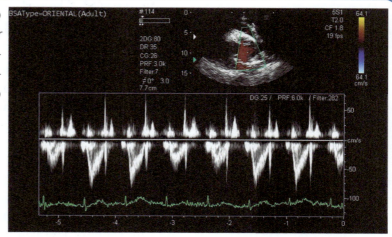

**Figura 8.5.** Janela paraesternal eixo curto, com amostra do *Doppler* pulsado posicionada acima do plano valvar pulmonar demonstrando variação respiratória do fluxo pulmonar.

Derrame Pericárdico, Tamponamento Cardíaco e Pericardiocentese

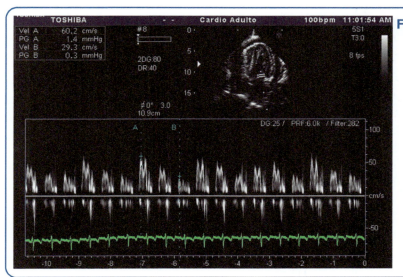

**Figura 8.6.** Janela apical 4 câmaras, com amostra do Doppler pulsado posicionada acima do plano valvar mitral demonstrando variação respiratória da onda E de velocidade do fluxo transmitral de aproximadamente 50%.

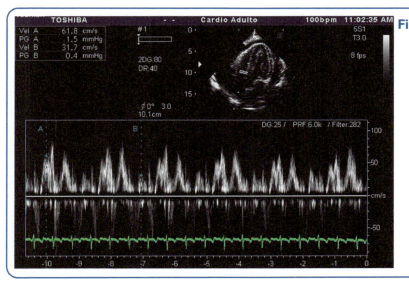

**Figura 8.7.** Janela apical 4 câmaras, com amostra do Doppler pulsado posicionada acima do plano valvar tricúspide demonstrando variação respiratória da onda E de velocidade protodiastólica do fluxo transtriscupídeo de aproximadamente 50%.

### Dicas

- Janela apical 4 câmaras: posicionar a amostra do Doppler pulsado acima do plano valvar tricúspide e mitral, alinhando ao fluxo de entrada de cada ventrículo para documentação da variação de cada fluxo;
- Pode ser difícil demonstrar essas alterações devido às variações respiratórias e dificuldade de alinhamento dos fluxos ao Doppler, o que pode causar aparente variação nas velocidades.

## DILATAÇÃO DA VEIA CAVA INFERIOR

A dilatação da veia cava inferior, com variação respiratória menor que 50% é um indicador sensível (97%), porém pouco específico (40%) da fisiologia de tamponamento. Este achado sugere pressão do AD elevada. (Figura 8.8)

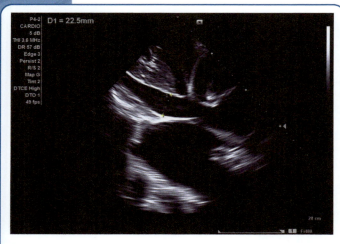

**Figura 8.8.** Janela subcostal evidenciada dilatação da veia cava inferior e de veia hepática.

**Vídeo 8.3.** Janela paraesternal longitudinal: Volumoso derrame pericárdico circunferencial com sinais de tamponamento cardíaco e Swinging Heart. Acesse o QR code para assistir.

## SWINGING HEART

O balanço do coração pode ser observado em derrames moderados a importantes. Esse fenômeno está relacionado a alternância elétrica vista no ECG, que corresponde ao movimento do coração aproximando-se e afastando-se da parede torácica. Veja o Vídeo 8.3.

## PERICARDIOCENTESE GUIADA PELO ECO

A pericardiocentese percutânea, com orientação ecocardiográfica, permite selecionar o melhor local e ângulo para punção, além do acompanhamento hemodinâmico, aumentando a taxa de sucesso e reduzindo as chances de complicações. A pericardiocentese percutânea é um procedimento tecnicamente simples, porém, quando possível deve ser realizado preferencialmente por cirurgião cardíaco, uma vez que as possíveis complicações devem ser tratadas de imediato. São complicações relacionadas a este procedimento: pneumotórax, perfuração cardíaca e hemorragias.

A realização da pericardiocentese percutânea deve ser conduta de exceção, como em casos de morte iminente, parada cardíaca com alta suspeita de tamponamento cardíaco e instabilidade hemodinâmica que não permita o transporte do paciente.

### DICA

Não realizar à beira leito pericardiocentese em pacientes com derrame pericárdico devido a dissecção aórtica ou ruptura miocárdica, pois o alívio do tamponamento cardíaco pode levar a piora do sangramento.

### Técnica

1. Posicionamento do paciente: cabeceira elevada em ângulo de 45°;
2. Exposição do tórax e realização de assepsia, com posterior colocação dos campos;
3. Realizar botão anestésico no sítio de punção com Xilocaína 2% sem vasoconstritor;

4. Utilizar o ecocardiograma (janela subcostal) para guiar a agulha na altura e profundidade corretas;

5. Inserir a agulha acoplada a uma seringa na região subxifoide esquerda com angulação de 45° em direção ao ombro esquerdo até a entrada no espaço pericárdico e aspiração do líquido;

6. Retirar a seringa para passagem de fio guia através da agulha e depois realizar dilatação previamente a passagem do cateter duplo lúmem;

7. Fixar o cateter a pele com fio de Nylon 3.0.

A aspiração de pequenas quantidades de líquido (50 mL) já pode ser suficiente para que ocorra a melhora hemodinâmica do paciente. Deve-se manter a drenagem aberta até a diminuição do débito do dreno (< 50 mL/dia) ou a realização de conduta cirúrgica definitiva.

## CONSIDERAÇÕES FINAIS

- O ecocardiograma à beira leito tem importante função para avaliação de derrame pericárdico e tamponamento cardíaco.

- Na presença de comprometimento hemodinâmico e sinais clínicos de tamponamento cardíaco, a evidência de derrame pericárdico moderado a importante confirma o diagnóstico.

- São sinais de restrição ao enchimento ventricular: colabamento sistólico do átrio direito, colabamento diastólico do ventrículo direito, variação respiratória dos fluxos através das valvas mitral e tricúspide, variação respiratória dos volumes dos ventrículos esquerdo e direito (*septal bounce*), dilatação da veia cava inferior e *Swinging heart*.

- A ecocardiografia a beira leito aumenta as taxas de sucesso e diminui a ocorrência de complicações durante a pericardiocentese por punção, quando indicada em situações de risco iminente de vida.

## LEITURA SUGERIDA

1. Munt MI, Moss RR, Gewal J. Doenças do pericárdio, em: Otto CM, ed. Fundamentos de Ecocardiografia Clínica. 5° ed. Philadelphia: Saunders; 2014.

2. Wann S, Passen E. Echocardiography in Pericardial Disease. J Am Soc Echocardiogr. 2008; 21(1):7-13.

3. Klein AL, Abbara S, Agler DA, et al. American Society of Echocardiography Clinical Recommendations for Multimodality Cardiovascular Imaging of Patients with Pericardial Disease. 2013. https://www.asecho.org/wp-content/uploads/2014/02/2013_Multimodality-CV-Imaging-for-Pericardial-Disease.pdf

4. Maisch B, Seferovic P, Ristic A, et al. Guidelines on the diagnosis and management of pericardial diseases executive summary; The Task Force on the Diagnosis and Management of Pericardial Diseases of the European Society of Cardiology. Eur Heart J. 2004; 25(7):587-610. https://pubmed.ncbi.nlm.nih.gov/15120056/.

5. Armstrong WF, Ryan T. Doenças do Pericárdio, em Feigenbaum Ecocardiografia; 7.ed. Rio de Janeiro: Guanabara Koogan, 2012.

6. Ward RP, Lang RM. Tamponamento pericárdico, em Lang RM, Ecocardiografia dinâmica 2011, Elsevier, 2011.

7. Adler Y, Charron P, Imazio M, et al. 2015 ESC Guidelines for the diagnosis and management of pericardial diseases: The Task Force for the Diagnosis and Management of Pericardial Diseases of the European Society of Cardiology (ESC)Endorsed by: The European Association for Cardio-Thoracic Surgery (EACTS). Eur Heart J. 2015;36(42):2921-2964. doi:10.1093/eurheartj/ehv318

# ULTRASSONOGRAFIA NA PARADA CARDIORRESPIRATÓRIA

**9**

Flávia Vanessa Carvalho Sousa Esteves
Bruno Adler Maccagnan Pinheiro Besen

## INTRODUÇÃO

A parada cardiorrespiratória (PCR) é comum no ambiente hospitalar com sobrevida após retorno da circulação espontânea de 0,5-2% em 30 dias. O algoritmo do *Advanced Cardiac Life Support* (ACLS) tem enfoques diferentes no manejo a depender do ritmo: em ritmos de fibrilação ventricular e taquicardia ventricular (FV e TV), o foco é na reversão da arritmia, enquanto na Atividade Elétrica Sem Pulso (AESP) e assistolia, o foco é no suporte de vida e identificação da causa base da PCR.

A ultrassonografia (US) é uma ferramenta diagnóstica para causas reversíveis de parada em ritmos não chocáveis. No entanto, algumas casuísticas sugeriram que o tempo de interrupção de massagem cardíaca durante a checagem de pulso é maior quando realizada associado ao US, o que reduz tempo de massagem cardíaca de alta eficiência e potencialmente reduziria retorno de circulação espontânea. Dessa forma, protocolos de avaliação sistemática do US conciliados ao protocolo do ACLS têm sido sugeridos de modo a não aumentar a duração da interrupção das compressões, com avaliações rápidas e focadas.

## DESCRIÇÃO DO EXAME

Há seis protocolos propostos para identificar a causa da parada em ritmos não chocáveis: CASA, CAUSE, FEEL, FEER, PEA e SESAME. Aqui, descrevemos o CASA, CAUSE e FEER em mais detalhes. A avaliação hemodinâmica detalhada pode ser feita após retorno de circulação espontânea.

## Protocolo CASA

O protocolo CASA (*Cardiac Arrest Sonographic Assessment*) (Figura 9.1) consiste em três pausas de menos que 10 segundos que devem ocorrer durante a checagem de pulso no fluxograma do ACLS. É recomendado utilizar o *probe* setorial (cardíaco) e a janela preferencial para o exame é a subcostal. As avaliações de tórax (pneumotórax hipertensivo) e FAST podem ser feitas durante a massagem cardíaca. Trata-se de uma avaliação de três etapas:

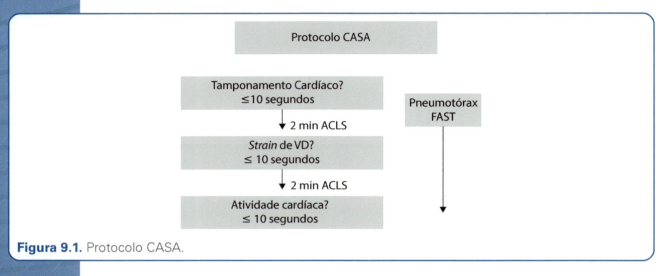

**Figura 9.1.** Protocolo CASA.

1. Tamponamento cardíaco;
2. Tromboembolismo pulmonar (ventrículo direito aumentado de tamanho e maior que o ventrículo esquerdo);
3. Avaliação de atividade cardíaca para diferenciar presença ou fibrilação.

## Protocolo CAUSE

O protocolo CAUSE (*Cardiac-arrest Ultrasound Exam*) (Figura 9.2) é sugerido em pacientes já com via aérea definitiva (excluir hipóxia) e inclui avaliação de causas mecânicas e sugere causas metabólicas em seu protocolo.

## Protocolo FEER

O protocolo FEER (*Focused Echocardiographic Evaluation in Resuscitation*) (Tabela 9.1 e Figura 9.3) só é iniciado após dois minutos de RCP ou 5 ciclos e com avaliação prevista de somente cinco segundos. Foi desenhado para ser executado simultaneamente à RCP para prevenir qualquer aumento na duração das interrupções. Pode ser separado em quatro fases:

1. Preparação paralela à RCP;
2. Execução do exame e obtenção das imagens;
3. Retomar RCP;
4. Interpretação e tomada de decisão.

# Ultrassonografia na Parada Cardiorrespiratória

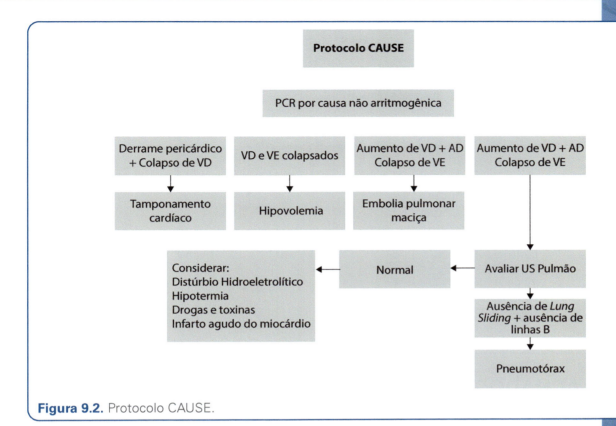

**Figura 9.2.** Protocolo CAUSE.

Na etapa de interpretação, é essencial a comunicação com a equipe que está assistindo à RCP sobre os resultados (após retorno das compressões). Por exemplo: movimentação de paredes, presença de contratilidade cardíaca, assistolia verdadeira (ausência de qualquer movimentação), presença de derrame pericárdico importante, exame inconclusivo, suspeita de embolia pulmonar e hipovolemia. Após, deve-se explicar as consequências e os procedimentos seguintes.

**Tabela 9.1.** Focused Echocardiographic Evaluation in Resuscitation (FEER) em etapas.

| | |
|---|---|
| RCP de alta qualidade, preparação e anunciar para equipe | ▪ BLS/ACLS conforme *guidelines* <br> ▪ Pelo menos 5 ciclos de compressões <br> ▪ Anunciar "estou preparando o ecocardiograma" <br> ▪ Preparar o US e testar <br> ▪ Posicionamento e pronto para iniciar |
| Execução <br> Imagens ecocardiográficas | ▪ Anunciar para equipe contar 10s e checar pulso simultaneamente <br> ▪ Comunicar: "Interromper no final desse ciclo para ecocardiograma" <br> ▪ Colocar o probe na região subxifoide durante as compressões <br> ▪ Obter imagens o mais rápido possível; se não conseguir em 3s, interromper e voltar compressões, tentar novamente em cinco ciclos |
| Retorno à RCP | ▪ Comandar após 9 segundos: "continuar RCP" |
| Interpretação e consequências | ▪ Comunicar (somente após retorno de RCP) principais achados à equipe. |

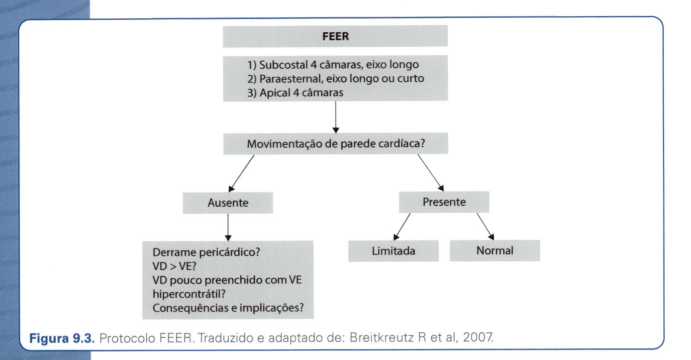

**Figura 9.3.** Protocolo FEER. Traduzido e adaptado de: Breitkreutz R et al, 2007.

## ACHADOS PRINCIPAIS

### AESP/Pseudo-AESP

Pseudo-AESP é o termo utilizado para descrever paciente que supostamente está em PCR em AESP, apesar de evidência de alguma atividade mecânica no US beira-leito. A pseudo-AESP tem melhor prognóstico e maior chance de retorno de circulação espontânea quando comparado à verdadeira AESP. Visualmente, o paciente com pseudo-AESP tem uma atividade predominantemente ventricular e alguma atividade valvar. É recomendado que a avaliação da atividade cardíaca seja feita precocemente durante a RCP. (Vídeos 9.1 e 9.2)

Vídeo 9.1

Casuísticas prévias mostraram diferença percentual de retorno de circulação espontânea tão diferentes quanto 50% para pseudo-AESP e 0-14% para AESP verdadeira. Dessa forma, o US é útil não só para permitir intervenções de causas mecânicas, como também tem valor prognóstico.

Vídeo 9.2

### Tromboembolismo Pulmonar (TEP)

Os achados mais comuns no ecocardiograma do paciente em PCR por TEP são relacionados à disfunção grave de ventrículo direito e que possam ser avaliados rapidamente (Figura 9.4), como:

- Aumento/dilatação do ventrículo direito (comparado com diâmetro basal do ventrículo esquerdo) com relação VD/VE > 1;
- Disfunção de ventrículo direito (análise visual de movimentação do anel da tricúspide e contratilidade), em alguns casos com contratilidade apical do VD preservada (Sinal de McConnell);

- Veia cava inferior dilatada e com pouca variabilidade (sugerindo sobrecarga de câmaras direitas ou hipertensão pulmonar);
- Visualização de trombo intracavitário.

Destes, apenas a visualização de trombo intracavitário é realmente confirmatória de TEP, pois disfunção aguda do ventrículo direito pode ocorrer durante a RCP devido ao atordoamento miocárdico. Na suspeita de TEP, pode-se considerar trombólise durante a PCR, embora seja uma intervenção sem recomendação forte da literatura.

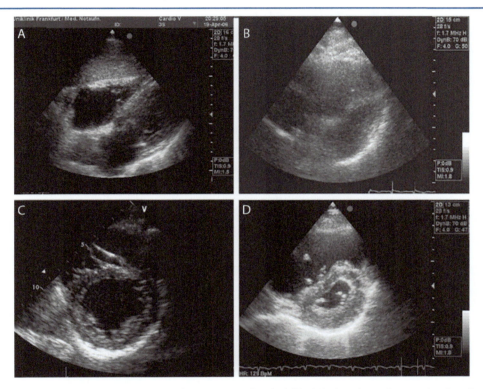

**Figura 9.4.** Diagnóstico diferencial de disfunção aguda de VD. (a) Janela subcostal, eixo longo, normal, (b) janela subcostal, eixo longo com aumento do ventrículo direito, (c) janela paraesternal, eixo curto normal, (d) janela paraesternal, eixo curto, com D-sign – movimento paradoxal do septo interventricular com compressão do VD sobre o VE. Traduzido e adaptado de: Breitkreutz F et al, 2007.

## Ventrículo Direito

Após o retorno à circulação espontânea (RCE), a disfunção de VD parece ser tão comum quanto a disfunção de VE. Em um estudo de um centro com 291 pacientes em cuidados pós-RCE, 63% tinha evidência ecocardiográfica de disfunção de VE e 59% de disfunção de VD. Outra casuística descreveu presença de disfunção de VD em 52/59 pacientes, sendo que somente dois tinham evidência de embolia pulmonar.

Apesar de intuitivo que há um grau de disfunção miocárdica pós-RCE, isso pode ser interpretado erroneamente como disfunção de ventrículo direito por embolia pulmonar como causa da PCR e levar à potencial administração errônea de trombolíticos na ausência de TEP. Há evidência de que, independente da causa da PCR, pós-RCE o VD apresenta função anormal.

A disfunção de ventrículo esquerdo pós retorno de circulação espontânea é bem descrita e se correlaciona com piores desfechos, apesar disso há poucos dados sobre a função do ventrículo direito como ferramenta prognóstica. Alguns estudos demonstram que independente da função do VE, a disfunção de VD é associada a pior desfecho de sobrevida e neurológico.

## Derrame Pericárdico e Tamponamento Cardíaco

O derrame pericárdico que determina tamponamento e PCR é volumoso. O impacto de volume do líquido depende da velocidade de formação e acúmulo, podendo ter maior impacto com menos volume, por exemplo, em pacientes politraumatizados, pós-operatório de cirurgia cardíaca (hemorrágico ou síndrome pós-pericardiectomia) e após passagem de marcapasso transvenoso.

Entre os principais sinais clínicos a serem avaliados (Figura 9.5), temos:

- Presença de derrame pericárdico e quantificação visual;
- A distensibilidade da veia cava inferior (por falha na diástole ventricular por restrição do líquido intrapericárdico) em mais que 95% dos casos (ausência do sinal sugere ausência de tamponamento, com alto valor preditivo negativo);
- O colapso de câmaras cardíacas direitas durante a diástole é um sinal sensível para predizer tamponamento cardíaco;
- *Swinging Heart*: movimento pendular do coração em derrame pericárdico importante.

As compressões no paciente com tamponamento cardíaco são menos efetivas por gerarem menor volume sistólico durante a RCP. Apesar disso, é recomendado seguir o protocolo

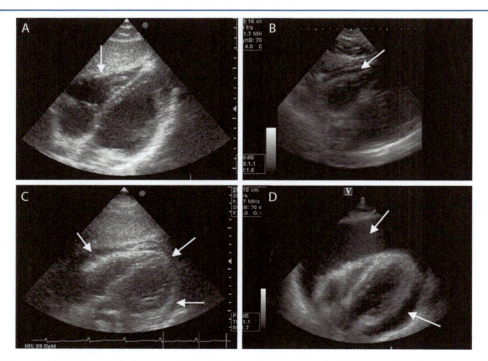

**Figura 9.5.** Diagnóstico diferencial e quantificação de derrame pericárdico, na janela subcostal eixo longo. (a) Gordura pericárdica, (b) líquido pericárdico fisiológico, (c) lâmina de derrame pericárdico, (d) derrame pericárdico importante com restrição de enchimento. Traduzido e adaptado de: Breitkreutz F et al, 2007.

de ressuscitação como outras causas de ritmos não chocáveis. Entretanto, assim que for feito o diagnóstico de tamponamento cardíaco durante RCP, está indicada pericardiocentese imediata.

## Pneumotórax

O diagnóstico do pneumotórax hipertensivo que leva à PCR é clínico em pacientes com história específica (politrauma, pós punção de cateter venoso central, em ventilação mecânica) que evoluíram com hipotensão e bradicardia. O US pode ser útil quando a causa não é óbvia através da avaliação bidimensional e modo-M da pleura com presença ou não de *lung sliding* (deslizamento pleural), presença de *lung point* (ponto de separação das pleuras), com padrão de linhas A. Também pode ser útil na determinação do lado a ser puncionado/drenado. O exame de ultrassonografia do tórax pode ser realizado em menos de cinco segundos e não requer interrupção das compressões, assim como a toracocentese de alívio.

A Tabela 9.2 traz um resumo dos achados ecocardiográficos durante a RCP segundo o protocolo FEER.

**Tabela 9.2.** Achados ecocardiográficos potenciais durante RCP segundo o protocolo FEER.

| Achados possíveis ecocardiográficos | Diagnóstico (qualitativo) |
| --- | --- |
| Movimentação de parede miocárdica | Circulação presente |
| Sem movimentação de parede, sem pulso, AESP | PCR verdadeira |
| Ritmo regular, sem pulso, com movimentação cardíaca | Pseudo-AESP |
| Ritmo regular, sem pulso, sem movimentação cardíaca | AESP verdadeira |
| VD aumentado/"D-sign" | Embolia Pulmonar |
| Derrame pericárdico | Derrame pericárdico com ou sem tamponamento cardíaco |

# OTIMIZAÇÃO DA IMAGEM PARA O EXAME

Os protocolos de ressuscitação recomendam que o operador do exame se adapte à posição supina do paciente durante a ressuscitação para realizar o exame. Não é recomendado decúbito lateral (maior tempo de interrupção de compressões).

A janela preferencial e mais acessível em geral é a subxifoide com visualização de quatro câmaras. Em caso de não sucesso nessa janela, é sugerido interromper a tentativa de adquirir imagem e retomar compressões. Posteriormente, pode-se realizar nova tentativa na mesma janela ou em janela paraesternal/apical.

# APLICAÇÃO NA PRÁTICA

O fluxograma da Figura 9.6 traz a sugestão de como integrar o protocolo FEER no ACLS no algoritmo de ritmo não chocável. Durante o planejamento e execução do exame, é importante que as etapas sejam anunciadas em voz alta e confirmadas com comunicação em alça fechada, exemplo: "preparar para ecocardiograma na próxima checagem de pulso" e é recomendado que as imagens sejam armazenadas durante execução para que sejam revisadas posteriormente e discutidas em equipe. Assim como na fase de preparo, os resultados das imagens devem ser verbalizados para equipe e para tomada de conduta.

É consistente na literatura que a capacitação de equipe médica de emergencistas e intensivistas para rápida identificação de padrões reduz tempo de execução do exame, reduz tempo de interrupção de compressão cardíaca e, potencialmente, aumenta retorno de circulação espontânea.

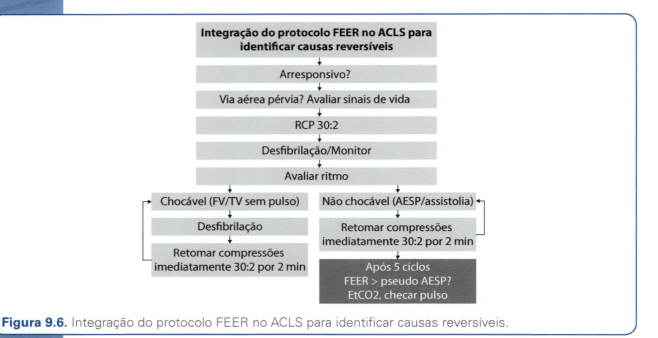

**Figura 9.6.** Integração do protocolo FEER no ACLS para identificar causas reversíveis.

A última publicação da *American Heart Association* não traz recomendação forte para uso do ecocardiograma no protocolo de ressuscitação, apesar de poder identificar causa reversível, pelo risco de maiores tempos de interrupção de compressões. Um único ensaio clínico randomizado com 100 pacientes não demonstrou benefício quando comparou utilizar ou não o US com o ACLS em pacientes com AESP.

## CONSIDERAÇÕES FINAIS

A ecocardiografia na PCR é uma ferramenta potencialmente útil para identificação de causas da PCR no contexto dos ritmos não-chocáveis. Uma vez tendo se apropriado dos princípios básicos da ultrassonografia *point-of-care*, a equipe médica pode incorporar algum dos protocolos de ultrassonografia aqui descritos no manejo da PCR. Contudo, alguns pontos são fundamentais:

- A prioridade maior deve ser assegurar as compressões de alta qualidade;
- A ultrassonografia não pode aumentar a duração das interrupções entre ciclos;
- A realização do exame e a comunicação dos seus achados deve seguir os mesmos preceitos de equipes de alto desempenho do ACLS, em especial a comunicação em alça

fechada, a função do membro que está realizando o US estar bem delimitada e intervenções construtivas a fim de evitar interrupções prolongadas com o exame;

- O exame busca responder a três perguntas básicas durante as interrupções:

  - Há sinais de tamponamento cardíaco?

  - Há evidências de TEP maciço?

  - É um paciente com pseudo-AESP ou AESP verdadeira?

- Durante a massagem cardíaca, o exame pode responder a duas perguntas adicionais:

  - Há sinais de pneumotórax?

  - Há evidências de sangramento intra-abdominal (FAST)?

- Deve-se ter cautela na interpretação de alguns achados, especialmente disfunção aguda de ventrículo direito, que não é sinônimo de TEP como causa da PCR.

## LEITURA SUGERIDA

1. Panchal AR, Bartos JA, Cabañas JG et al. Part 3: Adult Basic and Advanced Life Support: 2020 American Heart Association Guidelines for Cardiopulmonary Resuscitation and Emergency Cardiovascular Care. Circulation [Internet]. 2020 Outubro; 142:S366-S468. Disponível em: https://www.ahajournals.org/doi/10.1161/CIR.0000000000000916.

2. Cunningham LM, Mattu A, O'Connor RE, Brady WJ. Cardiopulmonary resuscitation for cardiac arrest: the importance of uninterrupted chest compressions in cardiac arrest resuscitation. American Journal of Emergency Medicine. 2012 Fev 30: 1630-38.

3. Hernandez C, Shuler K, Hannan H, Sonyika C, Likourezos A, Marshall J. C.A.U.S.E.: Cardiac arrest ultra-sound exam - A better approach to managing patients in primary non-arrhythmogenic cardiac arrest. Resuscitation. 2018;76(2):198-206.

4. Gardner KF, Clattenburg EJ, Wroe P, Singh A, Mantuani D, Nagdev A. The Cardiac Arrest Sonographic Assessment (CASA) exam – A standardized approach to the use of ultrasound in PEA. American Journal of Emergency Medicine. 2017 Abril; 36 (4):729-731.

5. Breitkreutz R, Walcher F, Seeger FH. Focused echocardiographic evaluation in resuscitation management: Concept of an advanced life support– conformed algorithm. Crit Care Med. 2007 Maio 35 (5): 150-61.

6. Clattenburg E, Wroe PC, Gardner K, Schultz C, Gelber J, Singh A, Nagdev A. Implementation of the Cardiac Arrest Sonographic Assessment (CASA)

7. protocol for patients with cardiac arrest is associated with shorter CPR pulse checks. Resuscitation. 2018, (131): 69-73.

8. Jaramillo GD, Aldana NN, Ortiz ZR. Rhythms and prognosis of patients with cardiac arrest, emphasis on pseudo pulseless electrical activity: another reason to use ultrasound in emergency rooms in Colombia. International Journal of Emergency Medicine. 2020 Dez 13:62.

9. Ramjee V, Grossestreuer AV, Yao Y et al. Right ventricular dysfunction after resuscitation predicts poor outcomes in cardiac arrest patients independent of left ventricular function. Resuscitation. 2015 Nov 96: 186-191.

10. Goodman A, Perera P, Mailhot T, Mandavia D. The role of bedside ultrasound in the diagnoses of pericardial effusion and cardiac tamponade. J Emerg Trauma Shock. 2012.

11. Chardoli M, Heidari F, Rabiee H, Sharif-Alhoseini M, Shokoohi H, Rahimi-Movaghar V. Echocardiography integrated ACLS protocol versus conventional cardiopulmonary resuscitation in patients with pulseless electrical activity cardiac arrest. Chin J Traumatol. 2012 Jan-Mar 5 (1): 72-75.

# AVALIAÇÃO BÁSICA DAS ESTENOSES VALVARES

**10**

Vinícius Rahal Mestrener
Felipe Augusto de Paiva Dias
Ingrid Kowatsch

## INTRODUÇÃO

O reconhecimento das valvopatias significativas é um passo importante no manejo de um paciente crítico. O ecocardiograma é a principal ferramenta para classificar o grau, o mecanismo e a presença de repercussão hemodinâmica das alterações valvares. Julgamos importante o médico que cuida do paciente grave aliar o aprendizado sobre o efeito Doppler para realizar uma avaliação básica dessas estruturas cardíacas.

Após a leitura dos dois capítulos sobre "Avaliação básica das valvopatias cardíacas", teremos um olhar diferente para caracterizar a anatomia valvar, lembrando das patologias mais comuns e ampliando a discussão com a equipe do setor de ecocardiografia, que deve ser acionada para proceder a realização do exame com maiores detalhes. O objetivo em comum é lançar mão da terapêutica clínica mais apropriada, e, quando necessário, recorrer a grande variedade de estratégias intervencionistas que hoje existem com finalidade de reduzir morbimortalidade.

Este capítulo aborda conceitos iniciais sobre as valvas cardíacas e posteriormente será discutido como classificar as estenoses aórtica, mitral, tricúspide e pulmonar, e a repercussão hemodinâmica da doença estenótica grave. No próximo capítulo, será feito o raciocínio com as lesões regurgitantes. Não serão abordadas as próteses valvares, uma vez que esses dispositivos possuem nuances e características estruturais próprias, gerando padrões de imagens e perfis hemodinâmicos variáveis que exigem abordagem mais complexa.

Nossa meta é que o leitor compreenda a importância da dinâmica valvar durante o choque circulatório e consiga realizar uma avaliação básica à beira leito, nunca esquecendo dos pilares iniciais de anamnese e exame físico, para posteriormente usar a ultrassonografia no direcionamento das hipóteses diagnósticas.

## RECONHECENDO UMA VALVA CARDÍACA NORMAL

### Valva aórtica

A valva aórtica normal é formada por três válvulas, que se inserem na raiz da aorta e são denominadas em relação aos óstios das artérias coronárias: válvulas coronarianas direita, esquerda e não coronariana. É mais bem visualizada no corte paraesternal: eixo longo e eixo curto (Figuras 10.1 e 10.2).

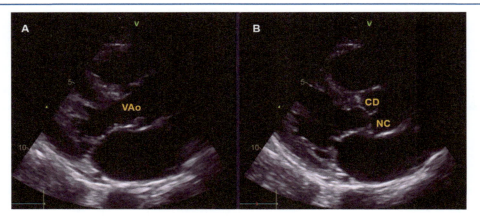

**Figura 10.1.** Corte paraesternal eixo longo. Valva aórtica (VAo) aberta em sístole (A) e fechada em diástole (B). CD: válvula coronariana direita; NC: válvula não coronariana.

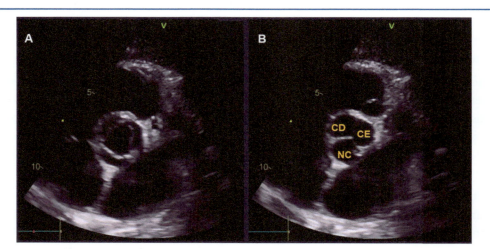

**Figura 10.2.** Corte paraesternal eixo curto. Valva aórtica trivalvular aberta em sístole, assumindo aspecto triangular no centro (A) e fechada em diástole com formato semelhante a letra Y (B). CD: válvula coronariana direita; NC: válvula não coronariana; CE = Válvula coronariana esquerda.

No mapeamento do fluxo em cores, a valva aórtica é mais bem avaliada na incidência apical 5 câmaras, uma vez que, nesta incidência, o fluxo sanguíneo está mais bem alinhado com a linha de amostragem do Doppler. Devemos visualizar o fluxo laminar em azul atravessando a valva durante a sístole, sem passagem de fluxo durante a diástole. A curva normal do Doppler contínuo pela valva aórtica, obtida a partir da incidência apical de 5 câmaras mostra curva triangular de baixa velocidade (< 1,5 m/s) e pico mesossistólico (Figura 10.3).

O Vídeo 10.1 exemplifica a avaliação da valva aórtica normal.

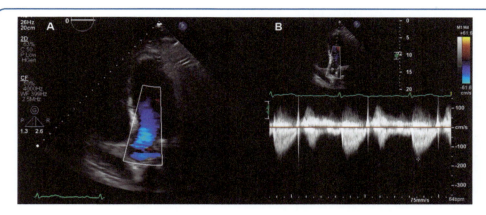
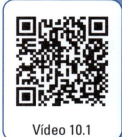

Vídeo 10.1

**Figura 10.3.** Imagem apical 5 câmaras com Doppler colorido durante a sístole (A) e Doppler contínuo com velocidade fisiológica do fluxo sistólico (B)

## Valva mitral

A valva mitral tem estrutura complexa, formada por anel valvar, cúspides (anterior e posterior), comissuras, cordas tendíneas e músculos papilares.

Ao corte paraesternal de eixo longo podemos visualizar cúspide anterior (próxima a valva aórtica) e a cúspide posterior (próxima da parede inferolateral) e algumas cordas tendíneas (Figura 10.4).

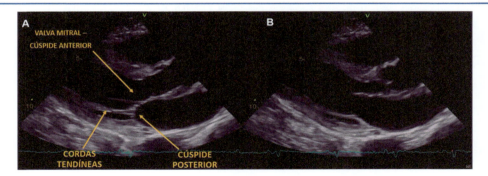

**Figura 10.4.** Corte paraesternal eixo longo: valva mitral (VM) fechada em sístole (A) e aberta em diástole (B).

Na fase diastólica, a cúspide anterior tem movimentação ampla, aproximando-se do septo interventricular, já a cúspide posterior tem movimento de menor amplitude, aproximando-se da parede inferolateral do ventrículo esquerdo (Figura 10.5). Durante a sístole, as valvas devem se coaptar acima do plano do anel mitral.

Na incidência paraesternal de eixo curto, as duas cúspides fazem seu movimento sisto-diastólico com a cúspide anterior na porção superior da tela (Figura 10.6). Nesta incidência, durante a diástole, pode-se realizar a sua planimetria, sendo umas das maneiras para obter a área valvar.

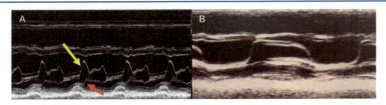

**Figura 10.5.** Modo-M da valva mitral no corte paraesternal eixo longo. Valva mitral com movimentação normal das cúspides anterior (seta amarela) e posterior (seta vermelha) (A). Valva mitral reumática com espessamento e perda da mobilidade de suas cúspides mantendo aspecto retificado, em rampa (B).

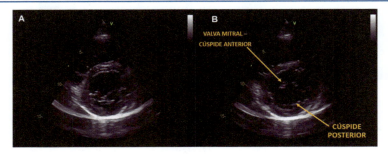

**Figura 10.6.** Corte paraesternal eixo curto ao nível da uma valva mitral com abertura normal. Valva mitral (VM) fechada em sístole (A) e valva mitral aberta em diástole (B).

No Doppler colorido, a valva mitral pode ser avaliada tanto na incidência paraesternal quanto apical. No corte apical durante a diástole observamos um fluxo em vermelho atravessando a valva mitral (Figura 10.7). Durante a sístole a valva deve se coaptar adequadamente, para não haver passagem de sangue no seu interior.

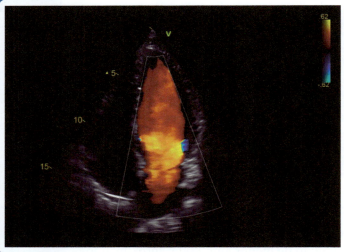

**Figura 10.7.** Corte apical 4 câmaras. Fluxo diastólico mitral normal ao Doppler colorido.

No fluxo transmitral diastólico pelo Doppler pulsado ou contínuo observamos um padrão composto por duas ondas positivas, uma mais precoce (onda E), correspondente ao enchimento rápido do ventrículo esquerdo, e uma telediastólica (onda A), referente a contração atrial (Figura 10.8). O gradiente médio transvalvar diastólico mitral (Doppler contínuo) costuma ser menor que 3 mmHg.

O Vídeo 10.2 exemplifica a avaliação da valva mitral normal.

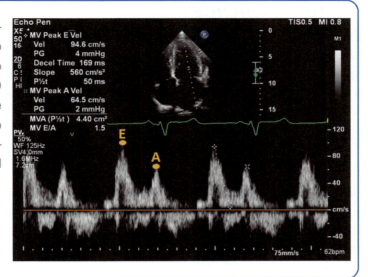

Figura 10.8. Corte apical 4 câmaras. Fluxo diastólico mitral ao Doppler pulsado. O ponto de interesse do Doppler pulsado é colocado logo acima da valva mitral aberta em diástole.

Vídeo 10.2

## ESTENOSE DA VALVA AÓRTICA

A estenose aórtica (EAo) marca o gradiente de pressão formado entre o ventrículo esquerdo e a aorta devido a incapacidade da valva aórtica se abrir durante a sístole. Importante lembrar que a área valvar aórtica normal em adultos é de 3 a 4 cm².

O passo inicial na abordagem será definir se estamos diante de uma estenose aórtica de grau importante e, posteriormente, a etiologia (Figura 10.9).

Causas importantes de estenose aórtica incluem a calcificação degenerativa, a valva aórtica bivalvular ("bicúspide") e a reumática. De modo comum, nos casos de estenose grave, podemos identificar calcificação e redução de mobilidade significativa das válvulas.

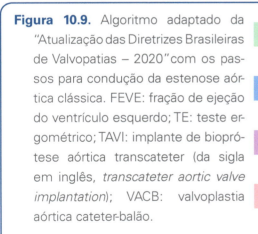
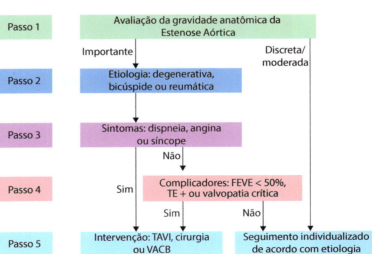

Figura 10.9. Algoritmo adaptado da "Atualização das Diretrizes Brasileiras de Valvopatias – 2020" com os passos para condução da estenose aórtica clássica. FEVE: fração de ejeção do ventrículo esquerdo; TE: teste ergométrico; TAVI: implante de bioprótese aórtica transcateter (da sigla em inglês, *transcateter aortic valve implantation*); VACB: valvoplastia aórtica cateter-balão.

## Repercussão hemodinâmica

A existência de um obstáculo entre o ventrículo esquerdo e a aorta, gera um gradiente de pressão, onde o ventrículo esquerdo assume uma pressão maior. O aumento da pressão sistólica do ventrículo esquerdo, tem como mecanismo de adaptação a hipertrofia ventricular e redução da complacência, com consequentes anormalidades da pressão diastólica do ventrículo esquerdo (VE).

Em geral, os sintomas em pacientes com estenose aórtica ocorrem quando a área valvar é ≤ 1,0 cm² ou o gradiente transvalvar médio excede 40 mmHg, sendo estes caracteristicamente de dispneia, angina e/ou síncope.

Devemos estar atentos há sinais complicadores na avaliação ecocardiográfica que indicam necessidade de intervenção mesmo se o paciente é assintomático. São eles: fração de ejeção do ventrículo esquerdo (FEVE) menor que 50% e/ou valvopatia crítica (área valvar < 0,7 cm², velocidade máxima do jato > 5,0 m/s e gradiente médio VE/Aorta > 60 mmHg) (Figura 10.9).

## Quantificação do grau da estenose aórtica

Devemos iniciar a nossa análise da valva pelo modo bidimensional identificando calcificação importante e redução significativa da mobilidade das válvulas (corte paraesternal, nos eixos longo e curto). Podemos fazer uma análise inicial prática no corte paraesternal eixo longo, onde na estenose aórtica grave, a distância máxima de abertura (separação) entre as válvulas costuma ser menor que 7 mm (Figura 10.10).

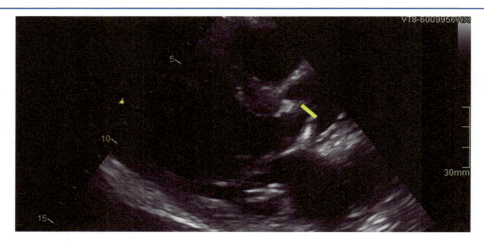

**Figura 10.10.** Corte paraesternal eixo longo. Medida simples da abertura máxima de uma valva aórtica estenótica.

Posteriormente, analisaremos a valva com o Doppler. A Tabela 10.1 resume o que analisar em cada uma das avaliações pelo Doppler e seus valores de referência. Na sequência iremos explicar como realizar cada uma das avaliações e na conclusão deixaremos uma sugestão de como os profissionais de emergência e UTI podem ajudar na observação inicial da estenose aórtica.

## Avaliação Básica das Estenoses Valvares

**Tabela 10.1.** Parâmetros para graduar a gravidade da estenose aórtica.

|  | Discreta | Moderada | Importante |
|---|---|---|---|
| **DOPPLER COLORIDO** ||||
| Turbilhonamento do fluxo pós valvar. | \multicolumn{3}{c}{Mosaico de cores através da valva durante a sístole} |||
| **DOPPLER CONTÍNUO** ||||
| Velocidade máxima de ejeção aórtica | 2,6 a 2,9 m/s | 3,0 a 4,0 m/s | ≥ 4,0 m/s |
| Gradiente médio transaórtico | < 20 mmHg | 20 a 40 mmHg | ≥ 40 mmHg |
| **EQUAÇÃO DE CONTINUIDADE** ||||
| Área valvar pela equação de continuidade | >1,5 cm$^2$ | 1,0 a 1,5 cm$^2$ | < 1,0 cm$^2$ |

## Turbilhonamento do fluxo pós valvar

Tipo de Doppler: Colorido.

Corte de avaliação: Paraesternal eixo longo e apical 5 câmaras.

Comentários: Aspecto de aceleração de fluxo (mosaico de cores) através da valva durante a sístole marca um obstáculo entre 2 cavidades (Figura 10.11). Mapeamento com Doppler *colorido* precisa estar com ganho e PRF (frequência de repetição de pulsos da sigla em inglês *pulse repetition frequency*) adequados, geralmente ajustados corretamente quando usamos o *preset* e transdutor de ultrassom cardíaco.

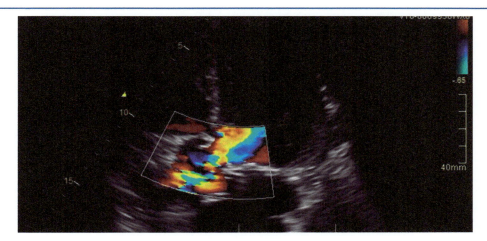

**Figura 10.11.** Doppler colorido com mosaico de cores, mostrando aceleração do fluxo ao passar pela valva aórtica estenosada.

## Velocidade máxima e gradiente médio

Tipo de Doppler: contínuo

Corte de avaliação: Apical 5 câmaras

Comentários: Na curva de estenose da valva aórtica o pico mesossistólico deixa de ter formato triangular e passar ser mais arredondado e de altas velocidades (Figura 10.12). Assim na estenose aórtica grave teremos velocidades > 4 m/s e gradiente transvalvar aórtico médio elevado (> 40 mmHg). Para otimizar o sinal diminua o ganho, ajuste a linha de base, a curva e a escala de modo que o fluxo fique no centro do sinal. Desta mesma imagem tiraremos o VTI (integral da velocidade ao longo do tempo da sigla em inglês *velocity-time integral*) pelo Doppler contínuo que será posteriormente usado na equação de continuidade para cálculo da área valvar aórtica (Figura 10.12).

> Importante lembrar! Ao analisarmos o gradiente MÉDIO não podemos o confundir com o gradiente MÁXIMO obtido pela equação de Bernoulli modificada ($4 \times V^2$). Para conseguirmos o gradiente médio clicaremos na tecla do aparelho que corresponde a uma análise de VTI.

Limitações: Algumas situações devem ser levadas em consideração na análise pelo Doppler contínuo na avaliação da valva aórtica: Alinhamento inadequado subestima a estenose; não confundir com o jato de insuficiência mitral (Figura 10.13); jatos não representativos podem superestimar as velocidades (por exemplo, um batimento pós-extrassístole); e insuficiência aórtica significativa pode estar associada à gradiente VE-AO superestimado.

O Vídeo 10.3 exemplifica a avaliação da estenose aórtica.

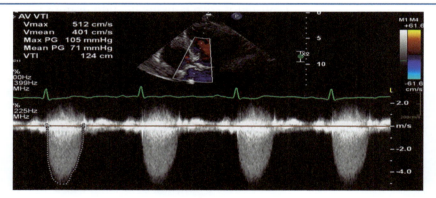

**Figura 10.12.** Estenose aórtica importante: Doppler contínuo com curva arredondada e de pico sistólico mais tardio, gradiente médio de 71 mmHg e velocidade máxima de 5,1 m/s. Nesta mesma imagem também obtemos o VTI da valva aórtica que iremos usar na equação de continuidade.

Vídeo 10.3

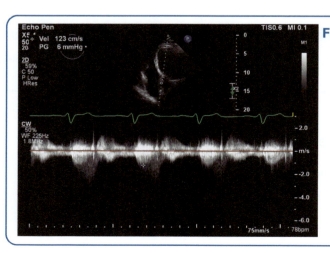

**Figura 10.13.** Doppler contínuo com a valva aórtica mostrando gradiente máximo normal de 6 mmHg. Há uma curva sistólica de insuficiência mitral que pode ser facilmente confundida durante a análise.

## Cálculo do volume sistólico pela via de saída do ventrículo esquerdo (VSVE)

Esta análise de cálculo foi abordada no capítulo de "Avaliação do Débito Cardíaco" para o cálculo do volume sistólico. Para relembrá-la acompanhe os próximos 3 passos.

### PASSO 1: Medindo o Diâmetro da VSVE

Para se medir o diâmetro da via de saída do ventrículo esquerdo é necessário adquirir a janela paraesternal eixo longo, no modo em *zoom*. Realizar a medida na mesossístole, evitando qualquer calcificação que possa estar projetando-se para dentro da VSVE (Figura 10.14).

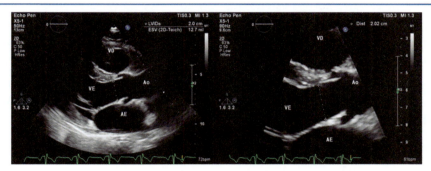

**Figura 10.14.** Medida do diâmetro da VSVE. Atentar para deixar a valva aórtica em sua abertura máxima (mesossístole).

### Passo 2: Medindo o VTI da VSVE

Tipo de Doppler: Pulsado

Corte de avaliação: Apical 5 câmaras

Comentários: O volume de amostragem do cursor é posicionado na VSVE, ao nível do anel aórtico para obter uma curva de fluxo laminar e realizar a medida do VTI. A velocidade basal e a escala devem ser ajustadas a fim de maximizar a velocidade da curva. Eixo do tempo (velocidade de varredura) de 50-100 mm/s (Figura 10.15).

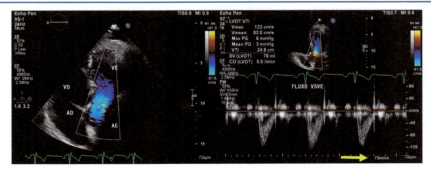

**Figura 10.15.** VTI VSVE com Doppler pulsado para uso no cálculo do volume sistólico e posteriormente aplicar na equação de continuidade para cálculo da área valvar aórtica. Observar velocidade de varredura (seta amarela) adequada de 75 mm/s (50 a 100 mm/s).

### Passo 3: Cálculo do Volume Sistólico pela VSVE

$$\text{Volume Sistólico} = (\text{Diâmetro da VSVE}/2)^2 \times \pi \times \text{VTI (mL)}$$

Conforme os exemplos das figuras 14 e 15:

$$\text{Volume Sistólico} = (2/2)^2 \times \pi \times 24{,}8 \text{ (mL)}$$

$$\text{Volume Sistólico} = 77{,}87 \text{ mL}$$

## Cálculo da área valvar pela equação de continuidade

O princípio utilizado para o cálculo da área valvar através da equação de continuidade é o da conservação das massas onde o mesmo volume de sangue que passa na VSVE também passa através valva aórtica estenosada. Como a área da valva estenosada é muito menor que o diâmetro da via de saída, consequentemente a velocidade do fluxo na região da estenose será muito maior. Assim como a velocidade da valva estenosada estará maior na valva do que na via de saída, o VTI do fluxo sanguíneo também estará aumentado na valva estenótica.

Ou seja, o volume sistólico que passa pela VSVE [VS VSVE = (Diâmetro da VSVE/2)² × π × VTI VSVE (mL)] deve ser o mesmo que passa pela valva aórtica (VS VE-Ao = Área valva aórtica × VTI VE-Ao do Doppler contínuo) (Figura 10.16).

Temos então:

$$\text{VS VSVE (mL)} = \text{VS VE-Ao (mL)}$$

$$(\text{Diâmetro da VSVE}/2)^2 \times \pi \times \text{VTI VSVE pulsado} = \text{Área valva aórtica} \times \text{VTI VE-Ao do Doppler contínuo}$$

V1 = VTI da VSVE pelo Doppler pulsado; A1 = área da VSVE;

V2 = VTI VE-Ao pelo Doppler contínuo; A2 = área da valva aórtica.

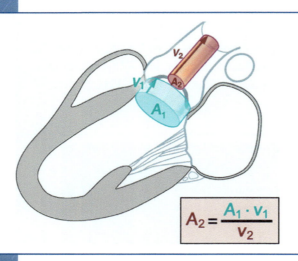

**Figura 10.16.** Desenho esquemático do cálculo da área valvar aórtica pela equação de continuidade.

## Considerações Finais de Estenose Aórtica

Há situações específicas que não serão detalhadas neste capítulo, e que devem ser consideradas após uma sistemática avaliação de que não ocorreram falhas nos métodos de Doppler para definir se a valvopatia é importante, são eles:

1. Estenose aórtica com baixo fluxo, baixo gradiente e fração de ejeção reduzida (FE < 50%). Onde área valvar é < 1 cm², porém volume sistólico é reduzido (Volume sistólico indexado < 35 mL/m² - Baixo fluxo) e gradiente médio VE-AO < 40 mmHg (baixo gradiente). O próximo passo destes pacientes é realizar ecocardiograma de estresse com baixas doses de dobutamina.

2. Estenose aórtica "paradoxal" com baixo fluxo, baixo gradiente e fração de ejeção normal (FE > 50%). Onde área valvar é < 1 cm², porém volume sistólico é reduzido (Volume sistólico indexado < 35 mL/m² - Baixo fluxo) e gradiente médio VE-AO < 40 mmHg (baixo gradiente). De forma simplificada o próximo passo destes pacientes é realizar tomografia com escore de cálcio da valva aórtica.

Diante do exposto sobre estenose aórtica, julgamos que o médico que realiza o ultrassom *point-of-care* necessita conhecer a anatomia e hemodinâmica valvar, além das consequências hemodinâmicas (tamanho e função do VE, e pressão da artéria pulmonar). Saber as dificuldades na aferição do Doppler contínuo, pois é desta medida que teremos informações de velocidade máxima do fluxo aórtico e gradiente médio; além do VTI que será usado para calcular a área valvar pela equação de continuidade.

Pacientes que se apresentam com estenose aórtica grave sintomática tem uma grande morbimortalidade, devendo a cirurgia de correção ser indicada. Na ponte para o procedimento, muitas vezes esses pacientes entram nas nossas emergências com a necessidade de manejo com diuréticos, vasodilatarores e inotrópicos parenterais. Devemos ter cautela e, ao iniciar alguma dessas medicações, realizar um acompanhamento seriado, uma vez que todas essas medicações podem piorar a hemodinâmica do paciente, por exemplo, os agentes inotrópicos positivos, como a dobutamina, podem gerar taquicardia (com débito cardíaco reduzido) e isquemia miocárdica (devido aumento da demanda de oxigênio).

# ESTENOSE DA VALVA MITRAL

A estenose mitral (EM) marca o gradiente de pressão formado entre o átrio esquerdo e o ventrículo esquerdo devido a incapacidade da valva mitral se abrir durante a diástole. Importante lembrar que a área valvar mitral normal em adultos é de 4 a 5 cm².

O passo inicial na abordagem será definir se estamos diante de uma estenose mitral de grau importante e, posteriormente, a etiologia (Figura 10.17).

A principal etiologia de estenose mitral grave no Brasil é a reumática, nessa o acometimento geralmente se inicia ao nível das extremidades das cúspides para, posteriormente, envolver as porções mais basais e o aparato subvalvar.

A degeneração senil que leva a calcificação valvar raramente leva a estenose importante, aqui a calcificação se inicia ao nível do anel para posteriormente envolver as cúspides.

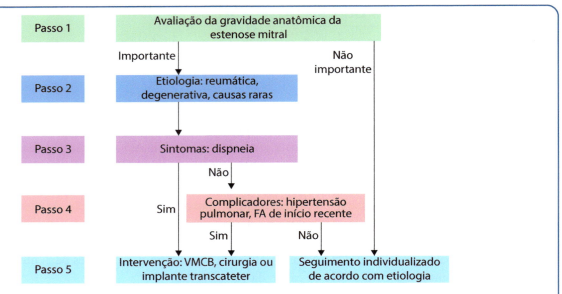

**Figura 10.17.** Algoritmo adaptado da "Atualização das Diretrizes Brasileiras de Valvopatias – 2020" com os passos para condução da estenose mitral. FA: fibrilação atrial; VMCB: valvoplastia mitral por cateter balão.

## Repercussão hemodinâmica

A existência de um obstáculo entre o átrio esquerdo e o ventrículo esquerdo, gera um gradiente de pressão durante a diástole, onde o átrio esquerdo assume uma pressão maior. O aumento da pressão do átrio esquerdo, tem como mecanismo de adaptação o aumento do seu volume e redução de sua complacência. Muitas vezes a pressão diastólica final do VE pode estar abaixo do normal devido ao enchimento prejudicado do VE.

Em geral, os sintomas em pacientes com EM ocorrem quando a área valvar é ≤ 1,5 cm². Estes são caracteristicamente de dispneia. Devemos estar atentos aos sinais complicadores na avaliação ecocardiográfica que indicam necessidade de intervenção mesmo se o paciente é assintomático. São eles: hipertensão pulmonar (> 50 mmHg em repouso; > 60 mmHg ao esforço) e fibrilação atrial de início recente.

## Quantificação do grau da estenose mitral

Sempre importante começarmos analisando a valva no modo bidimensional identificando espessamento, calcificação e redução da mobilidade significativa das cúspides (corte paraesternal, nos eixos longo e curto). Podemos fazer uma análise inicial prática no corte paraesternal eixo longo, onde na estenose mitral grave, a distância máxima de abertura (separação) entre as cúspides costuma ser menor que 7 mm (Figura 10.18).

A estenose reumática gera uma imagem clássica na ecocardiografia, com redução acentuada da mobilidade da cúspide posterior (fixa), e a cúspide anterior tem aspecto peculiar de abertura ("em taco de *hockey*, ou abertura em domo"); há também, espessamento das cordas tendíneas. Essas características podem ser avaliadas nas incidências paraesternais e apicais. A planimetria pode ser realizada na janela paraesternal de eixo curto (embora envolva maior grau de experiência e treinamento) (Figuras 10.18 e 10.19).

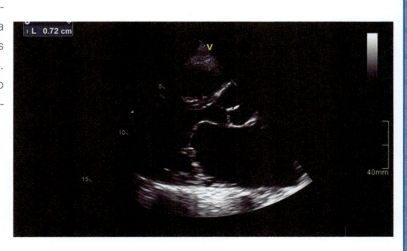

**Figura 10.18.** Corte paraesternal longitudinal de valva mitral reumática estenótica com a medida simples da abertura máxima de 7 mm. Observa-se abertura com aspecto de taco de *hockey* da cúspide anterior e o átrio esquerdo aumentado.

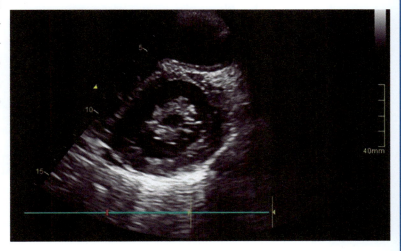

**Figura 10.19.** Corte paraesternal transversal demonstra valva mitral reumática com espessamento importante das cúspides, fusão comissural e abertura reduzida, sendo local passível de realização de planimetria.

A Tabela 10.2 resume o que analisar pelo Doppler e seus valores de referência. Na sequência a explicação para realizar estas avaliações.

**Tabela 10.2.** Parâmetros para graduar a gravidade da estenose mitral.

|  | Discreta | Moderada | Importante |
|---|---|---|---|
| **DOPPLER COLORIDO** ||||
| Turbilhonamento do fluxo pós valvar. | Mosaico de cores através da valva durante a diástole |||
| **DOPPLER CONTÍNUO** ||||
| Gradiente médio diastólico transmitral | < 5 mmHg | 5 a 10 mmHg | ≥ 10 mmHg |
| PHT |  |  | > 150 ms |
| **Área Valvar** ||||
| Área valvar (planimetria, PHT e/ou equação continuidade) |  |  | < 1,5 cm$^2$ |

## Turbilhonamento do fluxo pós-valvar

Tipo de Doppler: Colorido.

Corte de avaliação: Paraesternal eixo longo e apical.

Comentários: Aspecto de aceleração de fluxo através da valva durante a diástole marca um obstáculo entre o átrio esquerdo e o ventrículo esquerdo (Figura 10.20). Mapeamento com Doppler colorido precisa estar com ganho e PRF adequados.

O Vídeo 10.4 exemplifica a avaliação da estenose mitral.

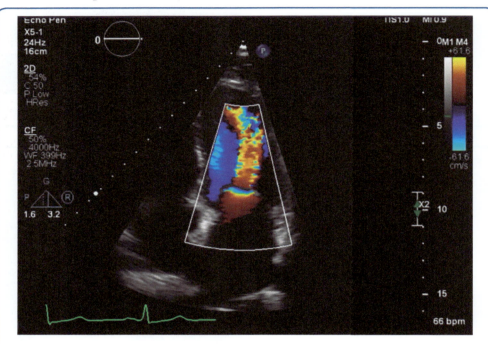

**Figura 10.20.** Corte apical quatro câmaras mostrando fluxo diastólico acelerado entrando no ventrículo esquerdo e zona de convergência ao passar pela valva mitral.

## Área valvar pelo PHT

Tipo de Doppler: contínuo

Corte de avaliação: Apical

Comentários: Tempo de meia pressão ou *half-pressure-time* (PHT) é o tempo necessário para que a pressão de abertura atinja a metade do seu valor. É medido através da inclinação da fase descendente da onda E do Doppler contínuo, levando à estimação da área valvar mitral. Quanto mais grave for a estenose, maior tempo levará para o gradiente de pressão entre as duas câmaras cair e, consequentemente, menos inclinada será a rampa de desaceleração (Figura 10.21). Ao considerar a formula abaixo, um PHT > 150 ms, indica estenose mitral importante.

$$\text{Área valvar mitral} = 220/\text{PHT}$$

Limitações: Calcular a área valvar mitral usando o PHT pode ser uma abordagem imprecisa sempre que ocorre mudanças abruptas no gradiente médio transmitral por outros motivos, como por exemplo a alteração ao enchimento ventricular na insuficiência ou estenose aórtica.

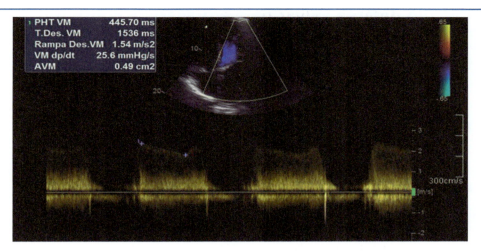

**Figura 10.21.** Com o Doppler contínuo obtemos na porção superior da linha de base o fluxo diastólico AE-VE. Avaliando a inclinação da fase descendente da onda E de uma estenose mitral importante obtemos o cálculo da área valvar mitral pelo método do PHT (0,49 cm²).

## Gradiente médio

Tipo de Doppler: contínuo

Corte de avaliação: Apical

Comentários: O gradiente transmitral médio pode ser medido traçando a área sob a curva das ondas E e A (Figura 10.22). Na estenose mitral grave, o gradiente médio é > 10 mmHg, ao considerar um paciente com ritmo sinusal com frequência cardíaca normal.

Limitações: Os gradientes são dependentes da frequência cardíaca e volume sistólico.

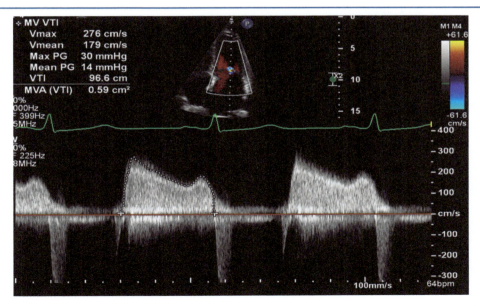

**Figura 10.22.** Doppler contínuo obtendo na porção superior da linha de base o fluxo diastólico AE-VE. Ao traçarmos a área sob a curva iremos obter o gradiente médio. Atentar ainda para o VTI que posteriormente será usado na equação de continuidade.

## Cálculo da área valvar pela equação de continuidade

aqui iremos realizar cálculo do volume sistólico pela VSVE de maneira similar ao descrito na estenose aórtica.

Assim, vamos demonstrar um exemplo prático:

### Passo 1: Medindo o Diâmetro da VSVE

Vamos considerar um diâmetro de 2,25 cm.

### Passo 2: Medindo o VTI da VSVE (Doppler pulsado)

Vamos considerar um VTI de 14,68 cm (Figura 10.23).

### Passo 3: Cálculo do volume sistólico pela VSVE

No exemplo, vamos usar os valores dos passos 1 e 2.

$$\text{Volume Sistólico} = (\text{Diâmetro da VSVE}/2)^2 \times \pi \times \text{VTI VSVE (mL)}$$
$$\text{Volume Sistólico} = (2{,}25/2)^2 \times \pi \times 14{,}68 \text{ (mL)}$$
$$\text{Volume Sistólico} = 58{,}33 \text{ mL}$$

### Passo 4: Cálculo da área valvar pela equação de continuidade

Utilizando o princípio de conservação das massas, temos que o volume sistólico da VSVE deve ser o mesmo que passa pela valva mitral na diástole (Figura 10.24).

Assim: VS VSVE (mL) = Volume diastólico AE-VE (mL)

(Diâmetro da VSVE/2)² × π × VTI VSVE pulsado = Área valva mitral x VTI diastólico mitral pelo Doppler contínuo

No exemplo da Figura 10.24 temos um VTI diastólico mitral pelo Doppler contínuo de 117,93 cm.

Seguindo nosso passo a passo:

58,33 cm³ = Área valva mitral x 117,93 cm

Área valva mitral = 0,50 cm²

Resumindo:

$$\text{Área valvar mitral} = \frac{\text{VTI VSVE} \times \text{Área VSVE}}{\text{VTI mitral}}$$

# Avaliação Básica das Estenoses Valvares

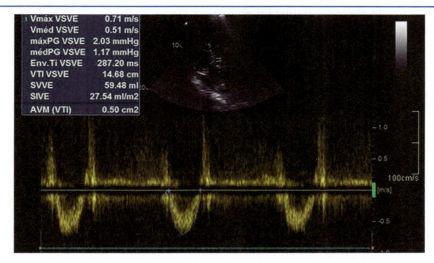

**Figuras 10.23.** Doppler pulsado na via de saída do ventrículo esquerdo. Tracejado o fluxo sistólico, o VTI de 14,68 cm será usado para cálculo do volume sistólico.

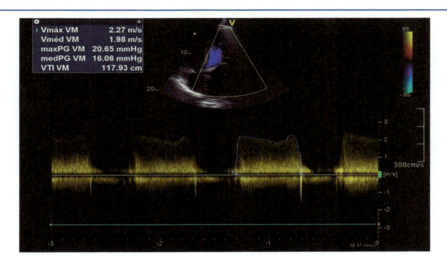

**Figuras 10.24.** Com o Doppler contínuo obtemos na porção superior da linha de base o fluxo diastólico AE-VE. O VTI de 117,93 cm será usado na equação de continuidade.

## Considerações Finais da Estenose Mitral

A estenose mitral ainda é muito prevalente nos países em desenvolvimentos, incluindo o Brasil e tendo a febre reumática como sua principal etiologia. Reconhecer uma restrição de abertura pela anatomia da valva mitral e realizar uma avaliação básica com o Doppler contínuo, analisando o gradiente médio e PHT, são passos iniciais no manejo desses pacientes.

Um paciente com estenose mitral que se apresenta hemodinamicamente grave, ao dar entrada na unidade hospitalar, alguns parâmetros devem ser buscados. Se possível, mantenha uma frequência cardíaca normal, atentar ao manejo de fibrilação atrial, adotar cautela na administração de volumes e evitar hipotensão; no uso de sedativos, evitar aqueles que deprimam a contratilidade. Busque corrigir hipoxemia, hipercapnia e acidose metabólica. O tratamento clínico é uma etapa fundamental, mas serve como ponte para a avaliação de tratamento cirúrgico dos pacientes com estenose mitral importante.

## ESTENOSE DA VALVA TRICÚSPIDE

A estenose tricúspide e uma condição rara, mais comumente associada a doença valvar reumática e síndrome carcinoide, e, em sua maioria tem insuficiência associada.

A avaliação da valva tricúspide envolve avaliação da anatomia valvar, gradientes pressóricos, PHT e equação de continuidade. Primeiramente avaliamos o aspecto (espessamento e/ou calcificações) e mobilidade dos folhetos. Posteriormente iremos avaliar a aceleração do jato ao Doppler colorido e aumento da velocidade transvalvar diastólica tricúspide pelo Doppler contínuo. A elevação dos gradientes médios, avaliados pelo método do VTI, maiores que 5 mmHg, podem representar estenose tricúspide significativa. A área valvar pode ser calculada pela equação de continuidade e valores menores do que 1,0 cm$^2$ também sugerem estenose significativa (Figura 10.25).

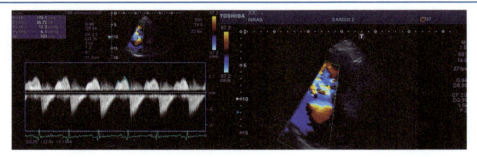

**Figura 10.25.** Estenose tricúspide significativa secundária a síndrome carcinoide, com gradiente diastólico médio transvalvar estimado em 6 mmHg (à esquerda). Ao Doppler colorido observa-se aceleração do fluxo diastólico ao entrar no ventrículo direito (à direita).

## ESTENOSE DA VALVA PULMONAR

A estenose pulmonar é uma patologia mais frequente em cardiopatia congênita e em crianças. Comumente associada à grandes síndromes, como por exemplo a tetralogia de Fallot. Sua localização pode ser valvar ou abaixo da via de saída do ventrículo direito (infundibular).

A avaliação da valva pulmonar é realizada no corte paraesternal eixo curto, ao nível dos vasos da base, onde podemos visualizar a via de saída do ventrículo direito, valva pulmonar e artéria pulmonar logo acima da valva aórtica. A estenose pulmonar é importante quando ao Doppler contínuo temos velocidades de pico > 4 m/s e gradiente de pico > 64 mmHg.

Após avaliação da estrutura e abertura valvar, o diagnóstico da estenose pulmonar é caracterizado através da avaliação pelo Doppler contínuo (Figura 10.26).

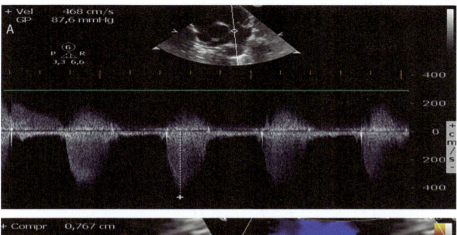
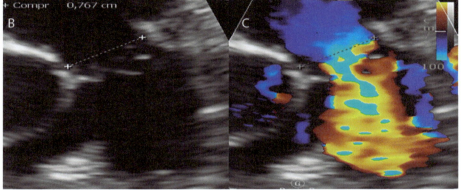

**Figuras 10.26.** Avaliação da estenose valvar pulmonar. (A) Curva do Doppler contínuo pela artéria pulmonar com gradiente sistólico de pico de 87 mmHg; (B) Medida da via de saída do ventrículo direito; (C) Doppler colorido mostra aceleração do fluxo (aspecto de mosaico) através da valva pulmonar estenótica. Imagem cedida pela Dra. Karen Saori, do Instituto da Criança (ICR) do HCFMUSP.

No entanto, o exame padrão ouro para diagnóstico de estenose pulmonar é o cateterismo cardíaco direito. Este é indicado: na suspeita de 2 níveis de obstrução; na diferença entre os achados clínicos e ecocardiográficos; ou antes da realização de intervenção.

# LEITURA SUGERIDA

1. Kobal SL, Trento L, Baharami S, et al. Comparison of effetiveness of hand carried ultrasoud to bedside cardiovascular physical examination. *Am J Cardiol.* 2005;96(7):1002-6.
2. Baumgartner H, Hung J, Bermejo J, et al. Echocardiographic Assessment of Valve Stenosis: EAE/ASE Recommendations for Clinical Practice. *J Am Soc Echocardiogr.* 2009; 22(1):1-23.
3. Engelman D, Kado JH, Remény B, et al. Screening for rheumatic heart disease, quality and agreement of focused cardiac ultrasound by briefly trained health workers. *BMC Cardiovasc Disord.* 2016; 1: 16:30.
4. Via G, Hussain A, Wells M, et al. International Liaison Comitte on Focused Cardiac Ultrasound (ILC-FocCUS). International evidence-based recommendations for focused cardiac ultrasound. J Am Soc Echocardiogr. 2014; 27(7): 683.e1-683.e33
5. Cholley BP, Vieillard-Baron A, et al. Echocardiography in the ICU: time for widespread use. Intensive Care Med. 2006 Jan; 32 (1): 9-10.

6. Expert Round Table on Echocardiography in ICU. International consensus statement on training standards for acvanced critical care echocardiography. Intensive care Med. 2014; 40 (5): 654-66.

7. Guidelines for Performing a Comprehensive Transthoracic Echocardiographic Examination in Adults: Recommendations from the American Society of Echocardiography J Am SocEchocardiogr. 2019 Jan;32(1):1-64.

8. Spencer KT, Kimura BJ, Korcarz CE, et al. Focused Cardiac Ultrasound: Recommendations from the American Society of Echocardiography. J AM Soc Echocardiografy 2013; 26 (6) 567-81.

9. Baumgartner H, Hung J, Bermejo J, et al.; EAE/ASE. Echocardiographic Assessment of Valve Stenosis: EAE/ASE Recommendations for Clinical Practice. Eur J Echocardiogra. 2009; 10 (1): 1-25.

10. Zoghbi WA, Enriquez- Sarano M, Foster E, et al.; American Society of Echocardiography. Recommendations for evaluation of the severity of native valvular regurgitation with two-dimensional and Doppler Echocardiography. J Am Soc Echocardiogr. 2003; 16 (7):777-802.

11. Fawzy ME, Mercer EN, Dunn B, et al. Doppler echocardiography in the evaluation of tricuspid stenosis. Eur Heart J 1989;10: 985-90.

12. Aldousany AW, DiSessa TG, Dubois R, Alpert BS, Willey ES, Birnbaum SE. Doppler estimation of pressure gradient in pulmonary stenosis: maximal instantaneous vs peak-to-peak, vs mean catheter gradient. Pediatr Cardiol 1989; 10:145-9.

# AVALIAÇÃO BÁSICA DAS INSUFICIÊNCIAS VALVARES

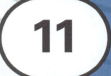

Felipe Augusto de Paiva Dias
Meive Santos Furtado

## INTRODUÇÃO

O manejo das valvopatias hemodinamicamente significativas é um passo importante para um atendimento ideal. Agregar conhecimento aos médicos que lidam com emergência ajuda na condução efetiva do paciente. Assim, educação continuada e treinamento em conjunto com equipe especializada nos fazem compreender que uma abordagem inicial focada pode estreitar o encaminhamento para uma avaliação abrangente, reduzindo danos irreversíveis ao paciente.

As tecnologias atuais dos dispositivos utilizados em cirurgias cardíacas e nas salas de hemodinâmica para tratamento das valvapatias ganham um cenário onde a redução de morbimortalidade é uma realidade. No âmbito da imagem cardiovascular, a ecocardiografia especializada evolui nos intraoperatórios para guiar a complexidade que estes procedimetos exigem, por outro lado, a proficiência avançada em ultrassom *point-of-care* acompanha esta evolução manejando ainda melhor o paciente com valvopatia nas salas de emergências e nas unidades cardíacas.

O objetivo principal ao realizar esta discussão é em estreitar a relação com o laboratório de ecocardiografia, ampliar a discussão dos mais diversos cenários, unir conceitos de anatomia, fisiopatologia das valvas cardíacas com avaliação básica do efeito Doppler.

Este capítulo dará continuidade à "Avaliação Básica das Valvopatias", tendo como meta que o leitor compreenda a importância da dinâmica valvar durante o choque circulatório e consiga realizar uma avaliação básica à beira leito das lesões regurgitantes, iniciando pela insuficiência da valva mitral e aórtica, e, posteriormente de maneira mais suscinta a insuficiência das valvas tricúspide e pulmonar. Não abordaremos as próteses valvares, uma vez que esses dispositivos possuem nuances e características estruturais próprias, gerando padrões de imagens e perfis hemodinâmicos variáveis que exigem abordagem mais complexa.

# INSUFICIÊNCIA DA VALVA MITRAL

## Conceitos gerais

A insuficiência mitral (IM) marca o deslocamento de sangue sobre pressão sistólica do ventrículo esquerdo para o átrio esquerdo. São os refluxos importantes que podem gerar repercussão hemodinâmica, devendo ser reconhecidos para reduzir morbidade e mortalidade.

> Importante lembrar! Até metade da população com coração estruturalmente normal apresenta graus mínimos ou discretos de refluxo mitral.

O passo inicial na abordagem será definir uma insuficiência mitral de grau importante e, posteriormente, a etiologia que neste capítulo dividiremos em aguda ou crônica para facilitar o raciocínio hemodinâmico (Figura 11.1).

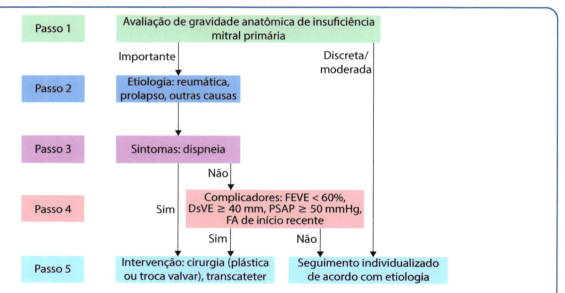

**Figura 11.1.** Algoritmo adaptado da "Atualização das Diretrizes Brasileiras de Valvopatias – 2020" com os passos para condução da insuficiência mitral. FEVE: fração de ejeção do ventrículo esquerdo; DsVE: diâmetro sistólico do ventrículo esquerdo; PSAP: Pressão sistólica da artéria pulmonar; FA: Fibrilação atrial.

Entre as principais etiologias de insuficiência mitral aguda estão a cardiomiopatia isquêmica aguda, endocardite e rotura de cordoalhas. A insuficiência mitral crônica dividiremos em etiologias primárias (doenças relacionadas intrinsicamente ao aparelho valvar) e secundárias (doenças que acometem o remodelamento do ventrículo esquerdo e/ou átrio esquerdo). (Tabela 11.1).

## Repercussão hemodinâmica

Na insuficiência mitral aguda, o ventrículo esquerdo e o átrio esquerdo ficam expostos a uma sobrecarga de volume regurgitante e por não terem tempo de se adaptar, temos como resultado câmaras esquerdas de altas pressões e baixa complacência (Figura 11.2). O aumento abrupto da pressão atrial esquerda resulta em congestão pulmonar e hipertensão pulmonar. O ventrículo esquerdo, mesmo que hiperdinâmico, reduz seu débito cardíaco anterior podendo ocorrer choque cardiogênico. No ecocardiograma, observamos um átrio esquerdo de tamanho normal, ventrículo esquerdo hiperdinâmico. Sempre observar alterações estruturais da valva para definir a etiologia.

Já a insuficiência mitral crônica costuma ser bem tolerada pelo paciente e mesmo com uma sobrecarga de volume, as câmaras esquerdas aumentam e possuem capacidade de adaptar, mantendo pressões normais, alta complacência e débito cardíaco normais. O paciente pode descompensar desta situação estável nos momentos que aumentam a pressão capilar pulmonar (Ex.: esforço físico, fibrilação atrial e gestação). Devemos estar atentos aos sinais complicadores na avaliação ecocardiográfica que indicam necessidade de intervenção mesmo se o paciente é assintomático. São eles: Fração de ejeção do ventrículo esquerdo (FEVE) menor que 60%, Diâmetro sistólico do ventrículo esquerdo (DSVE) ≥ 40 mm, Pressão sistólica da artéria pulmonar (PSAP) ≥ 50 mmHg e Fibrilação atrial de início recente.

**Tabela 11.1.** Principais etiologias da insuficiência mitral.

| Aguda | Crônica |
|---|---|
| Doença isquêmica aguda<br>Rotura de Cordoalhas<br>Endocardite infecciosa<br>Ruptura de musculatura papilar<br>Cardiomiopatia aguda (Ex.: Periparto, Takotsubo, miocardite) | PRIMÁRIA<br>• Prolapso da valva mitral<br>• Doença reumática crônica<br>• Calcificação do anel mitral<br>• Próteses: Leak paravalvar, falhas mecânicas<br>• Lúpus, esclerodermia<br>• Cardiopatias congênitas<br>SECUNDÁRIA<br>• Cardiomiopatias dilatadas<br>• Disfunção do ventrículo esquerdo<br>• Cardiopatia isquêmica |

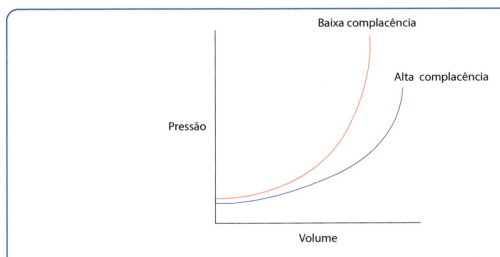

**Figura 11.2.** A relação entre o volume dentro de uma câmara e a pressão resultante define a complacência ou distensibilidade da câmara.

# Quantificação do grau da insuficiência mitral

Na busca por quantificar uma insuficiência mitral importante devemos estar atentos, pois não existe um parâmetro único que seja definidor de gravidade.

> Importante saber! Os ajustes do aparelho e os fatores hemodinâmicos podem alterar o grau da insuficiência mitral:

- Mapeamento com Doppler precisa estar com ganho, filtro e PRF adequados, geralmente ajustados corretamente quando usamos o *preset* e transdutor de ultrassom cardíaco;
- Pós-carga aumentada superestima a insuficiência mitral (Ex.: hipertensão sistêmica);
- Aumento da frequência cardíaca superestima a insuficiência mitral;
- Insuficiência mitral aguda tem sua avaliação subestimada, denotando rápida equalização das pressões;
- Jatos excêntricos subestima a avaliação da insuficiência mitral.

A Tabela 11.2 resume os valores de referência. Na sequência iremos explicar como realizar cada uma das avaliações e na conclusão deixaremos uma sugestão de como os profissionais de emergência e UTI podem ajudar na avaliação inicial da insuficiência mitral.

**Tabela 11.2.** Parâmetros para graduar a gravidade da insuficiência mitral.

| | | Discreta | Moderada | Importante |
|---|---|---|---|---|
| **DOPPLER COLORIDO** | | | | |
| Vena contracta | | < 0,3 cm | 0,3-0,7 cm | ≥ 0,7 cm |
| Área do Jato/ Área do átrio esquerdo | | < 20% | 20-40% | ≥ 40% |
| **DOPPLER PULSADO** | | | | |
| Velocidade da onda E (fluxo mitral) | | - | - | > 1,2 m/seg |
| **DOPPLER CONTÍNUO** | | | | |
| Densidade do Jato | | Baixa densidade | Intermediária | Alta densidade |
| Formato da curva | | Parábola | Parábola | Parábola ou triangular |
| **DOPPLER COLORIDO E CONTÍNUO** | | | | |
| PISA | ERO (Área do Orifício Regurgitante) | < 0,20 cm² | 0,20-0,4 cm² | > 0,40 cm² |
| | Volume Regurgitante | < 30 mL/ciclo | 30-60 mL/ciclo | >60 mL/ciclo |

## Vena Contracta

Tipo de Doppler: Colorido.

Corte de avaliação: Paraesternal eixo longo.

Comentários: A vena contracta consiste no diâmetro da porção mais estreita e de maior velocidade do jato regurgitante, localizado na origem do jato junto ao orifício valvar mitral (Figura 11.3). Valores ≥ 0,7 cm é um dado específico para insuficiência mitral importante. É um método pouco dependente de fatores técnicos, pouca influência de condições hemodinâmicas e mais simples de aplicar em jatos centrais.

Limitações: Presença de vários jatos regurgitantes. Jatos que não são holossistólicos podem superestimar o grau ao considerar isoladamente a vena contracta.

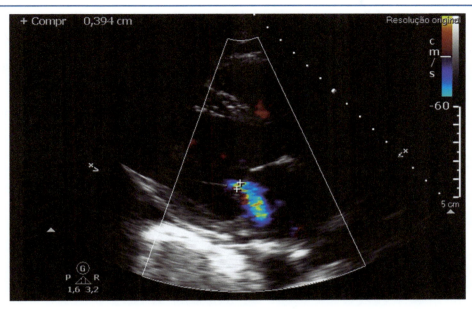

**Figura 11.3.** Corte paraesternal eixo longo com Doppler colorido mostrando região da vena contracta. A vena contracta de 0,39 cm abaixo sugere refluxo de grau moderado.

## Área do Jato/Área do Átrio Esquerdo

Tipo de Doppler: Colorido.

Corte de avaliação: Apical.

Comentários: Jato central que sua área ocupa mais de > 40% da área do átrio esquerdo sugere insuficiência mitral importante (Figura 11.4). Jatos excêntricos que margeiam a parede atrial ("efeito coanda") inferem, por si, refluxo importante.

Limitações: Dependente de variáveis hemodinâmicas, como pressão sistólica do ventrículo esquerdo. Podemos superestimar jatos que não são holossistólicos.

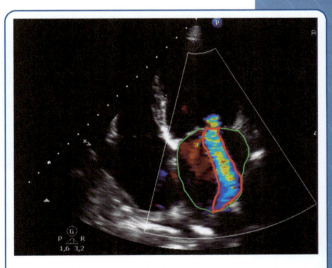

**Figura 11.4.** Corte apical 4 câmaras com Doppler colorido mostrando refluxo mitral. Em verde circulado área do átrio esquerdo e em vermelho área do jato regurgitante. Quando o jato ocupa mais que 40% da área do átrio esquerdo, sugere refluxo importante. Lembrar que esta medida subestima a gravidade de jatos excêntricos.

## Densidade do Jato e Formato do Jato

Tipo de Doppler: Contínuo

Corte de avaliação: Apical.

Comentários: Doppler contínuo de alta densidade sugere gravidade, principalmente se acompanhado de um formato triangular com pico máximo protossistólico e fase ascendente rápida. Ondas falhas no continuo geralmente caracterizam insuficiência de menor importância (Figura 11.5).

> Importante lembrar! A densidade do jato pode ser avaliada comparando com a densidade do fluxo mitral no Doppler contínuo.

Limitações: Jatos excêntricos podem aparecer menos densos, subestimando sua real gravidade. O contorno triangular possui baixa sensibilidade.

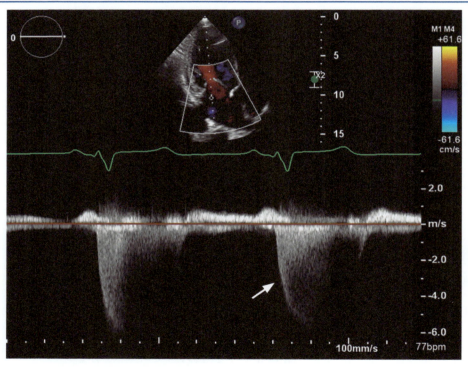

**Figura 11.5.** Corte apical 3 câmaras com Doppler contínuo mostrando insuficiência mitral discreta. Nota-se um refluxo (seta) com ondas falhas de predomínio protossistólico e com baixa densidade ao comparar com o fluxo mitral.

## PISA (Área Proximal de Superfície de Isovelocidade)

Tipo de Doppler: Colorido e contínuo.

Corte de avaliação: Apical.

Comentários: Observar o fluxo volumétrico antes de entrar na valva. Assume-se que o pico de fluxo do raio do PISA ocorre ao mesmo tempo que a velocidade de pico do jato regurgitante pelo Doppler contínuo. A partir do princípio de conservação da massa caracteriza-se o ERO (Área do Orifício Regurgitante) e o VR (volume regurgitante) (Tabela 11.3). Aqui iremos resumir os achados a fim de conhecimento teórico, mas estudos destacam a importância da curva de aprendizado na avaliação e interpretação deste parâmetro, devendo ser realizado pelo ecocardiografista especialista.

## Passo 1

Doppler colorido: Abaixar a linha de base em direção ao movimento, a uma velocidade (limite de Nyquist) entre 30 a 40 cm/s para gerar *aliasing* e obtermos uma convergência de fluxo mais hemisférica (Figura 11.6 e Figura 11.7A).

## Passo 2

Doppler contínuo: Realizar a medida do VTI e da velocidade máxima do jato (Figura 11.7B).

Limitações: Jatos múltiplos, jatos excêntricos, formas não hemisféricas (particularmente na insuficiência mitral secundária) podem subestimar a gravidade. Podemos superestimar jatos que não são holossistólicos.

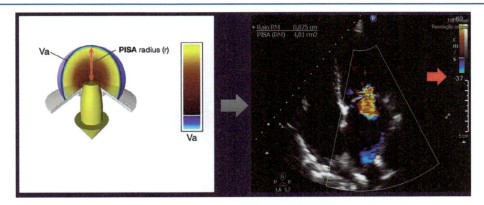

**Figura 11.6.** Corte apical 4 câmaras com Doppler colorido mostrando limite de Nyquist desnivelado para obtermos uma convergência de fluxo mais hemisférica. No caso a velocidade de aliasing de 37 cm/s (seta vermelha) e ao realizarmos uma medida simples notamos Raio do Pisa de 0,875 cm.

**Tabela 11.3.** Fórmulas passo a passo para obter o ERO e o Volume regurgitante. Em azul claro, um exemplo com os valores observados na Figura 11.7.

| Fluxo regurgitante = $2\pi \times r^2$ (cm) × **Velocidade de *Aliasing*** (cm/s) |
|---|
| Fluxo regurgitante = $2\pi \times 1,5^2 \times 37,1 = 524,2$ mL/s |
| **ERO (cm²) = Fluxo regurgitante (mL/s) / Vreg (Velocidade de pico do refluxo) (cm/s)** |
| ERO = 524,2 / 545 = 0,96 cm² |
| **Volume Regurgitante (ml/ciclo) = ERO (cm²) × VTI do refluxo (cm)** |
| VR = 0,96 cm² × 151 cm = 145 mL/ciclo |

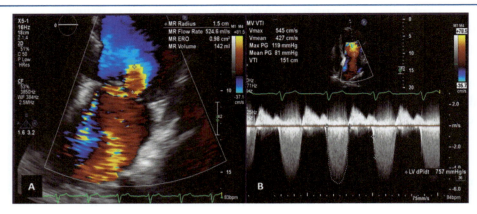

**Figura 11.7.** Corte apical 4 câmaras com Doppler colorido reduzindo a linha de base em direção ao movimento obtendo uma velocidade de aliensing de 37,1 cm/s, gerando raio do Pisa de 1,5 cm (A) e Doppler Contínuo mostrando velocidade máxima do refluxo de 545 cm/s e VTI do refluxo de 151 cm (B).

## Velocidade da Onda E (Fluxo Mitral)

Tipo de Doppler: Pulsado.

Corte de avaliação: Apical.

Comentários: Obtido ao alinhar o feixe de insonação com o fluxo na valva mitral colocando o Doppler pulsado nas pontas dos folhetos durante sua abertura. Quando a onda E possui velocidade > 120 cm/seg é um sinal de suporte simples de insuficiência mitral grave. (Figura 11.8).

Limitações: Dependente de pressões de enchimento do ventrículo esquerdo. Seu uso não pode ser aplicado em situações de IM secundária, fibrilação atrial e estenose mitral.

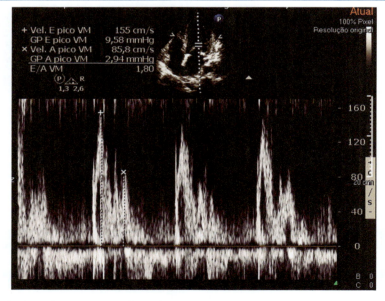

**Figura 11.8.** Corte apical 4 câmaras com Doppler pulsado mostrando fluxo mitral. Pico da onda E de 155 cm/s, sendo um sinal de suporte simples de insuficiência mitral importante quando maior que 120 cm/s.

## Considerações Finais: Insuficiência Mitral

O ecocardiograma tem um papel importante no manejo dos pacientes com insuficiência mitral importante, julgamos que o médico que realiza o ultrassom *point-of-care* necessita conhecer a anatomia valvar, já que fatores como corda rota, falha de coaptação já denotam gravidade; saber caracterizar a avaliação pelo Doppler colorido, tentando reconhecer a região da vena contracta, da área que o refluxo ocupa no átrio esquerdo; avaliar a densidade e formato da curva no Doppler contínuo. Ao suspeitar de uma anatomia mitral duvidosa e/ou de refluxo potencialmente importante, a avaliação precisa pelo especialista em ecocardiografia se faz necessária, podendo ainda a propedêutica ser complementada com ecocardiograma transesofágico.

Vídeo 11.1

Vídeo 11.2

Pacientes com insuficiência mitral aguda tem uma grande mortalidade, devendo a cirurgia de correção ser prontamente indicada. Na ponte para o procedimento, a terapia vasodilatadora com droga titulável pode ser útil para melhorar a compensação hemodinâmica e, por vezes, precisaremos lançar mão do balão intra-aórtico e de dispositivo de assistência circulatória percutânea.

Os Vídeos 11.1 e 11.2 exemplificam a avaliação da insuficiência mitral.

# INSUFICIÊNCIA DA VALVA AÓRTICA

## Introdução

Insuficiência aórtica (IAo) caracteriza-se pelo refluxo sanguíneo da aorta para o ventrículo esquerdo causado pela má coaptação das válvulas aórticas.

O passo inicial é definir que se trata de uma insuficiência de grau importante e posteriormente a etiologia, onde neste capítulo dividiremos em alterações agudas ou crônicas da valva aórtica. (Figura 11.9).

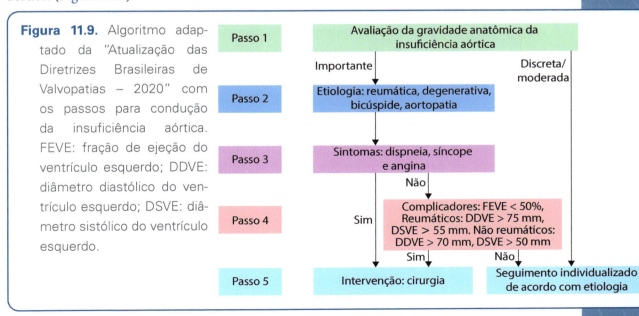

**Figura 11.9.** Algoritmo adaptado da "Atualização das Diretrizes Brasileiras de Valvopatias – 2020" com os passos para condução da insuficiência aórtica. FEVE: fração de ejeção do ventrículo esquerdo; DDVE: diâmetro diastólico do ventrículo esquerdo; DSVE: diâmetro sistólico do ventrículo esquerdo.

Entre as principais etiologias de insuficiência aórtica aguda estão endocardite infecciosa, dissecção da aorta e trauma torácico fechado. Quando se fala em insuficiência aórtica crônica as etiologias mais importantes são as valvopatias aórticas congênitas (Valva aórtica bivalvular e o prolapso da valva aórtica), febre reumática, degenerativas e dilatações aneurismáticas. (Tabela 11.4)

**Tabela 11.4.** Principais etiologias de dilatações aneurismáticas.

| |
|---|
| Hipertensão arterial sistêmica |
| Doenças do colágeno: Marfan e Ehlers-Danlos |
| Espondiloartropatias soronegativas: Espondilite anquilosante e doença de Reiter |
| Aortite sifilítica |
| Arterite de Takayasu |

## Repercussão hemodinâmica

Na insuficiência aórtica aguda, o ventrículo esquerdo e o átrio esquerdo ficam expostos a uma sobrecarga de volume regurgitante e por não terem tempo de se adaptar, as câmaras esquerdas ficam com altas pressões e baixa complacência. O aumento do volume do ventrículo esquerdo durante a diástole faz com que o débito cardíaco efetivo seja reduzido, podendo resultar em choque cardiogênico. O aumento abrupto da pressão diastólica do ventrículo esquerdo leva a congestão pulmonar.

Já a insuficiência aórtica crônica costuma ser bem tolerada e adaptada pelo paciente por anos, e mesmo com uma sobrecarga de volume, as câmaras esquerdas aumentam e possuem capacidade de manter pressões normais, alta complacência e débito cardíaco normais. Com a progressão, o remodelamento se acentua, levando a redução da complacência ventricular e aumento das pressões diastólicas finais do ventrículo esquerdo e em estágios finais o declínio da função do ventricular e repercussão nas câmaras direitas.

Os complicadores são as situações que devemos ficar atendo na avaliação ecocardiográfica que indicam necessidade de intervenção na insuficiência aórtica mesmo se o paciente é assintomático. São eles: FEVE menor que 50%, diâmetro diastólico do ventrículo esquerdo (DDVE) ≥ 70 mm (≥ 75 mm etiologia reumática) e diâmetro sistólico do ventrículo esquerdo (DSVE) ≥ 50 mm (≥ 55 mm etiologia reumática).

## Quantificação do grau da insuficiência aórtica

Na busca em identificar uma insuficiência aórtica importante devemos estar atentos, pois não existe um parâmetro único que seja definidor de gravidade. Importante lembrar que os ajustes do aparelho e os fatores hemodinâmicos podem alterar o grau da insuficiência.

A Tabela 11.5 resume os valores de referência dos parâmetros que serão avaliados para quantificar a insuficiência aórtica. Na sequência iremos explicar como realizar cada uma das avaliações e na conclusão deixaremos uma sugestão de como os profissionais de emergência e UTI podem ajudar na avaliação inicial da insuficiência aórtica.

**Tabela 11.5.** Parâmetros para graduar a gravidade da insuficiência aórtica.

|  | Discreta | Moderada | Importante |
|---|---|---|---|
| **DOPPLER COLORIDO** | | | |
| Vena contracta | < 0,3 cm | 0,3-0,6 cm | ≥ 0,6 cm |
| Largura do jato pela VSVE | < 25% | 25-65% | > 65% |
| Dimensões do jato regurgitante no VE | Restrito a via de saída do VE | Até os músculos papilares | Acima dos músculos papilares |
| **DOPPLER PULSADO** | | | |
| Reverso holodiastólico | Ausente | Ausente, ou reverso diastólico de menor intensidade | Presente |
| **DOPPLER CONTÍNUO** | | | |
| Densidade do jato | Baixa densidade | Intermediária | Alta densidade |
| PHT | > 500 ms | 200-500 ms | < 200 ms |

## Vena Contracta e largura do jato pela Via de Saída do Ventrículo Esquerdo

Tipo de Doppler: Colorido.

Corte de avaliação: Paraesternal eixo longo.

Comentários: A vena contracta consiste no diâmetro da porção mais estreita e de maior velocidade do jato regurgitante, localizado na origem do jato junto ao orifício valvar aórtico. É um método pouco dependente de fatores técnicos, pouca influência de condições hemodinâmicas e podemos aplicar em jatos excêntricos.

Já o diâmetro que o jato ocupa na via de saída do ventrículo esquerdo (VSVE) é um método semiquantitativo na avaliação de refluxos centrais (Figura 11.10).

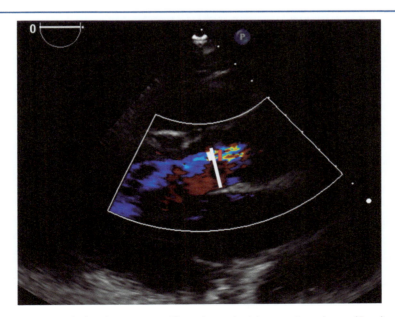

**Figura 11.10.** Corte paraesternal eixo longo com Doppler colorido mostrando região da vena contracta (linha vermelha) e a relação entre a via de saída e o quanto o jato regurgitante ocupa desta região (linha branca).

Os valores de referência da vena contracta e da largura do jato pela VSVE estão expostos na Tabela 11.5.

Limitações: Vários jatos prejudicam essas avaliações e seu tamanho pode estar superestimado em jatos que não são holossistólicos. No que diz respeito especialmente a largura do jato na VSVE, ela não é validada para jatos excêntricos.

## Dimensões do jato regurgitante no ventrículo esquerdo

tipo de Doppler: Colorido.

Corte de avaliação: Apical 5 câmaras.

Comentários: Ao observar o refluxo aórtico em direção ao ventrículo esquerdo, podemos inferir gravidade observando até qual porção é atingida pela regurgitação, assim dizemos que refluxos discretos são restritos a via de saída do VE (Figura 11.11), refluxos moderados costumam atingir região dos músculos papilares e os refluxos importante vão além dos papilares.

Limitações: Comprimento do jato não é um fator fidedigno de gravidade uma vez que depende das pressões de enchimento.

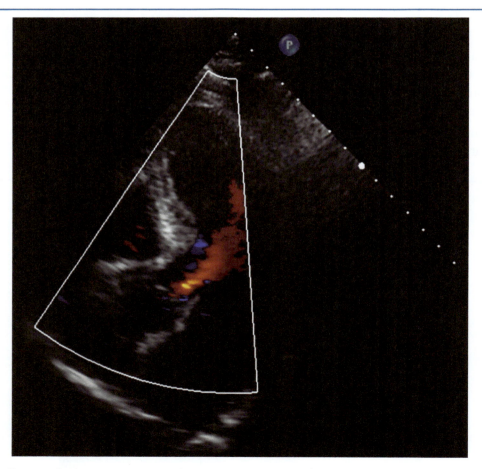

**Figura 11.11.** Corte apical 5 câmaras com Doppler colorido em diástole mostrando que o jato regurgitante só ocupa uma pequena porção do ventrículo esquerdo, limitada a região da via de saída, inferindo refluxo discreto.

## Densidade do jato e PHT

Tipo de Doppler: Contínuo.

Corte de avaliação: Apical 5 câmaras.

Comentários: Iremos alinhar o cursor com o refluxo observado ao Doppler colorido e apertar Dopper contínuo. Obter um bom ajuste do ganho, e observar o jato regurgitativo acima da linha basal. Desta curva iremos analisar a densidade do jato, onde jatos fracos ou incompleto são compatíveis com insuficiência aórtica leve. (Figura 11.12).

Posteriormente avaliaremos a inclinação da rampa, aqui uma acentuada desaceleração infere equalização rápida do gradiente de pressão entre o VE e a aorta sendo compatível com regurgitação importante e podemos fazer isto de maneira quantitativa com o tempo de meia pressão *ou half-pressure-time* (PHT) – tempo necessário para que a pressão de abertura atinja a

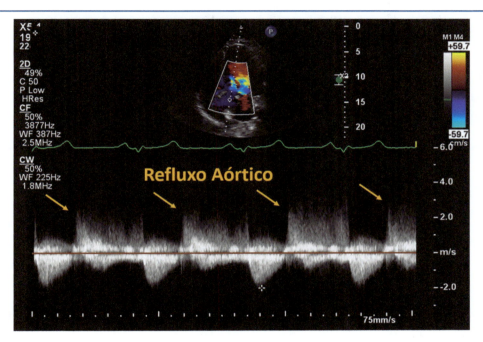

**Figura 11.12.** Corte apical 5 câmaras com Doppler contínuo mostrando jato regurgitante (porção superior da linha basal) que ao comparar com o fluxo aórtico (porção inferior da linha basal) notamos baixa densidade, além disso rampa de desaceleração tênue e mal definida indicando insuficiência aórtica discreta.

metade do seu valor. É medido através da inclinação da fase descendente da onda, quanto mais grave for a insuficiência, mais inclinada será a rampa de desaceleração (Figura 11.13). Valores de PHT menores que 200 ms denotam insuficiência grave.

Limitações: Jatos perfeitamente centrais podem parecer mais densos do que jatos excêntricos de maior gravidade. O PHT é afetado por alterações que modificam o gradiente de pressão VE-Aorta (se curto, implica insuficiência aórtica significativa ou alta pressão de enchimento do VE).

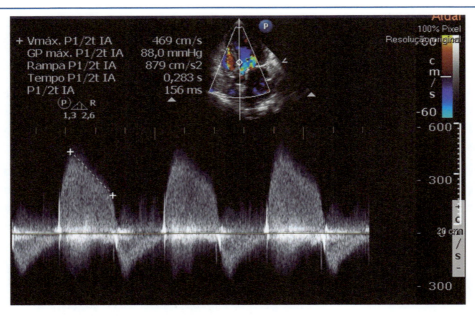

**Figura 11.13.** Corte apical 5 câmaras com Doppler contínuo mostrando jato regurgitante (porção superior da linha basal) que ao comparar com o fluxo aórtico (porção inferior da linha basal) notamos refluxo de grande densidade, além disso rampa de desaceleração com inclinação acentuada, e PHT de 156 ms. Estes dois parâmetros indicando insuficiência aórtica importante.

## Reverso holodiastólico

Tipo de Doppler: Pulsado.

Corte de avaliação: Supraesternal avaliando arco aórtico e subcostal avaliando aorta abdominal.

Comentários: Em indivíduos normais, um fluxo reverso diastólico de curta duração na aorta torácica descendente é frequentemente observado ao corte supraesternal. Porém, a presença de um fluxo reverso durante toda a diástole (holodiastólico) é um sinal de suporte simples para grau moderado ou importante de insuficiência aórtica (Figura 11.14). Este parâmetro se torna ainda mais específico quando visto em aorta abdominal, inferindo refluxo importante (Figura 11.15).

Limitações: Depende da complacência da aorta; menos confiável em pacientes mais velhos. Pode não ser holodiastólico na IAo aguda.

## Considerações Finais: Insuficiência Aórtica

Muitas vezes diagnósticos de situações com alta morbimortalidade no que diz respeito a insuficiência aórtica aguda pode ser realizado ao ultrassom *point-of-care*. Conhecer a anatomia valvar e da aorta, nos possibilita realizar diagnósticos como o de dissecção aguda de aorta, que é causa frequente de refluxo importante associado, traumas fechados com acometimento valvar, e suspeitar de endocardite infecciosa. Saber caracterizar a avaliação pelo Doppler colorido, tentando reconhecer a região da vena contracta, do diâmetro que o refluxo ocupa na via de saída do ventrículo esquerdo, observar a densidade e formato da curva no Doppler contínuo; e do reverso holodiastólico pelo Doppler pulsado. Ao suspeitar de uma anatomia duvidosa e/ou de refluxo potencialmente importante, a avaliação precisa pelo setor de ecocardiografia se faz necessária.

O Vídeo 11.3 exemplifica a avaliação da insuficiência aórtica.

Avaliação Básica das Insuficiências Valvares

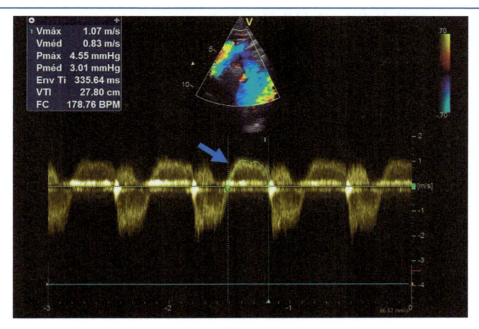

**Figura 11.14.** Corte supraesternal com Doppler pulsado mostrando reverso holodiastólico em aorta descendente (seta azul), sendo um sinal de suporte que indica gravidade da IAo.

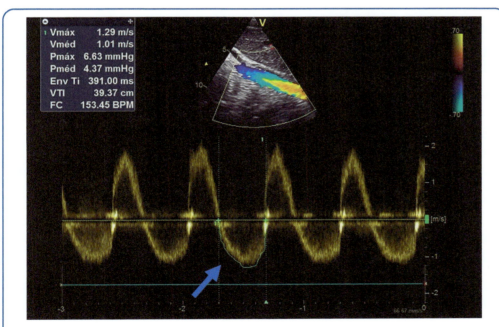

**Figura 11.15.** Corte subcostal ao nível da aorta abdominal com Doppler pulsado mostrando reverso holodiastólico em aorta abdominal (seta azul), sendo um sinal com especificidade ainda maior para indicar IAo importante.

Vídeo 11.3

A insuficiência aórtica aguda tem uma grande mortalidade, devendo a cirurgia de correção ser prontamente indicada. Na ponte para o procedimento devemos evitar o baixo débito (inotrópicos podem ser necessários), buscar pela taquicardia compensatória (menos na dissecção aórtica aguda, onde o desafio é ainda maior), e importante lembrar que a abordagem com balão intra-aórtico é contraindicada.

# INSUFICIÊNCIA DA VALVA TRICÚSPIDE

O complexo valvar tricúspide é composto por cúspides valvares (normalmente 3, de tamanhos assimétricos – anterior, septal e posterior), anel valvar, cordoalhas tendíneas e músculos papilares. A tricúspide é a valva cardíaca com posição mais apical (ajudando diferenciar da valva mitral) e a que apresenta o maior orifício.

A insuficiência tricúspide (IT) representa o refluxo de sangue do VD para o AD ocorrendo durante a sístole. Quando ela está presente, podemos, por diferença de gradiente durante a sístole, quantificar a pressão sistólica da artéria pulmonar (PSAP). (Figura 11.16)

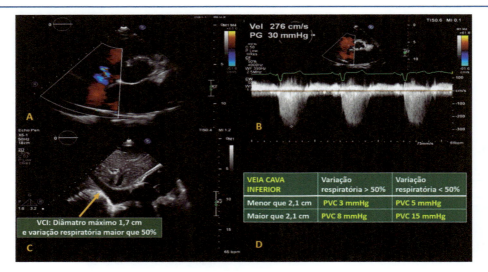

**Figura 11.16.** Passo a passo para quantificar a PSAP através do refluxo tricúspide: Alinhar o jato do refluxo visto ao Doppler colorido com o cursor (Figura 11.16A), apertar Doppler contínuo e veremos uma parábola, através de sua velocidade máxima realizamos a equação de Bernoulli (Gradiente máximo = 4 × Velocidade2), no exemplo, gradiente máximo de 30 mmHg (Figura 11.16B). Ao somar com a pressão estimada no átrio direito pela avaliação da veia cava inferior encontramos a PSAP, no exemplo 30 mmHg + 3 mmHg = PSAP de 33 mmHg (Figuras 11.16C e D).

As regurgitações tricúspides são divididas em orgânicas e funcionais. As orgânicas possuem como principais etiologias a doença reumática, síndrome carcinoide e endocardite.

**Importante lembrar!** Parte da população apresenta insuficiência tricúspide de grau mínimo ou discreto, sendo um achado fisiológico.

As funcionais representam mais de 90% dos casos de insuficiência tricúspide, sendo decorrentes de patologias que geram hipertensão pulmonar, aumento e/ou disfunção do ventrículo direito.

A IT importante acompanha uma morfologia anormal da valva, o átrio direito e a veia cava inferior estão dilatados, usualmente o ventrículo direito também aumenta; ao Doppler colorido temos sua origem (vena contracta) larga (Figura 11.17), além de jato que ocupa grande parte do átrio direito; ao Doppler contínuo, jato denso com pico precoce triangular; na avaliação da veia hepática nota-se ao Doppler pulsado reversão do fluxo sistólico (Tabela 11.6).

# Avaliação Básica das Insuficiências Valvares

Na IT maciça, a velocidade de pico do jato regurgitante pode ser paradoxalmente baixa em decorrência de pressões de enchimento do átrio direito elevadas (Figura 11.18).

O Vídeo 11.4 exemplifica a avaliação da insuficiência tricúspide.

**Tabela 11.6.** Parâmetros para graduar a gravidade da insuficiência tricúspide.

|  | Importante |
|---|---|
| Vena contracta | > 0,7 cm |
| Área do jato | > 10 cm² |
| Veia hepática | Fluxo sistólico reverso |
| Densidade e contorno do jato | Jato denso com pico precoce e triangular |

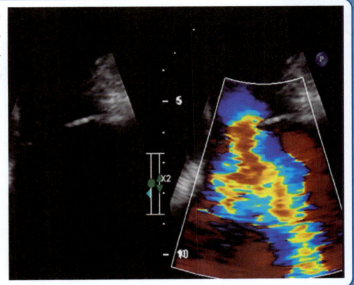

**Figura 11.17.** Valva tricúspide com falha de coaptação (denotando gravidade) e insuficiência muito grave (torrencial), com doppler colorido demonstrando jato largo em sua origem (vena contracta).

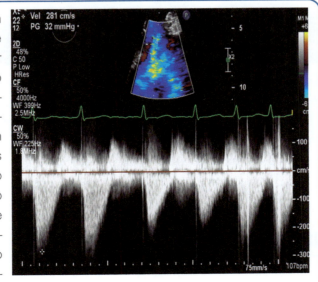

**Figura 11.18.** Insuficiência tricúspide muito grave (torrencial), com doppler contínuo demonstrando jato triangular com pico precoce e denso. A baixa velocidade é compatível com equalização das pressões entre o ventrículo direito e o átrio direito. Quando ocorre essa equalização de pressões o cálculo para estimar a PSAP pelo refluxo tricúspide torna-se impreciso (subestimado).

Vídeo 11.4

## INSUFICIÊNCIA DA VALVA PULMONAR

Insuficiência pulmonar (IP) mínima ou discreta é um achado comum e relatado em até 75% da população e não apresenta significado hemodinâmico. As etiologias mais comuns de IP são as cardiopatias congênitas e após valvoplastia por balão para correção de estenose. Etiologias adquiridas são raras (< 1%) e podemos citar endocardite e cardiopatia reumática.

A IP importante acompanha uma morfologia anormal da valva, além de ventrículo direito dilatado, ao Doppler colorido temos sua origem (vena contracta) larga (> 0,7 cm), ao Doppler contínuo jato denso com desaceleração abrupta.

A pressão média da artéria pulmonar pode ser avaliada utilizando os picos de velocidade diastólica no início da curva, e aplicando a equação de Bernolli. Esses valores refletem a pressão pulmonar caso não haja obstrução à ejeção ventricular direita (Figura 11.19).

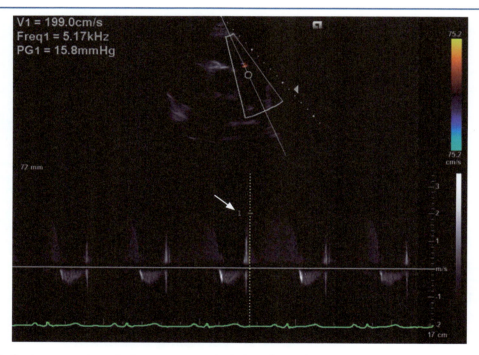

**Figura 11.19.** Corte paraesternal eixo curto ao nível da valva pulmonar com Doppler contínuo mostrando insuficiência pulmonar discreta (regurgitação de baixa densidade e curva sem grande desaceleração). O gradiente máximo avaliado no início da curva ao ser somado com a pressão do átrio direito avaliado pela veia cava inferior estima a pressão média da artéria pulmonar (PMAP). No exemplo, se estimamos uma pressão do átrio direito de 3 mmHg, temos uma PMAP de 15,8 + 3 mmHg = 18,8 mmHg.

## CONSIDERAÇÕES FINAIS

A condição de choque circulatório exige do clínico um estudo continuado para desempenhar o seu papel em emergência ou terapia intensiva. A monitorização hemodinâmica não invasiva com ecocardiograma vem nos possibilitando guiar e diagnosticar muitas situações de maneira rápida e com baixo custo.

Acreditamos que a proficiência avançada em eco *point-of-care* deve contar com as noções básicas das valvas cardíacas, pois sistematizar uma avaliação continuada, passando pelas valvas cardíacas, nos possibilita um cuidado maior no raciocínio hemodinâmico e com os diagnósticos diferenciais para dispneia, dor torácica, alteração de nível de consciência e choque. A avaliação pelo laboratório especializado em ecocardiografia é de extrema importância em um tópico com abordagem tão complexa e específica como as valvas cardíacas e podemos estreitar esses laços quando o clínico passa ter uma habilidade básica dos padrões do efeito Doppler.

## LEITURA SUGERIDA

1.  Vahanian A, Beyersdorf F, Praz F, et al. 2021 ESC/EACTS Guidelines for the management of valvular heart disease [published correction appears in Eur Heart J. 2022 Feb 18]. *Eur Heart J*. 2022;43(7):561-632. doi:10.1093/eurheartj/ehab395.

2.  Otto CM, Nishimura RA, Bonow RO, et al. 2020 ACC/AHA Guideline for the Management of Patients With Valvular Heart Disease: Executive Summary: A Report of the American College of Cardiology/ American Heart Association Joint Committee on Clinical Practice Guidelines [published correction appears in Circulation. 2021 Feb 2;143(5):e228] [published correction appears in Circulation. 2021 Mar 9;143(10):e784]. *Circulation*. 2021;143(5):e35-e71. doi:10.1161/CIR.0000000000000932.

3.  Tarasoutchi F, Montera MW, Ramos AIO, et al. Atualização das Diretrizes Brasileiras de Valvopatias – 2020. Arq Bras Cardiol. 2020;115(4):720-75. doi:10.36660/abc.20201047.

4.  Zoghbi WA, Adams D, Bonow RO, et al. Recommendations for Noninvasive Evaluation of Native Valvular Regurgitation: A Report from the American Society of Echocardiography Developed in Collaboration with the Society for Cardiovascular Magnetic Resonance. *J Am Soc Echocardiogr*. 2017;30(4):303-71. doi:10.1016/j.echo.2017.01.007.

5.  Polanco PM, Pinsky MR. Practical Issues of Hemodynamic Monitoring at the Bedside. Surgical Clinics of North America. 2006; 86(6):1431-56.

6.  Mokadam NA, Stout KK, Verrier ED. Management of acute regurgitation in left-sided cardiac valves. Tex Heart Inst J. 2011;38(1):9-19. PMID: 21423463; PMCID: PMC3060740.

7.  Coisne A, Aghezzaf S, Edmé JL, et al. Reproducibility of reading echocardiographic parameters to assess severity of mitral regurgitation. Insights from a French multicentre study. *Arch Cardiovasc Dis*. 2020;113(10):599-606. doi:10.1016/j.acvd.2020.02.004.

# AVALIAÇÃO DE TROMBOSE VENOSA PROFUNDA

**12**

Pedro Vitale Mendes
Ana Laura Tavares

## INTRODUÇÃO

O tromboembolismo venoso é de grande preocupação dentro do cenário hospitalar, com crescente discussão a respeito de terapêuticas e de melhorias nas ferramentas diagnósticas, sobretudo em relação a facilitação diagnóstica. Considerando a baixa sensibilidade e especificidade do exame físico no diagnóstico de trombose venosa profunda (TVP), a *point-of-care ultrasonography* (POCUS) tem sido postulada como importante modalidade diagnóstica, garantindo dados clínicos não passíveis de obtenção através de inspeção, palpação ou ausculta, especialmente em unidades de emergência e de terapia intensiva.

A TVP é comum no cenário de pacientes criticamente doentes, podendo chegar a uma incidência de até 30% durante estadia em unidades de terapia intensiva, a depender do cenário clínico e motivo de internação. Trata-se de condição que leva a morbimortalidade significativa, se mantida sem tratamento, motivo pelo qual se torna imperativo o pronto diagnóstico em caso de suspeição clínica.

A ferramenta padrão-ouro para o diagnóstico de TVP é a venografia contrastada, porém, por ser método não portátil e, em função de necessidade de uso de contraste e exposição à radiação, entrou em desuso no diagnóstico de TVP, dando espaço ao diagnóstico através da ultrassonografia (USG), sendo esta atualmente a ferramenta diagnóstica de primeira linha, com acurácia diagnóstica comparável.

Em contraste com a USG performada por radiologistas, a POCUS é uma tecnologia portátil e apresenta aplicação com relevância direta a perguntas clínicas específicas, com escopo limitado à dúvida clínica que indica a realização do exame, motivo pelo qual ganha rapidez na sua realização. Dentre as vantagens descritas, inclui-se a agilidade no diagnóstico e não atraso em terapêuticas em caso de resultado positivo, custo-efetividade e comodidade ao médico operador e ao paciente. O uso de POCUS para diagnóstico de TVP é endossado pelo American College of Emergency Physicians desde 2017 como pertencente ao rol de habilidade em POCUS para médicos emergencistas capacitados.

Na literatura, estudos realizados com objetivo de avaliar a acurácia de POCUS validam seu uso na prática clínica. Em metanálise que contempla cerca de 1.000 pacientes avaliados em seis estudos, foi identificada uma sensibilidade e especificidade de 95 e 96%, respectivamente, para o uso do POCUS no diagnóstico de TVP. Nesse cenário, atualmente, é aceito que o POCUS é comparável em acurácia diagnóstica a USG realizada por médicos especialistas no método e é ferramenta que deve ser empregada na obtenção do diagnóstico de TVP sobretudo em departamentos de emergência e terapia intensiva, desde que realizados por médicos capacitados ao método.

Neste capítulo serão abordadas as formas de aquisição das janelas e os protocolos para diagnóstico de TVP de membros inferiores através de POCUS. Foge ao escopo deste capítulo a discussão a respeito de TVP de membros superiores.

## ANATOMIA

Primeiramente, o operador deve conhecer a anatomia do sistema venoso de membros inferiores. É importante relembrar o conceito de que veias profundas são acompanhadas por artérias e tal conhecimento auxilia em evitar que a identificação de trombos em veias superficiais seja interpretada como TVP. (Figura 12.1)

Na região do ligamento inguinal identifica-se a veia femoral comum, a qual se localiza medial à artéria femoral comum. Pouco abaixo desse ponto, encontra-se a principal tributária da veia femoral comum, a veia safena magna. Esse é um local de grande interesse na avaliação, considerando que existe uma parcela significativa de trombos que se localizam nessa região de desembocadura, dado o fluxo turbulento. (Figura 12.2)

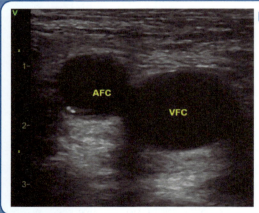

**Figura 12.1.** Corte transversal da veia femoral comum (VFC) e artéria femoral comum (AFC) direitas.

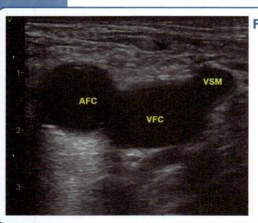

**Figura 12.2.** Corte transversal que demonstra a desembocadura da veia safena magna (VSM) na veia femoral comum (VFC) direita. Medialmente, encontra-se a artéria femoral comum (AFC) direita.

Cerca de 2 centímetros abaixo do ligamento inguinal, a veia femoral comum se bifurca em veia femoral profunda e veia femoral superficial. A artéria femoral comum, nesse ponto, também se bifurca em artéria femoral superficial e artéria femoral profunda (Figura 12.3). Ainda que a segunda seja nomeada veia femoral superficial, ela é considerada um vaso profundo e a presença de trombos em seu interior caracteriza TVP e deve ser tratada como tal. Pouco abaixo dessa bifurcação, ainda na região proximal da coxa, a veia femoral profunda insere-se entre as fibras musculares e torna-se profunda a ponto de não mais ser visualizada através da USG. (Figura 12.4)

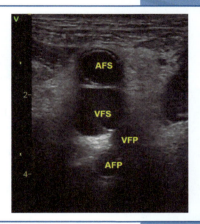

**Figura 12.3.** Corte transversal na região de bifurcação em veia femoral superficial (VFS) e veia femoral profunda (VFP) direitas e de bifurcação em artéria femoral superficial (AFS) e artéria femoral profunda (AFP) direitas.

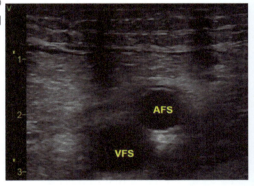

**Figura 12.4.** Corte transversal distal à bifurcação identificando a veia femoral superficial (VFS) e artéria femoral superficial (AFS) direitas.

A veia femoral superficial segue seu trajeto e, no ponto médio da coxa, localiza-se posterior à artéria femoral superficial. No terço médio da coxa, a veia femoral superficial insere-se no canal adutor, ponto a partir do qual passa a chamar-se veia poplítea. Já na região da fossa poplítea, a veia poplítea localiza-se anterior a artéria, facilmente identificável em corte transversal (Figura 12.5). Segue seu trajeto caudal até sua trifurcação em veia tibial anterior, veia tibial posterior e veia fibular.

Essas devem ser as imagens buscadas com o USG, tornando-se as janelas de interesse. O risco de eventos tromboembólicos seguidos da presença de TVP está relacionado a sua localização no sistema venoso, sendo que o risco de deslocamento do trombo gerando tromboembolismo pulmonar pode chegar a 50% em TVPs proximais, leia-se, quando localizadas em veias ilíacas, femorais e poplíteas. Já no sistema venoso distal, a partir do ponto de trifurcação da veia poplítea, há menores chances de embolização, com estudos recentes demonstrando um baixo risco de evolução a eventos tromboembólicos e tromboses sintomáticas, conferindo um menor benefício da anticoagulação se considerados eventuais sangramentos causados pela terapêutica. Além disso, contabiliza-se que apenas 20% das TVPs de membros inferiores localizem-se em sistema venoso distal.

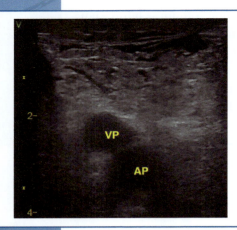

**Figura 12.5.** Corte transversal identificando a veia poplítea (VP) acima da artéria poplítea (AP) direitas.

## PROTOCOLOS

Para a realização do exame focado no sistema venoso de membros inferiores, a escolha do transdutor recai sobre o transdutor linear, no modo vascular e *pré-set* venoso. Tal transdutor alcança frequências de onda entre 5 e 10 Mhz. Enquanto frequências mais baixas garantem maiores profundidades, frequências mais elevadas garantem melhores resoluções. O *pré-set*, de modo geral, é definido para valores em torno de 7,5 Mhz e deve alcançar uma profundidade entre 1-4 centímetros, com o objetivo de uma imagem equilibrada em relação a definição e a profundidade suficientes para identificação das estruturas de interesse ao exame, podendo ser adaptado a depender da anatomia de cada paciente.

O posicionamento do paciente é de grande importância para fins de maximizar a qualidade da imagem adquirida. Para tal, o paciente deve estar em posição supina e, idealmente, com rotação externa da coxa. Para uma melhor aquisição de imagem de fossa poplítea, o joelho deve estar flexionado em torno de 45º, respeitando a rotação externa para possibilidade de encaixe do transdutor e adequada realização da janela acústica.

Em relação ao exame em si, dois achados ultrassonográficos são diagnósticos de trombos intraluminais: a não compressibilidade do segmento venoso em avaliação e a visualização direta de material ecogênico no interior do vaso (Figura 12.6). O segundo achado carrega menor acurácia, devido ao fato de que a maioria dos trombos agudos são hipoecoicos, o que confere menor probabilidade de visualização (Vídeo 12.1).

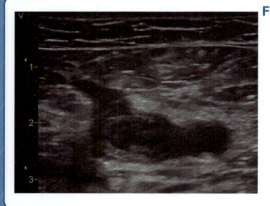

**Figura 12.6.** Corte transversal da veia femoral comum esquerda com presença de material ecogênico em seu interior, característico da presença de trombo intraluminal. Além disso, pode-se perceber a não compressibilidade do vaso por leve deformação da artéria, sem obliteração da luz da veia femoral comum esquerda.

A manobra de compressão consiste na localização do vaso de interesse no plano transversal com realização de compressão com o próprio transdutor. Dois dos principais motivos de erros de interpretação após a manobra são a compressão com força insuficiente e o ângulo de compressão inadequado. A pressão deve ser feita de forma perpendicular ao segmento em avaliação e a força deve ser suficiente para gerar leve deformação da artéria adjacente.

Vídeo 12.1. Não obliteração e presença de material ecogênico no interior da veia femoral comum esquerda. Acesse o QR code para assistir.

Com a pressão adequada e em ângulo correto, as paredes anterior e posterior do vaso devem aproximar-se, sendo que o exame é positivo se as paredes não se aproximarem de forma a obliterar a luz do vaso, mesmo que não haja trombo visível no interior da veia.

Existem, atualmente, dois protocolos mais aceitos para avaliação de TVP de membros inferiores através da avaliação por POCUS, que serão descritos a seguir.

## Avaliação em dois pontos

Este método consiste na avaliação da veia femoral comum e da veia poplítea.

Inicia-se o exame na região do ligamento inguinal, seguindo o trajeto da veia femoral comum até a região da bifurcação em veia femoral profunda e veia femoral superficial. Cabe ressaltar que a região da desembocadura da veia safena magna é contemplada neste protocolo. (Vídeos 12.2 a 12.4)

Vídeo 12.2. Compressão na região da veia femoral comum direita. Acesse o QR code para assistir.

Vídeo 12.3. Compressão na região de desembocadura da veia safena magna direita. Acesse o QR code para assistir.

Vídeo 12.4. Compressão na região da bifurcação da veia femoral comum direita em veia femoral profunda e veia femoral superficial direita. Acesse o QR code para assistir.

Em relação a veia poplítea, ela é avaliada desde a região onde localiza-se anterior a artéria poplítea, até a região de trifurcação em sistema venoso distal. (Vídeos 12.6 e 12.6)

**Vídeo 12.5.** Compressão da veia poplítea, localizada anterior a artéria poplítea direita. Acesse o QR code para assistir.

**Vídeo 12.6.** Compressão na região de trifurcação da veia poplítea direita em sistema venoso distal. Acesse o QR code para assistir.

**Vídeo 12.7.** Compressão da veia femoral superficial abaixo da região de bifurcação. Acesse o QR code para assistir.

Este método não contempla a avaliação da veia femoral superficial após a região da bifurcação e irá limitar-se à avaliação cerca de 2 centímetros acima e abaixo da junção entre veia femoral comum e veia safena magna, além da região poplítea. Por esse motivo, se denomina avaliação em dois pontos.

## Avaliação em três pontos

Nesse método, a avaliação é semelhante, porém inclui a avaliação da veia femoral superficial abaixo da bifurcação. Ou seja, avalia a veia femoral comum, sua junção com a veia safena magna, sua bifurcação em veia femoral profunda e veia femoral superficial como no protocolo descrito anteriormente e avalia a veia femoral superficial ainda em sua região proximal. (Vídeo 12.7)

A avaliação da veia poplítea é a mesma, com avaliação da região onde a veia poplítea está anterior a artéria à região da trifurcação.

Essa é a avaliação recomendada por este manual.

Nenhum dos dois protocolos contempla a avaliação dos segmentos intermediários, especialmente entre a bifurcação da veia femoral comum em veia femoral superficial e veia femoral profunda e a extensão da veia femoral superficial. Alguns dos estudos que compararam a avaliação por POCUS e o método completo, performado por radiologistas, sugerem compressões sequenciais a cada 2 centímetros a partir do ponto abaixo da bifurcação, até o vaso não mais ser visualizado, em caso de o exame ser negativo nos pontos de avaliação acima descritos. O racional para a compressão apenas nos pontos descritos nos protocolos inicialmente é de que poucos trombos são localizados isoladamente nos segmentos não avaliados por essas estratégias, lembrando que a principal localização de trombos é em regiões de maior turbilhonamento de fluxo sanguíneo.

Em relação ao método completo, em exame performado por radiologistas, se inclui a varredura com compressão em todos os segmentos venosos de membros inferiores, tanto no eixo longitudinal quanto no eixo transversal. Adicionalmente aos métodos descritos para POCUS, são avaliados o arco da veia safena magna, todo o trajeto da veia femoral superficial, as veias tibiais anterior e posterior, a veia fibular e as veias profundas da panturrilha. Nessa avaliação, o radiologista também lança mão do uso de análise de fluxo através de Doppler colorido e Doppler espectral, além de realizar manobras como Valsalva e compressão distal com intuito de ampliar retorno venoso e avaliar variabilidade do fluxo.

# VANTAGENS E LIMITAÇÕES

Sabe-se que dentre as vantagens da avaliação por POCUS, a agilidade no diagnóstico se destaca, porém não há estudos na literatura que avaliem consistentemente custo-efetividade e tempo de permanência hospitalar associados ao método. Ainda assim, quando realizado por operadores treinados, o exame apresenta facilidade de realização do diagnóstico, fato de grande importância considerando os cenários de terapia intensiva e de departamento de emergência em que o pronto diagnóstico pode apresentar benefícios logísticos e auxiliar no início de terapêuticas com impacto em morbimortalidade.

A literatura tem sido consistente em demonstrar acurácia comparável entre POCUS e o USG realizado por radiologistas. Uma metanálise de 2013 foi capaz de mostrar sensibilidade e especificidade comparáveis entre os métodos, ainda que haja significativa heterogeneidade entre os dados. Mais tarde, em 2018, um estudo prospectivo publicado no *Journal of Emergency Medicine* mostrou que emergencistas treinados são capazes de atingir níveis de competência comparáveis aos de radiologistas na avaliação utilizando o protocolo de avaliação em três pontos, porém os autores fazem a ressalva de que é necessário treinamento e prática para alcançar e manter tal performance.

Quando em comparação com o método completo realizado por radiologistas, os principais erros associados ao POCUS descritos na literatura são:

1. Exames falso-positivos:

   - Força insuficiente e ângulo inadequado no momento de compressão da veia;

   - Interpretação de veias superficiais como profundas;

   - Identificação de formação de *roleaux*, representado por fluxo sanguíneo ecogênico no interior do vaso, mais frequentemente localizado na região de valvas venosas. É um achado comum, sem impacto clínico, ainda que frequentemente possa ser observado associado a tromboses proximais. Em contraste com trombos, a veia mantém-se compressível nesse cenário;

   - Outras estruturas não vasculares com interior hiperecogênico e não plenamente compressíveis, como, por exemplo, linfonodos. (Vídeos 12.8)

2. Exames falso-negativos:

   - Não identificação de tromboses em sítios mais distais da veia femoral superficial (com a ressalva da baixa prevalência de tromboses isoladas nesse segmento);

   - Baixa qualidade da imagem, com não identificação de trombos através de não compressibilidade por não visualização adequada do vaso.

Tais erros podem justificar a variação entre sensibilidade e especificidade reportadas nos diferentes estudos e sugere a existência de uma curva de aprendizado que deve ser respeitada. Essa constatação vai ao encontro de que a acurácia comparável ao exame tradicionalmente realizado por radiologistas reserve-se a profissionais treinados em POCUS e que mantenham a prática para garantir resultados fidedignos. O American College of Emergency Physicians sugere cerca de 25 a 50 exames de POCUS realizados com revisão por operador experiente para que seja permitida a tomada de decisão de acordo com o resultado. Esse *guideline* não faz referência ao número de exames específicos para a avaliação de TVP de membros inferiores e existe grande variabilidade em relação aos estudos de treinamento no método na literatura para definir o número mais próximo de exames que garanta proficiência no método.

# CONSIDERAÇÕES FINAIS DA AVALIAÇÃO DO SISTEMA VENOSO DE MEMBROS INFERIORES

O tromboembolismo venoso pode acometer até 30% dos pacientes criticamente doentes, com consequências importantes do ponto de vista de morbimortalidade.

Por ser método portátil e ágil, a USG a beira-leito tem se tornado importante ferramenta no diagnóstico de tal condição, com acurácia diagnóstica comparável ao USG performado por radiologistas.

Deve-se conhecer a anatomia do sistema venoso de membros inferiores e recordar do conceito de que veias profundas são acompanhadas por artérias.

A veia femoral superficial, apesar do nome, caracteriza-se como vaso profundo e a identificação de trombos em seu interior deve ser interpretada como TVP e tratada como tal.

Regiões de bifurcação e desembocadura de vasos são pontos de interesse na avaliação pela predileção da localização de trombos nessas regiões. O risco de deslocamento de trombos gerando eventos tromboembólicos é maior no sistema venoso proximal, leia-se, veias ilíacas, femorais e poplíteas, com menor risco em vasos mais distais.

A realização do exame é feita com transdutor linear, no modo vascular, em *pré-set* venoso.

Os achados ultrassonográficos diagnósticos de trombos intraluminais são a presença de material ecogênico no interior do vaso e a não compressibilidade do mesmo, quando aplicada manobra de compressão no plano transversal de forma perpendicular ao vaso em análise, com força suficiente a deformar a artéria adjacente, sendo exame positivo quando não ocorre a obliteração da veia profunda.

Deve-se ter ciência das estruturas que podem ser semelhantes a trombos intraluminais, como cistos de Baker rotos e linfonodos, por exemplo, de forma a não encontrar resultados falso-positivos.

A avaliação em três pontos, método recomendado por este manual, consiste em análise e compressão dos seguintes segmentos:

1. Veia femoral comum na região do ligamento inguinal, compreendendo a região de desembocadura da veia safena magna;
2. Região de bifurcação da veia femoral comum em veia femoral superficial e veia femoral profunda;
3. Região proximal da veia femoral superficial, abaixo da região de bifurcação da veia femoral comum em profunda e superficial;
4. Veia poplítea, desde local onde encontra-se acima da artéria até sua região de trifurcação em sistema venoso distal.

# LEITURA SUGERIDA

1. Williams M, Phil NAM, Wallace MJ, Riedel BJCJ, Shaw ADS. Venous thromboembolism in the intensive care unit. Critical Care Clinics. 2003;19(2):185-207.

2. Goodacre S, Sampson F, Thomas S, van Beek E, Sutton A. Systematic review and meta-analysis of the diagnostic accuracy of ultrasonography for deep vein thrombosis. BMC Medical Imaging. 2005 Oct 3;5(1).

3. Ultrasound Guidelines: Emergency, Point-of-Care and Clinical Ultrasound Guidelines in Medicine. Annals of Emergency Medicine. 2017;69(5):e27-54.

4. Ultrasound Guidelines: Emergency, Point-of-Care and Clinical Ultrasound Guidelines in Medicine. Annals of Emergency Medicine. 2017 May;69(5):e27-54.

5. Pomero F, Borretta V, Bonzini M, Melchio R, Douketis JD, Fenoglio LM, et al. Accuracy of emergency physician–performed ultrasonography in the diagnosis of deep-vein thrombosis. Thrombosis and Haemostasis. 2013;109(01):137-45.

6. Cogo A, Lensing AW, Prandoni P, Hirsh J. Distribution of thrombosis in patients with symptomatic deep vein thrombosis. Implications for simplifying the diagnostic process with compression ultrasound. Archives of Internal Medicine. 1993;153(24):2777-80.

7. García JP, Alonso JV, García PC, Rodríguez FR, López MAA, Muñoz-Villanueva MC. Comparison of the Accuracy of Emergency Department-Performed Point-of-Care-Ultrasound (POCUS) in the Diagnosis of Lower-Extremity Deep Vein Thrombosis. The Journal of Emergency Medicine. 2018;54(5):656-64.

8. Pezzullo JA, Perkins AB, Cronan JJ. Symptomatic deep vein thrombosis: diagnosis with limited compression US. Radiology. 1996;198(1):67-70.

9. 1. Lee JH, Lee SH, Yun SJ. Comparison of 2-point and 3-point point-of-care ultrasound techniques for deep vein thrombosis at the emergency department. Medicine. 2019 May;98(22):e15791.

10. Blaivas M, Lambert MJ, Harwood RA, Wood JP, Konicki J. Lower-extremity Doppler for Deep Venous Thrombosis—Can Emergency Physicians Be Accurate and Fast? Academic Emergency Medicine. 2000 Feb;7(2):120-6.

# PUNÇÃO VASCULAR GUIADA POR ULTRASSONOGRAFIA

**13**

Pedro Henrique Della Libera
Igor Smolentzov

## INTRODUÇÃO

Punções vasculares (arteriais ou venosas) fazem parte da rotina do médico intensivista e emergencista. Cada vez mais as evidências científicas são consistentes em relação à segurança de tais procedimentos auxiliados por ultrassonografia (USG). Pesquisa feita com intensivistas no Reino Unido sugere que 93% das passagens de cateter venoso central (CVC) são feitas com auxílio do USG. Na terapia intensiva, punções vasculares ecoguiadas são necessárias para passagem de cateteres venosos centrais, cateteres de hemodiálise, acessos vasculares periféricos, dispositivos de monitorização de pressão arterial invasiva, suporte extracorpóreo (ECMO) ou para instalação de determinadas ferramentas de monitorização hemodinâmica (cateter de artéria pulmonar, monitores de débito cardíaco). A maioria dos estudos sobre o tema se concentra no uso do USG para passagem de CVC, foco principal deste capítulo. Apesar da maioria dos profissionais apresentar maior confiança na punção guiada da veia jugular interna (VJI), metanálises sugerem menor taxa de punção arterial acidental e maior taxa de acerto na primeira punção nas técnicas guiadas por USG em todos os sítios tradicionais de punção: jugulares, femorais, axilares e subclávios. Tal redução de complicações sugere inclusive que a adoção sistemática do USG na passagem de CVC seria custo-efetiva, inclusive no Sistema Público de Saúde.

Neste capítulo abordaremos a técnica conhecida como punção dinâmica, caracterizada pelo acompanhamento em tempo real na ponta da agulha à ultrassonografia, visto que se mostrou superior a técnica estática. Esta última consiste na caracterização das estruturas anatômicas ao USG, sem acompanhamento da agulha durante a punção e não é recomendada pelas principais sociedades de Terapia Intensiva ou Anestesiologia.

# DIFERENTES TÉCNICAS PARA PUNÇÃO E VISUALIZAÇÃO DA AGULHA

Ao usar o USG para punção venosa, relações posicionais entre a agulha e o probe do USG devem ser analisadas, podendo ser visualizadas no mesmo plano *in plane* ou em planos diferentes *out of plane*. Nas punções em plano, visualiza-se todo o comprimento da agulha durante toda sua introdução. Já nas técnicas fora de plano, a visualização da ponta da agulha em tempo real depende do acompanhamento ao USG com movimentos discretos de báscula.

Também deve ser avaliada a relação entre o vaso e o probe do USG. Podendo ser avaliados em uma posição longitudinal "eixo longo" ou transversal "eixo curto" (Figuras 13.1a e 13.1b).

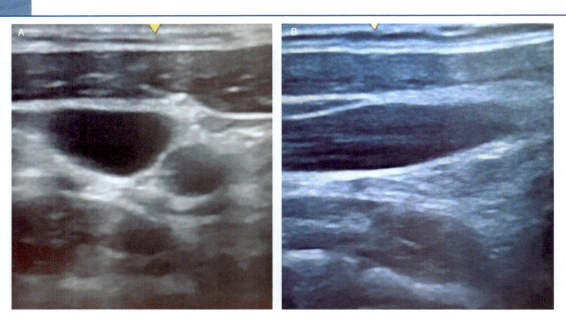

**Figura 13.1.** (a) visualização transversal da veia jugular interna e (b) visualização longitudinal da mesma veia jugular interna.

## Sugestão de protocolo para passagem de CVC

Com o intuito de padronizar o uso da técnica de punção guiada por USG, alguns autores sugerem a adoção de protocolos. Descreveremos o protocolo utilizado nas UTIs Clínicas do HCFMUSP, adaptado de Saugel e cols. (Tabela 13.1).

**Tabela 13.1.** Punção vascular guiada.

| Etapas para punção vascular ecoguiada |
|---|
| 1. Identificação da anatomia. Escolha do sítio e do cateter. |
| 2. Verificação da patência do vaso |
| 3. Punção com acompanhamento em tempo real da ponta da agulha |
| 4. Confirmação do fio-guia no interior do vaso |
| 5. Passagem do cateter e confirmação do posicionamento |

Modificada de Saugel e cols., Criti Care, 2017.

## Etapa 1. Identificação da anatomia e escolha do cateter

Comunique o paciente, caso esteja consciente, escolha o sítio de punção, o tamanho do cateter e identifique estruturas anatômicas. É importante ressaltar que o probe de USG utilizado para punções vasculares deve ser sempre linear, caracterizado por alta frequência, baixa amplitude e alta resolução de imagem.

A escolha do sítio de punção depende de: contexto clínico (necessidade rápida de obtenção do acesso, presença de discrasias sanguíneas), necessidade de uso do cateter (infusão de medicações, monitorização de pressão arterial invasiva ou acesso vascular para terapia de substituição renal), experiência do médico, profundidade do vaso a ser puncionado, proximidade com estruturas potencialmente perigosas (pleura, outros vasos, nervo), variabilidade da veia à respiração e relação entre diâmetro do vaso e tamanho do cateter a ser inserido. A Figura 13.2 mostra a grande variabilidade da relação entre a veia jugular interna e a artéria carótida, o que torna o uso do USG fundamental e superior à técnica tradicional, guiada apenas por marcos anatômicos. Os últimos cinco itens mencionados podem ser rapidamente avaliados com auxílio de USG. A visualização do vaso nos sentidos transversal e longitudinal torna essa primeira avaliação mais completa e pode ser complementada com o uso do doppler colorido (Vídeo 13.1), nos casos em que há dificuldade de identificação de determinada estrutura como veia ou artéria.

**Vídeo 13.1.** Acesse o QR code para assistir.

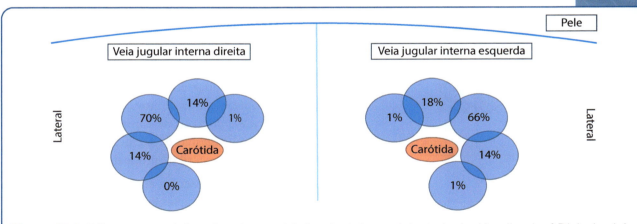

**Figura 13.2.** Diferentes posições de veia e artéria jugular interna. Adaptado de: Handbook of Dialysis, John T. Daugirdas, Peter Blake, Todd S. 4th Edition, Wolters Kluwers, 2007.

Junto da avaliação da anatomia ao USG, sugere-se também, nos casos de punção subclávia ou jugular, verificar a presença de *lung slide* no lado a ser puncionado, antes do início do procedimento. Como iremos discutir adiante, a presença de *lung slide* antes a após a punção ajuda a afastar presença de pneumotórax inadvertido.

Em relação aos cateteres para terapia de substituição renal (TSR), recomendação atual KDIGO orienta a inserção inicial em veia jugular interna direita, segunda opção: veias femorais e terceira opção veia jugular interna esquerda. A veia subclávia, apesar de ser opção segura para passagem de CVC para infusão de medicações, deve ser evitada para instalação de cateteres de TSR pois está associado a maior risco de complicações vasculares agudas e estenose venosa tardia. O acesso à veia jugular interna direita possui um trajeto venoso retificado que facilita fluxo sanguíneo compatível para a terapia de suporte renal; com comprimento ideal que deve variar entre 15-20 cm, sempre de acordo com o tamanho do paciente e o lado em que será inserido o cateter. O diâmetro interno dos cateteres de hemodiálise de curta permanência varia entre 11 e 15 French e idealmente deve ter um terço do diâmetro da veia, para minimizar a chance de trombose vascular. A ultrassonografia com medida do vaso, antes do início da punção, pode ajudar na escolha do vaso de calibre adequado. Vale ressaltar que 1 Fr equivale a 0,033 cm.

Já os CVCs para infusão de medicações têm diâmetro menor, entre 5 e 9 Fr (normalmente 7 Fr em adultos).

### Etapa 2. Verificar a patência do vaso.

Para as punções venosas, a ausência de colapsabilidade da veia ao comprimir o vaso com o probe do USG é altamente sugestiva de trombose, o que indica necessidade de procurar outro sítio para punção. A ausência de fluxo ao doppler colorido, tanto em veias quanto artérias, também podem sugerir comprometimento da patência do vaso. O Vídeo 13.2 exemplifica veia jugular interna compressível, o que sugere baixa possibilidade de trombose naquele determinado local.

### Etapa 3. Punção com acompanhamento em tempo real da ponta da agulha

Antes de iniciar o procedimento, deve ser feita limpeza cuidadosa do sítio de punção com solução degermante, seguida de nova limpeza com solução alcoólica e colocação de campos estéreis. O Vídeo 13.3 mostra sugestão de técnica para colocação de capa protetora estéril de probe de ultrassom.

Antes de inserir a agulha, é importante verificar se o probe do aparelho de USG está posicionado no sentido correto. Para isso, basta verificar se a marcação na tela do aparelho está do mesmo lado que o marcador do probe (Vídeo 13.4).

É importante lembrar que o uso do USG não descarta o conhecimento mínimo sobre anatomia do local a ser puncionado. Nos acessos jugulares, deve-se sempre puncionar próximo ao ápice do triângulo formado pelo músculo esternocleidomastoideo. Nas punções femorais, deve-se puncionar a veia ou artéria femorais comuns, sempre abaixo do ligamento inguinal. Punções femorais fora deste local aumentam riscos de pseudoaneurismas, tromboses venosas profundas e outras lesões vasculares graves.

Vídeo 13.2. Acesse o QR code para assistir.

Vídeo 13.3. Acesse o QR code para assistir.

Vídeo 13.4. Acesse o QR code para assistir.

A escolha das formas de visualização do vaso (transversal ou longitudinal) e da agulha (*in-plane* e *out-of-plane*) dependem do sítio de punção, das estruturas próximas ao vaso (nervo, artéria ou pleura) e da experiência do operador com determinada técnica. A Tabela 13.2 resume as principais vantagens e desvantagens de cada sítio de punção para obtenção de acesso venoso central. Independentemente da técnica utilizada, a ponta da agulha deve ser visualizada durante todo seu percurso. Nas punções transversais fora de plano, após ultrapassar a pele do paciente com a ponta da agulha, esta última deve ser acompanhada ao USG com movimentos discretos de báscula no sentido da progressão da agulha (em direção ao vaso) (Vídeo 13.5). Este processo de visualização da ponta da agulha nas punções fora de plano é importante para evitar situação comum na prática clínica, mas bastante perigosa: confundir a sombra ou o corpo da agulha com sua ponta, causando dessa forma introdução excessiva da agulha e aumentando risco de complicações. O Vídeo 13.6 mostra o acompanhamento da agulha em punção longitudinal in plane, em modelo de treinamento. Outra medida para evitar introdução excessiva da agulha é sempre medir, antes do início da punção, a distância entre a pele e o vaso (Figura 13.3). Dessa forma, o operador possui uma noção aproximada da distância que deverá ser introduzida. Vale ressaltar que esta medida auxilia na introdução, mas não deve nunca substituir o acompanhamento em tempo real da ponta da agulha.

**Tabela 13.2.** Principais vantagens e desvantagens de cada sítio de punção para obtenção de acesso venoso central.

| Veia | Visualização | Técnica para punção | Vantagem | Desvantagem |
|---|---|---|---|---|
| Jugular interna | Transversal Longitudinal Oblíqua | Fora de plano Em plano | Fácil visualização Menor curva de aprendizado Diâmetro geralmente maior Fácil compressão | Maior risco de infecção (sobretudo em pacientes em uso de traqueostomia) |
| Braquicefálica | Longitudinal | Em plano | Fácil visualização Não depende de variações respiratórias | Mais difícil em pacientes obesos Requer maior treinamento do operador |
| Subclávia | Longitudinal | Em plano | Não depende de variações respiratórias | Maior risco de pneumotórax Próximo à artéria subclávia Requer maior treinamento do operador |
| Axilar | Longitudinal Transversal | Em plano Fora de plano | Menor risco de infecção Menor risco de trombose | Sujeita à variação respiratória Maior risco de pneumotórax Localização profunda Requer maior treinamento do operador |
| Femoral | Transversal | Fora de plano | Fácil visualização Útil em situações de emergência ou quando não é possível abaixar cabeceira do leito ou acessar pescoço do paciente (ex.: em uso de colar cervical) | Maior risco de infecções Ponta do cateter não fica em posição central (não permite coleta de gasometria central) |

Adaptada de Shmidt et al., Intensive Care Medicine, 2019.

**Vídeo 13.5.** Acesse o QR code para assistir.

**Vídeo 13.6.** Acesse o QR code para assistir.

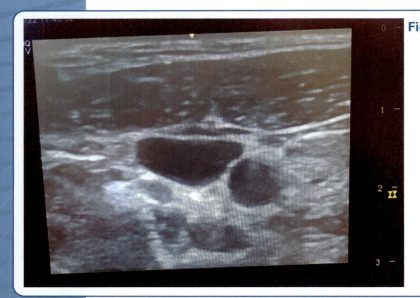

**Figura 13.3.** Distância entre vaso e pele, perpendicular à pele: repare que a marcação lateral na tela do aparelho sinaliza 1 cm entre vaso e pele, com presença de músculo esternocleidomastóide entre a pele e vaso (veia jugular interna direita).

Após a punção do vaso, aspire sangue na seringa de punção (ou observe pulsatilidade através da agulha, em caso de punções arteriais sem o uso da seringa) e introduza o fio-guia. Quando fio-guia possuir extremidade em "J", a curvatura da extremidade deve ser introduzida no vaso sempre no mesmo sentido do coração, no caso das punções cervicais e jugulares (Figura 13.4). A adoção desta técnica evita que o fio-guia progrida para o sentido contrário ao átrio direito (Figura 13.5).

### Etapa 4. Confirmação do fio-guia no interior do vaso

Ao utilizar a técnica de Seldinger, com passagem de fio-guia, é imprescindível verificar o correto posicionamento do fio dentro do vaso. Para fazê-lo, deve-se insonar o fio nos planos transversal e depois longitudinal (Figuras 13.6a e 13.6b). Essa etapa, além de verificar o posicionamento do fio-guia no vaso, permite identificar eventuais complicações, como por exemplo, transfixação do vaso pelo fio-guia. A dilatação de pele e subcutâneo, seguida de passagem do cateter, só poderá ser feita após correta visualização do fio-guia no lúmen do vaso.

### Etapa 5. Passagem do cateter e confirmação do posicionamento

Após passagem do cateter, fixação e colocação de curativo estéril, pode-se utilizar técnicas para verificar o posicionamento dentro do vaso e verificar eventuais complicações. O uso do USG não deve dispensar a solicitação de radiografia de tórax, mas pode liberar o cateter para uso ou verificar complicações antes da realização da radiografia, desde que o operador tenha

**Figura 13.4.** Orientação da ponta em "J" do fio guia, com ponta orientada para a direção do átrio direito.

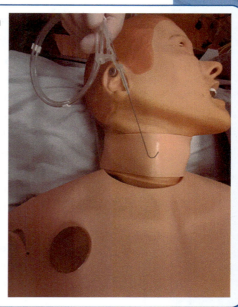

**Figura 13.5.** Cateter mal posicionado, fora da direção do átrio direito (arquivo pessoal).

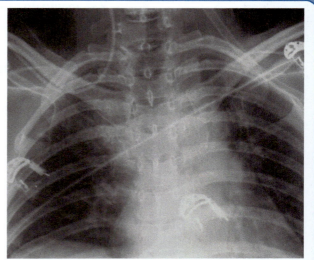

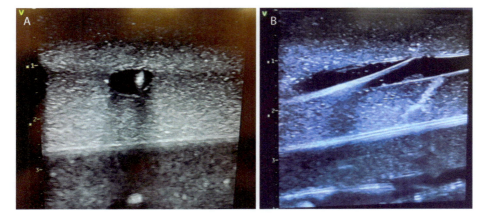

**Figura 13.6.** (A) Visualização do fio guia no interior do vaso (modelo para treinamento), visualização transversal fora de plano. (B) Visualização do fio guia no interior do vaso (modelo para treinamento), visualização longitudinal em plano.

experiência com ultrassonografia *point-of-care*. Para afastar a ocorrência de pneumotórax, pode-se realizar a pesquisa de *lung* slide no hemitórax ipslateral ao vaso puncionado.

O posicionamento do cateter em leito venoso pode ser verificado através da realização do teste de microbolhas: (Vídeo 13.7) administração de 9 ml de solução salina, previamente agitada com 1 ml de ar, concomitante à visualização do coração com probe setorial, em corte apical ou subcostal. A presença de microbolhas em câmaras direitas logo após administração (antes de dois segundos após infusão) confirma posicionamento em leito venoso. Importante ressaltar que o uso sistemático do teste de microbolhas não é necessário, visto que o posicionamento já foi verificado de outras formas mais simples e com menor necessidade de manipulação do CVC. Porém, em casos em que a dúvida do posicionamento persiste, o teste de microbolhas é uma ferramenta útil.

Vídeo 13.7

Para verificar se o cateter seguiu trajeto adequado e não foi em direção contrária ao coração (ex.: cateter passado na veia jugular interna direita e que seguiu trajeto em direção a veia jugular contralateral ou veia subclávia), pode-se posicionar o probe rapidamente nos demais leitos venosos jugulares e subclávios para pesquisar posicionamento do cateter nestes locais.

## USO DO USG PARA PUNÇÕES ARTERIAIS

Apesar de ser menos difundido, o uso do USG para passagem de cateteres de pressão arterial invasiva em artéria radial está associado a maior taxa de sucesso na primeira tentativa e, consequentemente, menor formação de hematoma, quando comparado com a técnica tradicional de punção guiada por palpação da artéria (Figura 13.10). Dadas as diferenças anatômicas, sobretudo no tamanho do vaso a ser puncionado, não existem grandes diferenças de técnica em relação à punção venosa guiada por USG, já descrita anteriormente.

Com relação a passagem de cateter em artéria femoral comum, estudos também sugerem que a técnica guiada por USG é superior à técnica guiada apenas por palpação. Considerando que as complicações de punção femoral são mais graves, como por exemplo formação pseudoaneurismas e de hematomas retroperitoneais, sugerimos que a passagem de cateteres (balão intra-aórtico, pressão arterial invasiva, ECMO VA) seja sempre guiada por USG. É também importante ressaltar que, a fim de evitar complicações, a punção da artéria femoral comum deve ser feita sempre na região abaixo do ligamento inguinal e acima da bifurcação para femorais profunda e superficial (Figuras 13.7).

## USO DO USG PARA PUNÇÕES PERIFÉRICAS

O emprego da ultrassonografia é uma alternativa importante também nas punções periféricas. Seu uso de rotina em todas as punções não deve ser feito, mas nas punções difíceis, caracterizadas pelas tentativas anteriores falhas ou pela avaliação subjetiva do operador, o uso do USG deve ser considerado. Para implante de cateteres centrais de inserção periférica (PICC) ou cateteres midline (semelhantes ao PICC, porém de comprimento menor), deve-se sempre utilizar o USG para guiar punção e passagem de fio-guia. A técnica de passagem de cateteres de PICC ou *midline* (Figura 13.8) é semelhante ao já descrito nesse capítulo, com a diferença de que os sítios a serem puncionados são as veias braquiais, cefálica ou basílica (Figura 13.9).

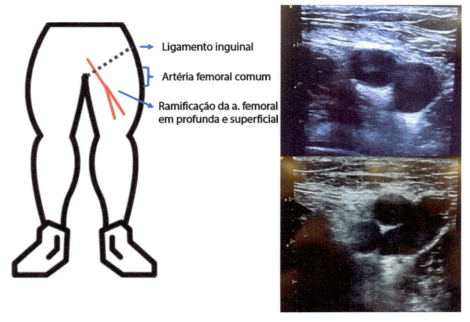

**Figura 13.7.** Ilustração esquemática da anatomia da a. femoral. Acima, a. femoral comum ao lado da v. femoral. Abaixo, artérias femorais profunda e superficial, ao lado da veia femoral.

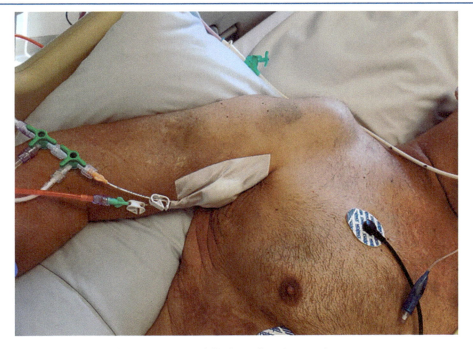

**Figura 13.8.** Cateter de midline (aquivo pessoal Dr Igor Smolentzov).

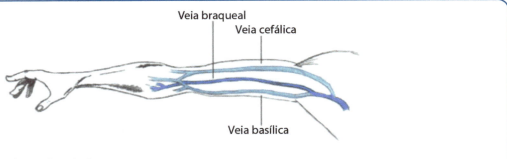

**Figura 13.9.** Anatomia das veias do braço.

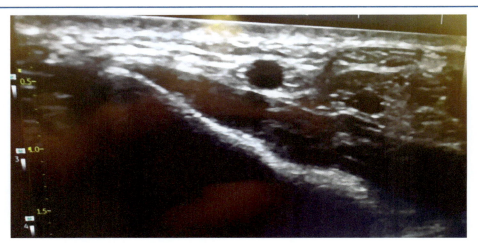

**Figura 13.10 .** Visualização da artéria radial ao USG.

## LEITURA SUGERIDA

1. Canaud B, Formet C, Raynal N, et al. Vascular access for extracorporeal renal replacement therapy in the intensive care unit. Contrib Nephrol. 2004:144:291-307.

2. Henderson LW. Biophysics of Ultrafiltration and Hemofiltration. In: Jacobs C, Kjellstrand CM, Koch KM, Winchester JF. (eds) Replacement of Renal Function by Dialysis. Springer, Dordrecht. https://doi.org/10.1007/978-0-585-36947-1_4.

3. Maitz MF. Applications of synthetic polymers in clinical medicine. Biosurface and Biotribology, 2015; (1) Issue 3: 161-176.

4. Frankel A. Temporary access and central venous catheters. *Eur J Vasc Endovasc Surg.* 2006;31(4):417-422.

5. Kidney International Supplements (2012) 2, 13-18; doi:10.1038/kisup.2011.31.

6. Asif A, Merrill D, Briones P, et al. Hemodialysis vascular access: Percutaneous interventions by nephrologists. *Semin Dial.* 2004;17:528-534.

7. Hernandez D, Diaz F, Suria S, et al. Subclavian catheter-related infection is a major risk factor for the late development of sub- clavian vein stenosis. *Nephrol Dial Transplant.* 1993;8:227-230.

8. Spencer TR, Pittiruti M (2018) Rapid Central Vein Assessment (RaCeVA): a systematic, standardized approach for ultrasound assessment before central venous catheterization. J Vasc Access.

9. Arbab-Zadeh A, Mehta RL, Ziegler TW, et al. Hemodialysis access assessment with intravascular ultrasound. *Am J Kidney Dis.* 2002;39:813-823.

10. Schmidt, G.A., Blaivas, M., Conrad, S.A. *et al.* Ultrasound-guided vascular access in critical illness. *Intensive Care Med* 45, 434–446 (2019).

11. Brass P, Hellmich M, Kolodziej L, Schick G, Smith AF. Ultrasound guidance versus anatomical landmarks for internal jugular vein catheterization. *Cochrane Database Syst Rev.* 2015

12. Brass P, Hellmich M, Kolodziej L, Schick G, Smith AF. Ultrasound guidance versus anatomical landmarks for subclavian or femoral vein catheterization. *Cochrane Database Syst Rev.* 2015;1(1):CD011447.

13. Boller CEP, Senna KMS, Goulart MC, Tura BR, Santos M da S. Custo-efetividade do cateterismo venoso central guiado por ultrassonografia no sistema único de saúde (SUS). J Manag Prim Health Care [Internet], 2019.

14. Milling TJ Jr, Rose J, Briggs WM, Birkhahn R, Gaeta TJ, Bove JJ, Melniker LA (2005) Randomized, controlled clinical trial of point-of-care limited ultrasonography assistance of central venous cannulation: the Third Sonography Outcomes Assessment Program (SOAP-3) Trial. Crit Care Med 33:1764–1769

15. NICE Guidelines. Guidance on the use of ultrasound locating devices for placing central venous catheters. https://www.nice.org.uk/guidance/ ta49/chapter/1-Guidance. ASA Task Force on Central Venous Access. Practice guidelines for central venous access. A report by the American Society of Anesthesiologists Task Force on Central Venous Access. Anesthesiology 2012; 116:539–573.

16. Wong AV, Arora N, Olusanya O, et al. Insertion rates and complications of central lines in the UK population: A pilot study. *J Intensive Care Soc.* 2018;19(1):19-25.

17. Saugel B, Scheeren TWL, Teboul JL. Ultrasound-guided central venous catheter placement: a structured review and recommendations for clinical practice. Crit Care. 2017 Aug 28;21(1):225.

18. Spencer TR, Pittiruti M (2018) Rapid Central Vein Assessment (RaCeVA): a systematic, standardized approach for ultrasound assessment before central venous catheterization. J Vasc Acces.

19. Liu C, Mao Z, Kang H, Hu X, Jiang S, Hu P, Hu J, Zhou F (2018) Comparison between the long-axis/in-plane and short-axis/out-of-plane approaches for ultrasound-guided vascular catheterization: an updated meta-analysis and trial sequential analysis. Ther Clin Risk Manag 14:331-40.

20. Ablordeppey EA, Drewry AM, Beyer AB, Theodoro DL, Fowler SA, Fuller BM, Carpenter CR (2017) Diagnostic accuracy of central venous catheter confrmation by bedside ultrasound versus chest radiography in critically ill patients: a systematic review and meta-analysis. Crit Care Med 45:715-24.

21. Gu WJ, Wu XD, Wang F, Ma ZL, Gu XP (2016) Ultrasound guidance facilitates radial artery catheterization: a meta-analysis with trial sequential analysis of randomized controlled trials. Chest 149:166-79.

22. White L, Halpin A, Turner M, Wallace L (2016) Ultrasound-guided radial artery cannulation in adult and paediatric populations: a systematic review and meta-analysis. Br J Anaesth 116(5):610-7.

23. Sobolev M, Slovut DP, Lee Chang A, Shiloh AL, Eisen LA (2015) Ultrasound-guided catheterization of the femoral artery: a systematic review and meta-analysis of randomized controlled trials. J Invasive Cardiol 27:318-23.

24. Bauman M, Braude D, Crandall C (2009) Ultrasound-guidance vs. standard technique in difcult vascular access patients by ED technicians. Am J Emerg Med 27:135-40.

# ULTRASSONOGRAFIA DE TÓRAX

**14**

Marina Costa Cavallaro

## INTRODUÇÃO

Nos últimos anos, a ultrassonografia torácica *point-of-care* tornou-se muito prevalente nos ambientes de terapia intensiva e emergência. O ultrassom pulmonar permite a avaliação da maior parte dos processos patológicos comuns em pacientes internados, com boas sensibilidade e especificidade (Tabela 14.1) e de maneira não invasiva, livre de radiação e sem necessidade de transferência do paciente crítico para outros setores. Como veremos ao longo desse capítulo, trata-se de um exame de rápida execução e fácil aprendizagem, com boa reprodutibilidade entre examinadores.

**Tabela 14.1.** Sensibilidade do ultrassom pulmonar comparado a tomografia em pacientes críticos.

| Sensibilidade do ultrassom pulmonar | | |
|---|---|---|
| Diagnóstico ultrassonográfico | Sensibilidade | Especificidade |
| Derrame pleural | 94% | 97% |
| Consolidação alveolar | 90% | 98% |
| Síndrome intersticial | 100% | 100% |
| Pneumotórax | 100% | 96% |
| Pneumotórax oculto | 79% | 100% |

A ultrassonografia torácica baseia-se tanto na interpretação de artefatos, como linhas A e linhas B, quanto na observação de imagens reais, como consolidações e derrames pleurais. Como já exposto no capítulo inicial "Princípios Físicos do Ultrassom e Efeito Doppler", as ondas de ultrassom sofrem dispersão quando incidem sobre estruturas com partículas pequenas, como no caso de estruturas aeradas como o pulmão. Apesar disso, podemos inferir o grau de aeração pulmonar com base em artefatos que se formam através da interação do feixe de ultrassom com a interface ar-líquido no parênquima.

## TÉCNICA DO EXAME

O ultrassom de tórax deve ser realizado com o transdutor convexo, sempre apoiado a 90º com a caixa torácica (Figura 14.1). O marcador deve ser dirigido para a direita do paciente (transdutor na transversal) ou para a região cefálica do paciente (transdutor na longitudinal). A profundidade da imagem deve ser ajustada entre 10 cm e 15 cm. Deve-se escolher o *preset* de exame pulmonar, quando disponível, ou o *preset* abdominal nos demais aparelhos. A avaliação pleural pode ser complementada com o transdutor linear, de alta frequência, se necessário.

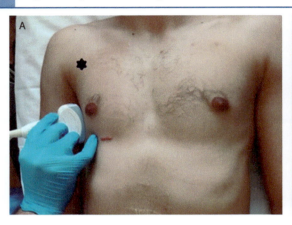
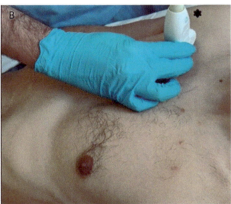

**Figura 14.1.** Posicionamento do transdutor no tórax. (A) Longitidinal; (B) Oblíquo ou trasnversal. Os asteriscos indicam o sentido do marcador.

A avaliação do tórax é realizada de maneira sistemática, sendo uma sugestão a divisão de cada hemitórax através dos seguintes reparos anatômicos:

- Linha paraesternal (LP);
- Linha axilar anterior (LAA);
- Linha axilar posterior (LAP);
- Linha paravertebral (LPv);
- 5º espaço intercostal, dividindo cada região em superior e inferior.

Essa divisão resulta em 6 zonas: duas anteriores, duas laterais e duas posteriores (Figura 14.2).

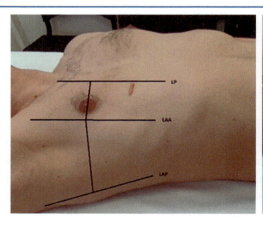
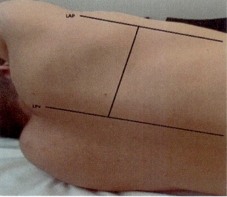

**Figura 14.2.** Divisão de cada hemitórax em 6 zonas.

## AVALIAÇÃO PULMONAR NORMAL

Um dos sinais ultrassonográficos encontrados em pacientes com pulmão sem alterações patológicas é o deslizamento pleural ou *lung sliding* (Vídeo 14.1). Trata-se da observação do deslizamento entre as pleuras parietal e visceral entre si, durante as incursões respiratórias. A linha pleural é hiperecogênica e localiza-se cerca de 0,5cm abaixo dos arcos costais. A visualização do deslizamento pleural só ocorre se as duas condições a seguir estiverem presentes: 1. Pleuras parietal e visceral justapostas; 2. Pleuras parietal e visceral deslizando entre si. Dessa forma, qualquer condição que gere separação entre as pleuras ou alteração do deslizamento pleural pode abolir o *lung sliding*.

**Vídeo 14.1.** Acesse o QR code para assisir ao vídeo. Lung Sliding.

Outra maneira de se observar o deslizamento pleural é através do modo M. A presença de *lung sliding* gera uma imagem conhecida como "sinal da praia": as camadas acima da linha pleural, sem movimento em relação ao transdutor, são retratadas como linhas horizontais paralelas; o deslizamento pleural gera um artefato granulado abaixo da linha das pleuras (Figura 14.3).

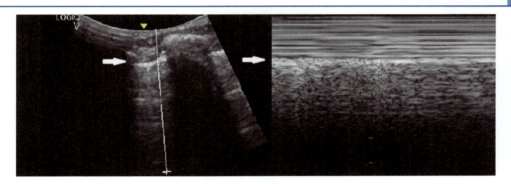

**Figura 14.3.** Sinal da praia no modo M. As setas indicam a linha pleural.

Outro achado em pulmões normais é a presença de linhas A. As linhas A são um artefato de reverberação, formadas por linhas horizontais equidistantes entre si, que são a reverberação da linha pleural. Dessa forma, são equidistantes, pois refletem a distância entre a pele e a linha pleural (Figura 14.4).

## PERDA PARCIAL DE AERAÇÃO PULMONAR

Em patologias interstício-alveolares que provocam perda parcial da aeração do parênquima,

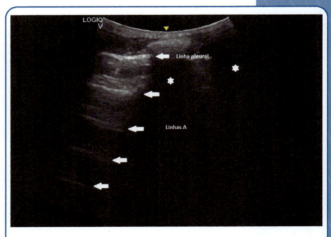

**Figura 14.4.** Linha pleural e linhas A. Os asteriscos indicam a sombra acústica posterior gerada pelos arcos costais.

passamos a observar linhas B, também conhecidas como caudas de cometas (Tabela 14.2). As linhas B são um artefato de reverberação formado pela passagem das ondas de ultrassom através de meios com impedâncias diferentes, no caso a interface ar-líquido do tecido pulmonar alterado.

**Tabela 14.2.** Características das linhas B.

| Características das linhas B |
|---|
| ▪ Linhas verticais hiperecoicas e bem definidas |
| ▪ Surgem da linha pleural |
| ▪ Estendem-se até o final da imagem |
| ▪ Movimentam-se com as incursões respiratórias |
| ▪ Sobrepõem-se às linhas A |

As linhas B têm um comportamento dinâmico, ou seja, quanto menor o grau de aeração pulmonar, maior o número e a densidade de linhas B observadas. O contrário também é verdadeiro, e quanto melhor a aeração pulmonar, menor o número de linhas B (Figuras 14.5 e 14.6). Dessa maneira, podemos utilizar o ultrassom pulmonar a beira leito para acompanhar a evolução do paciente, bem como a resposta às medidas terapêuticas adotadas.

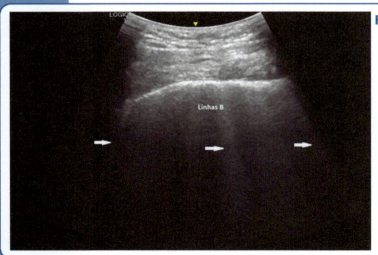

**Figura 14.5.** Linhas B espaçadas (setas).

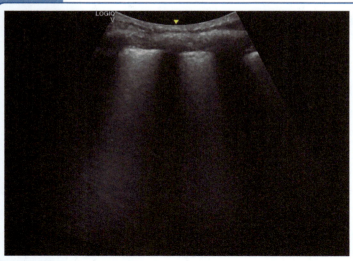

**Figura 14.6.** Linhas B confluentes.

Consolidações subpleurais são irregularidades pleurais de até cerca de 5mm que representam alterações inflamatórias pulmonares e das quais surgem linhas B (Figura 14.7). Essas alterações pleurais estão presentes em pneumonias virais e bacterianas, bem como em pneumonites e na síndrome do desconforto respiratório agudo (SDRA).

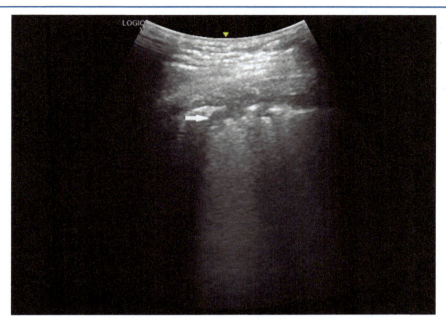

**Figura 14.7.** Consolidações subpleurais (seta).

## SÍNDROMES ALVÉOLO-INTERSTICIAIS

Diversas patologias podem cursar com perda parcial da aeração pulmonar e consequente surgimento de linhas B. Dito isso, podemos concluir que a presença de linhas B bilateralmente por si só não é patognomônica de nenhuma patologia específica e não permite realizar um diagnóstico etiológico, mas sim sindrômico. A presença de linhas B em mais de uma zona pulmonar, bilateralmente, caracteriza as "síndromes alveolointersticiais". Dentro desse grupo, que engloba diversas patologias como pneumonia, SDRA, congestão, fibrose intersticial etc., é possível diferenciar edema pulmonar inflamatório de edema hidrostático por congestão (Tabela 14.3).

**Tabela 14.3.** Diferencial entre edema hidrostático e edema inflamatório ao ultrassom.

| | Síndromes intersticiais pulmonares | |
|---|---|---|
| | **Congestão** | **Pneumonias/SDRA** |
| Quadro clínico | Agudo | Agudo |
| Linhas B | Presentes bilateralmente | Presentes bilateralmente |
| Distribuição das linhas B | Simétrica e gravitacional | Heterogênea, linhas B entremeadas com áreas normais |
| Alterações pleurais | Ausentes | Espessamento pleural, consolidações subpleurais |
| *Lung sliding* | Presente | Pode estar reduzido ou até mesmo ausente |
| *Lung pulse* | Ausente | Presente |
| Consolidações | Ausentes | Podem estar presentes |

## PERDA TOTAL DA AERAÇÃO PULMONAR

Quando ocorre preenchimento alveolar ou colapso alveolar, observamos consolidações pulmonares. Nesse caso, o parênquima pulmonar assume ao ultrassom ecogenicidade semelhante a um órgão sólido (hepatização). A presença de ar nas pequenas vias aéreas no interior do parênquima consolidado gera imagens hiperecogênicas, que são os broncogramas aéreos (Figura 14.8).

Outros sinais ultrassonográficos que podem ser observados em consolidações são o sinal da coluna e o *shred sign* (Figuras 14.9 e 14.10).

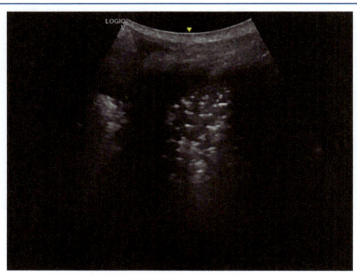

**Figura 14.8.** Consolidação pulmonar e broncogramas aéreos.

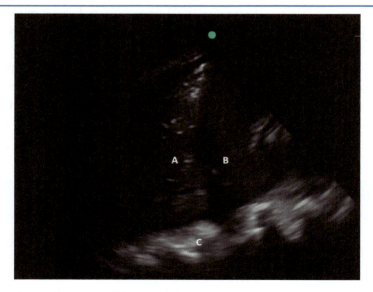

**Figura 14.9.** Sinal da coluna. Em consolidações lobares, o parênquima consolidado conduz o ultrassom, permitindo a visualização da coluna torácica posteriormente ao pulmão. (A) Pulmão; (B) Fígado; (C) coluna.

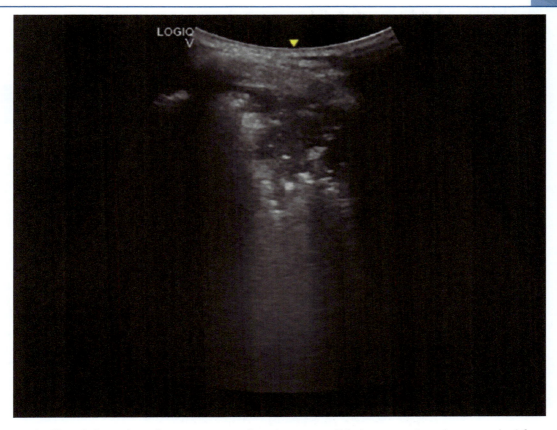

**Figura 14.10.** *Shred sign*: a interface entre o parênquima consolidado e o parênquima aerado é formada por uma linha hiperecogênica irregular.

Os broncogramas aéreos podem ser estáticos ou dinâmicos. Quando o conteúdo do broncograma não está em comunicação com a via aérea principal, não observamos o movimento do seu conteúdo com as incursões respiratórias e temos o chamado broncograma estático (Vídeo 14.2). Já quando existe comunicação entre a via aérea principal e o conteúdo do broncograma, o movimento respiratório gera um movimento de pistão no seu interior, que é chamado de broncograma dinâmico (Vídeo 14.3).

De uma maneira geral, podemos dizer que o encontro de apenas broncogramas estáticos em uma consolidação favorece a hipótese de atelectasia, quando existe essa suspeita. Já o encontro de broncograma dinâmico em uma consolidação favorece a hipótese de pneumonia em um paciente em que exista essa suspeita clínica (Tabela 14.4).

**Vídeo 14.2.** Acesse o QR code para assistir ao vídeo. Broncograma estático.

**Vídeo 14.3.** Acesse o QR code para assistir ao vídeo. Broncograma dinâmico.

**Tabela 14.4.** Diferenciação entre atelectasia e pneumonia. *Os achados ultrassonográficos são complementares e devem sempre ser correlacionados com a clínica. **Em consolidações por pneumonia, é comum o encontro de broncogramas estáticos e dinâmicos na mesma consolidação.

| Diagnóstico diferencial de consolidações* | | |
|---|---|---|
| | **Atelectasia** | **Pneumonia** |
| Broncogramas aéreos | Estáticos | Dinâmicos** |
| Broncogramas fluidos | Ausentes | Podem estar presentes (secreção no interior das vias aéreas) |
| Vascularização ao doppler | Ausente (compressão dos vasos e vasoconstrição hipóxica) | Presente |

# PNEUMOTÓRAX

Como vimos no início do capítulo, o ultrassom de uma estrutura bem aerada exibe o padrão de linhas A. Em um paciente com pneumotórax, também se observa o padrão A, porém sem deslizamento entre as pleuras, uma vez que a pleura parietal e a visceral não estão justapostas (*lung sliding* ausente). Nesse caso, no modo M, observamos o "sinal da estratosfera" ou "sinal do código de barras (Figura 14.11).

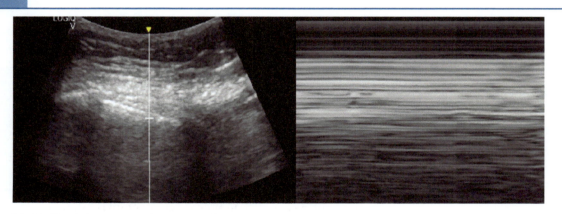

**Figura 14.11.** Sinal da estratosfera ou código de barras.

Como já estudado, quaisquer condições que interfiram com o deslizamento ou com a justaposição pleural podem abolir a imagem de deslizamento pleural (Tabela 14.5). Assim sendo, a ausência de *lung sliding* não é um sinal específico de pneumotórax:

**Tabela 14.5.** Causas de ausência de deslizamento pleural.

| Causas de *lung sliding* ausente | |
|---|---|
| Pneumotórax | Cânula orotraqueal seletiva |
| Pleurodese | Hiperinsuflação pulmonar |
| Atelectasia | Baixa complacência pulmonar |

## LUNG POINT

A maneira de se confirmar o diagnóstico de pneumotórax através do ultrassom pulmonar é realizando uma varredura do tórax do paciente até se encontrar o exato ponto de descolamento entre as pleuras parietal e visceral. Em um paciente em posição supina, o ar do pneumotórax tende a se acumular no ápice e na região anterior do tórax, ponto no qual observaremos a ausência de *lung sliding*. A partir desse ponto, deve-se deslizar o transdutor lateralmente e inferiormente, até a localização do *lung point* (Vídeo 14.4). Nesse caso, observaremos parte da linha pleural com *lung sliding* e parte da linha pleural sem movimento. Este ponto de descolamento, chamado de *lung point*, é o achado específico de pneumotórax no ultrassom.

**Vídeo 14.4.** Acesse o QR code para assistir ao vídeo. *Lung Point*.

## LUNG PULSE

Em alguns casos, observaremos no modo M o *lung pulse*, artefato de movimento formado pela oscilação entre as pleuras parietal e visceral entre si com os batimentos cardíacos (Figura 14.12). Esse sinal é visualizado em casos de pleuras justapostas, porém com deslizamento pleural ausente ou muito reduzido, em situações como: complacência reduzida, hiperdistensão alveolar, atelectasia, intubação seletiva etc., e permite a exclusão de pneumotórax (Tabela 14.6).

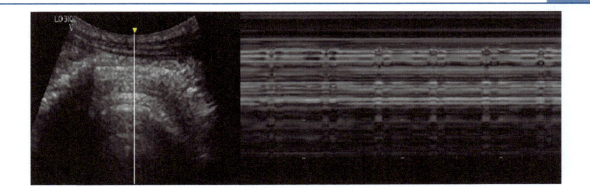

**Figura 14.12.** Lung pulse.

**Tabela 14.6.** Sinais de exclusão de pneumotórax ao ultrassom.

| Sinais que excluem pneumotórax | | |
|---|---|---|
| *Lung sliding* | *Lung pulse* | Linhas B |

## LUNG ULTRASOUND SCORE (LUS)

O grau de aeração do parênquima pulmonar pode ser semiquantificado através de um escore, o LUS. No LUS, à cada uma das 6 zonas de cada hemitórax se atribui uma pontuação de 0 a 3 de acordo com o pior padrão de aeração pulmonar observado (Tabela 14.7). O escore é a soma da pontuação nas 12 zonas torácicas, ou seja, varia de 0 a 36. Dessa maneira, pode-se comparar evolutivamente e de forma padronizada a aeração pulmonar.

**Tabela 14.7.** O LUS deve ser realizado com o transdutor na transversal, avaliando-se cada espaço intercostal. O pior padrão observado dentro de cada uma das regiões de cada hemitórax corresponderá à pontuação daquela zona. Consolidações subpleurais são pontuadas como 1 ou 2.

| LUS – Lung ultrasound score ||||| 
|---|---|---|---|---|
| LUS | 0 | 1 | 2 | 3 |
| Interpretação | Aeração normal | Perda moderada de aeração | Perda grave de aeração | Perda completa de aeração |
| Descrição | Linhas A ou até 2 linhas B em um espaço intercostal | Linhas B difusas ou que ocupam < 50% do espaço intercostal | Linhas B confluentes que ocupam > 50% do espaço intercostal | Consolidação |

## DERRAME PLEURAL

O derrame pleural é observado como uma imagem anecoica e de distribuição gravitacional. Dessa maneira, geralmente ocupa os recessos costofrênicos, nas bases pulmonares e regiões posteriores nos pacientes em decúbito dorsal. Derrames pleurais complicados podem apresentar septos e debris em seu interior e serem loculados (Figura 14.13).

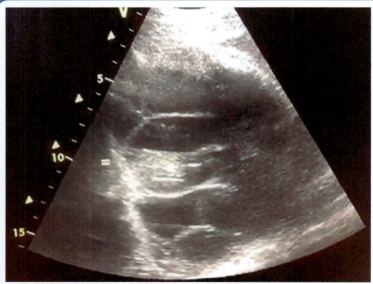

**Figura 14.13.** Derrame pleural complicado, com septos e debris.

Para otimizar a visualização do diafragma e dos recessos costofrênicos, pode ser realizada manobra de rotação do transdutor em sentido horário para permitir o encaixe do feixe de ultrassom no espaço intercostal e assim retirar a sombra acústica das costelas do campo de visão.

Considera-se segura a punção diagnóstica do derrame pleural se a distância entre a pleura parietal e a visceral é de pelo menos 15 mm durante a inspiração (momento de menor distância interpleural). Os sinais do sinusoide e da coluna ajudam a confirmar a presença de derrame pleural (Figuras 14.14 a 14.16).

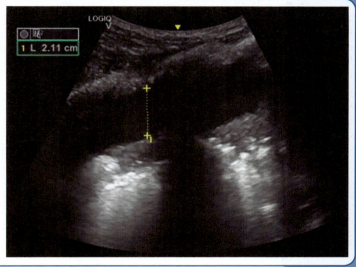

**Figura 14.14.** Medida da distância interpleural ao final da inspiração.

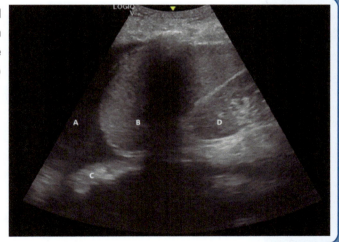

**Figura 14.15.** Sinal da coluna. O derrame pleural conduz as ondas de ultrassom, permitindo a visualização da coluna torácica posteriormente ao pulmão. (A) Derrame pleural; (B) Fígado; (C) Coluna; (D) Rim direito.

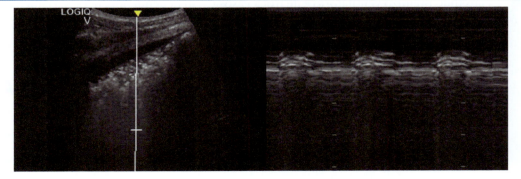

**Figura 14.16.** Sinal do sinusoide no modo M, gerado pela movimentação cíclica do parênquima pulmonar subjacente ao derrame pleural.

No que diz respeito à quantificação do volume de derrames pleurais, existem diversas fórmulas estudadas até o momento, nenhuma com excelente reprodutibilidade ou consistência entre diferentes estudos (Tabela 14.8).

**Tabela 14.8.** Algumas das fórmulas existentes para quantificação do volume de derrame pleural. D: distância interpleural.

| Quantificação de derrame pleural | | |
|---|---|---|
| **Autor** | **Fórmula** | **Observação\*** |
| Balik | D (mm) × 20 = Volume (mL) | Pacientes em ventilação mecânica, em supino com decúbito elevado a 15°, transdutor transversal na linha axilar posterior, medida na base e ao final da expiração |
| Roch | D > 5cm prediz derrame pleural > 500 mL | Pacientes em ventilação mecânica, em supino, transdutor transversal na linha axilar posterior, medida na base e ao final da expiração |
| Vignon | D > 45 mm à direita ou D > 50 mm à esquerda predizem derrame pleural > 800 mL | Pacientes em supino, transdutor na transversal na linha axilar posterior, medida na base e ao final da expiração |

\*Condições dos estudos.

Devemos ter em mente que a estimativa do volume por essas fórmulas pode ser afetada por diversos fatores (Tabela 14.9):

**Tabela 14.9.** Fatores que interferem na quantificação do volume de derrame pleural por fórmulas.

| Fatores que interferem na medida do derrame pleural por fórmulas | |
|---|---|
| Tamanho da caixa torácica | Decúbito e posição do paciente |
| Ventilação com pressão positiva | Atelectasia pulmonar |
| Lateralidade | Posição do diafragma |
| Posição e angulação do transdutor | Distensão abdominal |

Mais importante do que a quantificação exata do volume do derrame pleural é a sua avaliação seriada a beira leito. Além disso, a drenagem de um derrame pleural será determinada na suspeita de derrame complicado/empiema ou quando se entende que seu efeito de massa está causando prejuízo ventilatório e de troca gasosa, não dependendo, necessariamente, do volume calculado.

# DIAGNÓSTICO DIFERENCIAL DE INSUFICIÊNCIA RESPIRATÓRIA

Existem protocolos, como o BLUE, baseados em ultrassonografia *point-of-care* e criados para auxiliar no diagnóstico diferencial de pacientes que se apresentam em insuficiência respiratória em cenários de emergência e terapia intensiva.

# CONSIDERAÇÕES FINAIS

- O ultrassom de tórax *point-of-care* permite a avaliação da maior parte das patologias comuns em pacientes críticos, auxiliando no diagnóstico diferencial de insuficiência respiratória em ambientes de emergência e terapia intensiva.

- São limitações ao exame: presença de curativos, enfisema de subcutâneo e proximidade dos achados com a pleura.

- É possível realizar um seguimento evolutivo das patologias com o ultrassom a beira leito.

- Como em todos os exames complementares, os achados de imagem devem ser correlacionados com a clínica.

# LEITURA SUGERIDA

1. Lichtenstein DA. BLUE-protocol and FALLS-protocol: two applications of lung ultrasound in the critically ill. Chest. 2015 Jun;147(6):1659-70.

2. Mojoli F, Bouhemad B, Mongodi S, Lichtenstein D. Lung Ultrasound for Critically Ill Patients. Am J Respir Crit Care Med. 2019 Mar 15;199(6):701-14.

3. Volpicelli G, Mussa A, Garofalo G, Cardinale L, Casoli G, Perotto F, Fava C, Frascisco M. Bedside lung ultrasound in the assessment of alveolar-interstitial syndrome. Am J Emerg Med. 2006 Oct;24(6):689-96.

4. Mayo PH, Copetti R, Feller-Kopman D, Mathis G, Maury E, Mongodi S, Mojoli F, Volpicelli G, Zanobetti M. Thoracic ultrasonography: a narrative review. Intensive Care Med. 2019 Sep;45(9):1200-11.

5. Volpicelli G, Elbarbary M, Blaivas M, Lichtenstein DA, Mathis G, Kirkpatrick AW, Melniker L, et al; International Liaison Committee on Lung Ultrasound (ILC-LUS) for International Consensus Conference on Lung Ultrasound (ICC-LUS). International evidence-based recommendations for point-of-care lung ultrasound. Intensive Care Med. 2012 Apr;38(4):577-91.

6. Bouhemad B, Liu ZH, Arbelot C, Zhang M, Ferarri F, Le-Guen M, Girard M, Lu Q, Rouby JJ. Ultrasound assessment of antibiotic-induced pulmonary reaeration in ventilator-associated pneumonia. Crit Care Med. 2010 Jan;38(1):84-92.

7. Mongodi S, Bouhemad B, Orlando A, Stella A, Tavazzi G, Via G, Iotti GA, Braschi A, Mojoli F. Modified Lung Ultrasound Score for Assessing and Monitoring Pulmonary Aeration. Ultraschall Med. 2017 Oct;38(5):530-7.

8. Balik M, Plasil P, Waldauf P, Pazout J, Fric M, Otahal M, Pachl J. Ultrasound estimation of volume of pleural fluid in mechanically ventilated patients. Intensive Care Med. 2006 Feb;32(2):318.

9. Roch A, Bojan M, Michelet P, Romain F, Bregeon F, Papazian L, Auffray JP. Usefulness of ultrasonography in predicting pleural effusions > 500 mL in patients receiving mechanical ventilation. Chest. 2005 Jan;127(1):224-32.

10. Vignon P, Chastagner C, Berkane V, Chardac E, François B, et al. Quantitative assessment of pleural effusion in critically ill patients by means of ultrasonography. Crit Care Med. 2005 Aug;33(8):1757-63.

# ULTRASSONOGRAFIA DIAFRAGMÁTICA NA UTI

**15**

Pedro Vitale Mendes

## INTRODUÇÃO

Disfunção e fraqueza diafragmática podem ser causas de insuficiência respiratória, necessidade de intubação orotraqueal e desmame difícil da ventilação mecânica. Recentemente, com o aumento do uso da ultrassonografia à beira leito na emergência e UTI, a ultrassonografia diafragmática, bem como do restante da musculatura respiratória, tem ganhado mais atenção durante a avaliação do paciente em insuficiência respiratória.

O diafragma é o principal musculo envolvido na atividade respiratória e sua disfunção e/ou fraqueza podem predispor a insuficiência, por se tratar de uma estrutura que demanda uma avaliação dinâmica, o estudo da função diafragmática através de exames como fluoroscopia, estimulação nervosa, eletromiografia e ressonância nuclear magnética, dentre outros, é de difícil realização em pacientes críticos na UTI. Neste contexto, a ultrassonografia tem a vantagem de ser um exame dinâmico, *real time*, beira leito e de baixo risco ao paciente. Assim, nos próximos parágrafos iremos discutir sobre a técnica, indicações e objetivos com a realização da ultrassonografia diafragmática no doente crítico.

## BREVE DESCRIÇÃO SOBRE ANATOMIA E FUNÇÃO

O diafragma é uma estrutura em forma de domo que separa as cavidades torácica e abdominal. É composto por uma porção central aponeurótica (tendão central) e duas extremidades laterais musculares, responsáveis pela contração diafragmática. O ponto no qual essa porção muscular está aderido à parede, na porção inferior da caixa torácica, é chamado de zona de aposição (Figura 15.1). Para que ocorra a inspiração, a porção muscular do diafragma contrai, gerando encurtamento e espessamento desta estrutura. Como consequência, o domo do diafragma se desloca caudalmente (retifica), reduzindo a pressão intrapleural e gerando a expansão torácica com entrada de ar nos pulmões.

Sendo assim, a avaliação ultrassonográfica do diafragma é feita através tanto da avaliação do deslocamento do diafragma com a inspiração, bem como com a avaliação do espessamento do músculo durante a inspiração.

Existem diversas etiologias que podem gerar disfunção diafragmática, tais como: lesão do nervo frênico, doenças neuromusculares, cirurgia torácica ou abdominal, tetraparesia do doente crítico e, até mesmo, disfunção diafragmática causada pela própria ventilação mecânica.

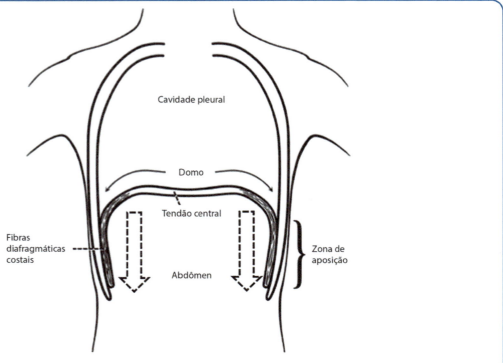

**Figura 15.1.** Desenho esquemático representando as estruturas do diafragma de interesse para ultrassonografia no doente crítico.

## AVALIAÇÃO DA MOBILIDADE DIAFRAGMÁTICA

A avaliação da mobilidade diafragmática é feita com o paciente em decúbito dorsal e com a cabeceira elevada entre 20-45°. O paciente deve estar em ventilação espontânea (podendo ser no modo Pressão de Suporte – CPAP no ventilador mecânico) e com a Pressão de Suporte / Delta de pressão = 0 cmH$_2$O, de modo que todo deslocamento do diafragma seja fruto da contração muscular e não do suporte oferecido pelo aparelho. No contexto de avaliação diafragmática como preditor de desmame da ventilação mecânica, o exame deve ser feito ao final do teste de respiração espontânea (TRE). Seja com o paciente em suporte mínimo ou em Tubo T. Em pacientes colaborativos, podemos pedir que faça uma inspiração profunda, permitindo acessar a excursão máxima do diafragma durante a inspiração.

O transdutor utilizado neste caso é um transdutor curvo, com frequência entre 2-5 MHz (baixa frequência) permitindo a avaliação de estruturas um pouco mais profundas. A profundidade da imagem adquirida deve ser individualizada para cada paciente, mas, em geral, inicia-se o exame com uma profundidade de cerca de 15 cm. Posiciona-se o transdutor perpendicularmente à pele, logo abaixo do arcabouço costal, na linha hemiclavicular (ou entre a linha hemiclavicular e linha axilar anterior) e com o marcador em orientação cranial. Após identificação da estrutura, o transdutor deve ser rodado de modo deixar o marcador voltado para direita do paciente (Figura 15.2).

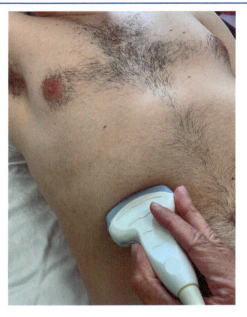

**Figura 15.2.** Posicionamento do transdutor no paciente para avaliação da mobilidade diafragmático.

Inicia-se o exame no modo 2D (bidimensional) com o objetivo de identificar o diafragma que aparecerá como uma estrutura hiperecogênica e em forma de arco (Figura 15.3). Habitualmente, observa-se o diafragma justaposto ao fígado ou baço, a depender da lateralidade do exame. Em seguida, aciona-se o cursor para aquisição do modo M, que deve estar posicionado o mais perpendicular possível ao diafragma. Com o modo M acionado, devemos ajustar a velocidade de varredura (*sweep speed*) para cerca de 10 mm/s de modo a termos pelo menos 2 a 3 inspirações visíveis na tela para medida. O Vídeo 15.1 exemplifica a avaliação da mobilidade do diafragma

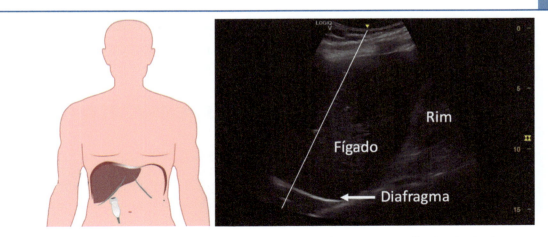

**Figura 15.3.** Local de posicionamento do transdutor no paciente para avaliação do deslocamento diafragmático e imagem inicialmente vista no modo 2D (bidimensional).

**Vídeo 15.1.** Acesse o QR code para assistir ao vídeo. Mobilidade diafragmática.

Conforme exemplificado na Figura 15.4, durante a inspiração é esperado um deslocamento do diafragma em direção ao transdutor (apresentando uma curva para cima na tela em modo M). O operador deve congelar a imagem e medir a amplitude da excursão diafragmática no eixo vertical do ponto basal da curva até a extremidade mais alta atingida durante a inspiração. Em alguns casos patológicos, pode até ocorrer movimentação paradoxal do diafragma com incursão paradoxalmente para baixo. Os valores de normalidade e associados a falhas de desmame da ventilação estão resumidos na Tabela 15.1. Ambos os lados devem ser avaliados para excluir fraqueza ou paralisia unilateral do diafragma. A avaliação do lado esquerdo é comumente mais difícil do que à direita.

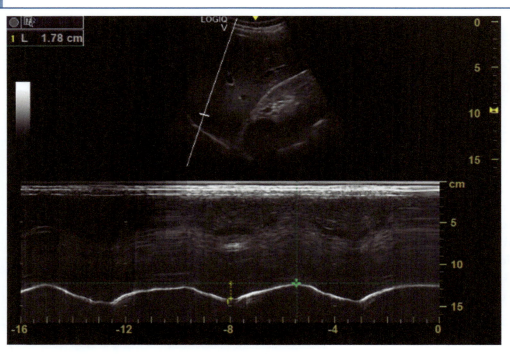

**Figura 15.4.** Aplicação do modo M com cursor perpendicular ao diafragma para avaliação do deslocamento diafragmático. Mede-se o ponto mais baixo e o mais alto da curva durante o ciclo respiratório.

## AVALIAÇÃO DA FRAÇÃO DE ESPESSAMENTO DIAFRAGMÁTICO

A avaliação da fração de espessamento diafragmático é feita com o paciente em decúbito dorsal e com a cabeceira elevada entre 20-45°. O paciente também deve estar em ventilação espontânea e sem suporte do ventilador mecânico (ou suporte mínimo). Se possível, a realização de uma inspiração profunda permite avaliar adequadamente a fração de espessamento. Assim como descrito para avaliação do deslocamento diafragmático, o exame pode ser feito ao final do TRE como forma de predizer sucesso ou falha de extubação.

O transdutor utilizado neste caso é um transdutor linear e de alta frequência, garantindo uma melhor qualidade de imagem do diafragma na zona de aposição. A profundidade da imagem é ajustada para cerca de 2-6 cm, podendo ser individualizado para cada paciente. O transdutor linear é colocado entre as linhas axilar anterior e média, entre o oitavo e décimo primeiro arcos costais, com marcador apontando cranialmente (Figura 15.5).

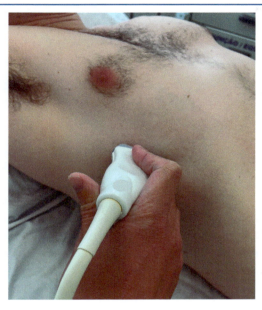

**Figura 15.5.** Posicionamento do transdutor no paciente para avaliação da fração de espessamento diafragmático.

Desta maneira, o diafragma aparecerá como uma estrutura de 3 camadas entre a membrana pleural e peritoneal, conforme Figuras 15.6 e 15.7. Uma característica desta avaliação é que podemos identificar uma estrutura hiperecogênica linear no meio do diafragma (Figuras 15.6).

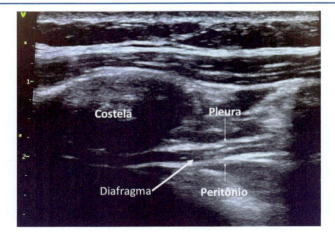

**Figura 15.6.** Visualização do diafragma na zona de aposição no modo bidimensional.

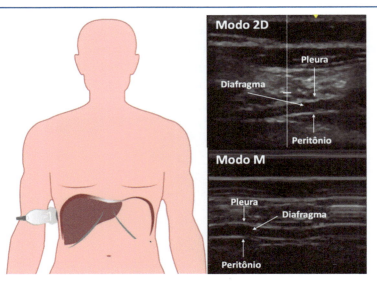

**Figura 15.7.** Posicionamento do transdutor no paciente para avaliação da fração de espessamento diafragmático, janela visualizada no modo 2D e no modo M.

Em seguida, após identificação das estruturas no modo 2D, aciona-se o modo M com o cursor perpendicular ao diafragma. Considerando que durante a inspiração temos a contração com consequente encurtamento e espessamento do diafragma, espera-se que quanto melhor for a contração diafragmática, maior será o espessamento na avaliação. O Cálculo da fração de espessamento é dado por:

Fração de espessamento = (Espessura inspiratória final − Espessura expiratória final) / Espessura expiratória final × 100

A Figura 15.8 exemplifica a realização da medida de fração de espessamento diafragmático em doente crítico. O Vídeo 15.2 exemplifica a avaliação da fração de espessamento diafragmático.

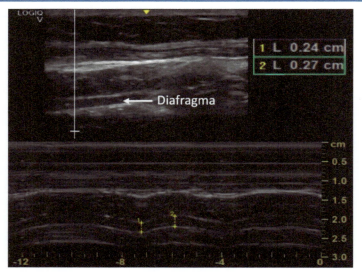

**Figura 15.8.** Aplicação do modo M com cursor perpendicular ao diafragma para avaliação da fração de espessamento diafragmático.

Os valores de corte estão especificados na Tabela 15.1. É importante notar que pontos de corte podem variar de acordo com gênero e idade do paciente. Além disso, estudos diferentes sugerem pontos de corte diferentes. No entanto, quanto menor a fração de espessamento, mais grave é a fraqueza/disfunção diafragmática.

**Vídeo 15.2.** Acesse o QR code para assistir ao vídeo. Fração de espessamento diafragmático.

**Tabela 15.1.** Valores de corte para deslocamento diafragmático e fração de espessamento diafragmático em doente crítico.

| Teste | Condição do paciente | Ponto de corte | Observação |
|---|---|---|---|
| Mobilidade diafragmática | Ao final do TRE (Tubo T ou suporte mínimo) | 1,1 cm (valores menores são patológicos) | Sensibilidade de 84% e especificidade de 82% em prever sucesso de extubação |
| Fração de espessamento | Ao final do TRE (Tubo T ou suporte mínimo) | 30-36% (valores menores são patológicos) | Sensibilidade e especificidade superiores a 80% em prever sucesso de extubação |
| Fração de espessamento | Ao final do TRE (Tubo T ou suporte mínimo) | 20% | Valores inferiores a 20% sugerem importante fraqueza diafragmática e alta taxa de falha de extubação. |
| Fração de espessamento | Durante ventilação em suporte | < 15% | Sugere excesso de assistência fornecida pelo ventilador mecânico |

Por fim, temos que a avaliação ultrassonográfica do diafragma pode auxiliar na compreensão do quadro de insuficiência respiratória em pacientes críticos. Assim, em conjunto com outros parâmetros clínicos e com o restante da avaliação ultrassonográfica do paciente, é possível usar essa ferramenta no cuidado diário ao paciente e auxiliar no processo de desmame da ventilação mecânica, conforme será discutido posteriormente neste livro no capítulo de "*USG em Desmame Ventilatório*".

## LEITURA SUGERIDA

1. Troyer AD, Wilson TA. Action of the diaphragm on the rib cage. J Appl Physiol (1985). 2016;121(2):391-400.
2. Tuinman PR, Jonkman AH, Dres M, Shi ZH, Goligher EC, Goffi A, et al. Respiratory muscle ultrasonography: methodology, basic and advanced principles and clinical applications in ICU and ED patients-a narrative review. Intensive Care Med. 2020;46(4):594-605.
3. Santana PV, Cardenas LZ, Albuquerque ALP, Carvalho CRR, Caruso P. Diaphragmatic ultrasound: a review of its methodological aspects and clinical uses. J Bras Pneumol. 2020;46(6):e20200064.
4. Matamis D, Soilemezi E, Tsagourias M, Akoumianaki E, Dimassi S, Boroli F, et al. Sonographic evaluation of the diaphragm in critically ill patients. Technique and clinical applications. Intensive Care Med. 2013;39(5):801-10.

# ULTRASSONOGRAFIA NO TRAUMA

**16**

Gabriel Afonso Dutra Kreling
Luciana Jacintho Caleiro

## INTRODUÇÃO

O FAST (*Focused Assessment with Sonography for Trauma*) e o EFAST (*Extended FAST*) são os protocolos do uso de ultrassom mais difundidos nas avaliações primária e secundária do atendimento ao trauma. Permitem responder rapidamente (em 3 a 4 minutos) perguntas específicas que podem auxiliar na tomada de decisão de maneira rápida e precoce.

Para a tomada de decisão no paciente instável, não é necessário um diagnóstico preciso de qual órgão foi lesado, por isso, o exame não deve ser orientado para um diagnóstico, mas para a identificação rápida que responda às seguintes questões: existe líquido livre na cavidade abdominal? Existe líquido livre no espaço pericárdico? Existe líquido livre na cavidade torácica? Existe ar no espaço pleural? Com a resposta para essas perguntas, aliada às informações clínicas do paciente, a identificação de condições ameaçadoras à vida – hemoperitônio, hemotórax, derrame pericárdico com tamponamento cardíaco e pneumotórax – pode ser prontamente realizada e o tratamento adequadamente indicado.

O FAST é um exame de alta especificidade para diagnóstico de líquido livre peritoneal (aproximadamente 99%), mas de baixa sensibilidade (60%-80%), desta maneira não deve ser usado para excluir a presença de líquido livre. Porém, tem papel fundamental quando positivo para indicar uma intervenção cirúrgica, especialmente em pacientes instáveis hemodinamicamente. O FAST deve ser usado, portanto, como uma ferramenta de triagem para *rule in* e não uma ferramenta diagnóstica exata.

A sensibilidade do exame depende do volume de sangue na cavidade, do espaço a ser visualizado e da posição do paciente. Por exemplo, o volume necessário de líquido para que seja visualizado no ultrassom é descrito como cerca de 600-700 mL nos espaços hepato e esplenorrenais, porém em posição de Trendelemburg, o volume necessário para a identificação reduz para cerca de 400 mL.O sangramento agudo é identificado como uma lâmina anecoica nos espaços avaliados. O sangramento mais tardio pode ser de difícil identificação, principalmente para examinadores menos experientes, pois o sangue coagulado gera uma imagem heterogênea.

O objetivo deste capítulo é apresentar de maneira prática as indicações, a obtenção das janelas e como identificar as alterações nos protocolos FAST e EFAST. O protocolo FAST realiza a avaliação das janelas abdominais (hepatorrenal, esplenorrenal, suprapúbica) e cardíaca subcostal ou subxifoide. No EFAST, adiciona-se a avaliação dos campos pulmonares.

## INDICAÇÕES DO EFAST

As principais indicações para o protocolo EFAST estão presentes na Tabela 16.1.

**Tabela 16.1.** Indicações de EFAST no politrauma.

| Trauma abdominal fechado | Hipotensão de causa não definida |
|---|---|
| Trauma cardíaco fechado | Pneumo ou hemotórax |
| Trauma torácico | Trauma cardíaco penetrante |

O EFAST pode ser realizado durante a avaliação primária nos pacientes instáveis; já nos pacientes estáveis, pode ser realizado ao final da avaliação primária ou na avaliação secundária; e deve sempre ser realizado quando o paciente apresentar alguma alteração clínica, mesmo após as avaliações primária e secundária.

Durante a avaliação primária do paciente instável vítima de trauma, o EFAST deve ser utilizado nos passos B (*breathing* [avaliação da ventilação], com identificação de pneumotórax hipertensivo e de hemotórax maciço) e C (*circulation* [avaliação hemodinâmica], com identificação de tamponamento cardíaco e de hemoperitônio).

A tomada de decisão no atendimento ao paciente vítima de trauma está resumida nos fluxogramas das Figuras 16.1 e 16.2, divididos com relação à condição hemodinâmica.

## Escolha do probe

A avaliação das janelas do EFAST é realizada com o probe convexo (Figura 16.3). Para a avaliação de pneumotórax, pode-se utilizar o probe linear (Figura 16.4). Nos casos em que o aparelho de ultrassom só dispõe do probe convexo, ou nos casos em que a lentidão para a troca do probe possa interferir na tomada de decisão, deve-se reduzir a profundidade da aquisição da imagem com o probe convexo para a avaliação de pneumotórax.

Por convenção, a posição do *probe marker* deve ser orientada para a direita do paciente nas janelas pericárdica (subxifoide) e pélvica (suprapúbica), e para cranial nas janelas hepatorrenal, esplenorrenal e pulmonares.

Ao obter as janelas nas posições padronizadas, deve-se realizar manobras que otimizem as imagens com movimentos do probe, como: rotação horária ou anti-horária; deslizamento para baixo e para cima; inclinação do probe para baixo e para cima (movimento de báscula). A interpretação ótima é realizada em relação às imagens dinâmicas, e não somente na avaliação estática das estruturas.

**Figura 16.1.** Fluxograma de utilização do EFAST na tomada de decisão no paciente instável hemodinamicamente.

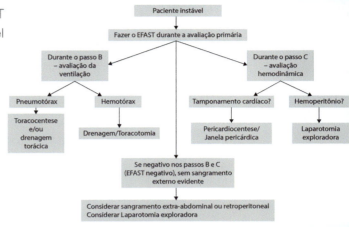

**Figura 16.2.** Fluxograma de utilização do EFAST na tomada de decisão no paciente estável hemodinamicamente.

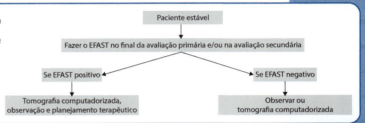

**Figura 16.3.** Probe curvilíneo. A marcação na lateral indica o *probe marker*.

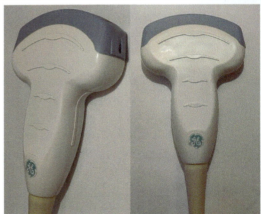

**Figura 16.4.** Probe linear. A marcação na lateral indica o *probe marker*.

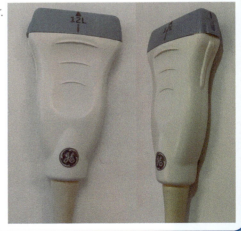

## AQUISIÇÃO DAS JANELAS

A ordem para a aquisição das janelas diverge na literatura (Figura 16.5). Algumas referências citam o início pela janela hepatorrenal para a identificação de líquido livre na cavidade abdominal. Já outras referências citam o início pela janela subxifoide, já que identifica uma causa ameaçadora a vida com potencial de reversibilidade à beira leito – o tamponamento cardíaco.

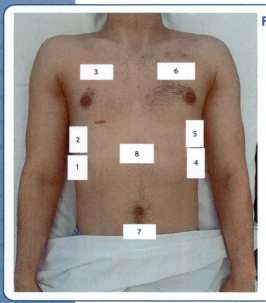

**Figura 16.5.** Janelas do EFAST: 1. Recesso hepatorrenal; 2. Base pulmão direito; 3. ápice pulmão direito; 4. Recesso esplenorrenal; 5. Base pulmão esquerdo; 6 Ápice pulmão esquerdo; 7. Suprapúbica; 8.Subxifoide.

Para facilitar a tomada de decisão conforme exposto nas Figuras 16.1 e 16.2, sugere-se o início pela janela subxifoide, ou antes ainda, pelas janelas pulmonares, nos pacientes muito instáveis, ou próximos ao colapso hemodinâmico, a fim de excluir as principais causas ameaçadoras à vida e que podem ser prontamente identificadas e manejadas (tamponamento cardíaco e pneumotórax hipertensivo). E, na sequência, a realização das janelas abdominais: hepatorrenal, esplenorrenal, e por fim, a suprapúbica.

**Vídeo 16.1.** Acesse o QR code para assistir ao vídeo. Aquisição da janela subxifóidea.

## JANELA SUBXIFOIDE

Esta janela é conhecida, também, como subcostal ou pericárdica. O objetivo desta janela é identificar derrame pericárdico e tamponamento cardíaco.

### Posição do probe

Deve-se colocar o probe logo abaixo do apêndice xifoide, na linha média, com o *probe marker* posicionado para a direita do paciente e o probe levemente inclinado, direcionado à escápula ou ao ombro esquerdo do paciente. Nesta janela, é importante realizar uma pressão leve para a obtenção da imagem (Figura 16.6 e Vídeo 16.1: aquisição da janela).

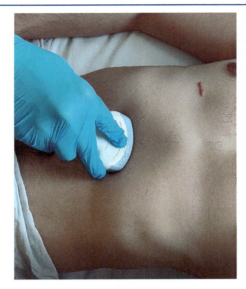

**Figura 16.6.** Aquisição da janela subxifoide. *Probe marker* para direita.

## Estruturas a serem identificadas

As principais estruturas a serem identificadas nesta janela são o coração, o lobo esquerdo do fígado e o diafragma. O pericárdio normal é uma linha branca (hiperecoica) circundando o coração.

## Janela normal

A janela normal é dada pela identificação do coração, com a visualização do ventrículo direito e do átrio direito próximos ao lobo esquerdo do fígado. Deve-se identificar a linha pericárdica logo acima do miocárdio. Pode-se fazer uma manobra de rotação e inclinação para a identificação da veia cava inferior (Figura 16.7).

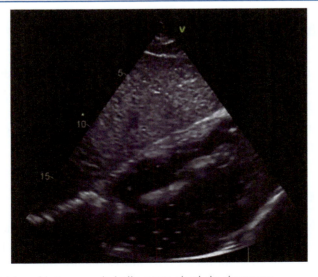

**Figura 16.7.** Janela subxifoidea. Note o pericárdio sem sinal de derrame.

**Vídeo 16.2.** Acesse o QR code para assistir ao vídeo. Derrame pericárdico discreto.

## Janela alterada

Nesta janela, deve-se buscar ativamente por líquido no espaço pericárdico. O derrame pericárdico é visualizado como uma lâmina anecoica entre o pericárdio e o coração. Deve-se inclinar o probe para baixo e para cima e avaliar toda a borda cardíaca (Figura 16.8 e Vídeo 16.2: derrame pericárdico laminar).

No caso da presença de derrame pericárdico, deve-se identificar critérios de repercussão hemodinâmica, isto é, sinais de tamponamento cardíaco: colapso sistólico do átrio direito, colapso diastólico do ventrículo direito, dilatação da veia cava inferior. O ultrassom pode guiar a punção pericárdica (esse procedimento não será detalhado por não ser o escopo deste capítulo).

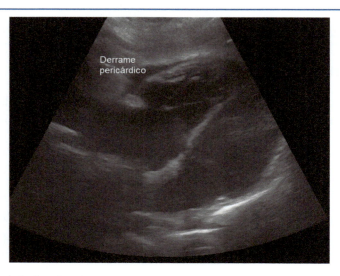

**Figura 16.8.** Derrame pericárdico laminar.

## JANELA HEPATORRENAL

Esta janela também é conhecida como janela do espaço de Morrison ou peri-hepática. O objetivo principal desta janela é a identificação de líquido livre no quadrante superior direito do abdome. A janela hepatorrenal é o local onde, geralmente, o sangue se deposita primeiramente no peritônio. Para aumentar a sensibilidade do exame nesta janela, pode-se colocar o paciente em posição de Trendelemburg.

### Posição do probe

O probe deve estar entre o nono e o décimo primeiro espaços intercostais, posicionado entre a linha axilar anterior e a linha axilar média, com o *probe marker* para a região cefálica (Figura 16.9 e Vídeo 16.3: aquisição, buscando a melhor imagem).

## Estruturas a serem identificadas

Deve-se identificar o fígado, o rim direito, o diafragma, o espaço subfrênico, a goteira paracólica direita e o espaço pleural. As estruturas devem ser visualizadas em toda a sua extensão, isto é, deve-se angular o probe nos sentidos anteroposterior e latero-lateral. Para a identificação do espaço subfrênico deve-se deslizar o probe para cima e para uma região mais próxima à linha axilar média ou posterior. Em algumas situações deve-se fazer uma rotação anti-horária do probe para a aquisição de uma imagem oblíqua.

**Vídeo 16.3.** Acesse o QR code para assistir ao vídeo. Aquisição da janela hepatorrenal.

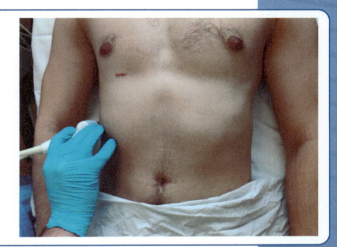

**Figura 16.9.** Aquisição da janela hepatorrenal.

## Janela normal

Em situações normais, o fígado e o rim estão justapostos, separados por uma membrana hiperecoica (fáscia de Gerota). Além disso, o espaço subdiafragmático é preenchido pelo fígado. A goteira paracólica é um espaço virtual na ausência de líquido livre. Quando existe líquido livre nessa região, observaremos uma imagem anecoica próxima ao polo renal inferior (Figura 16.10 e Vídeo 16.4: janela hepatorrenal).

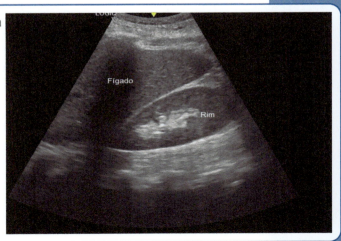

**Figura 16.10.** Espaço hepatorrenal normal: na imagem identificados o fígado e o rim direito.

**Vídeo 16.4.** Acesse o QR code para assistir ao vídeo. Janela hepatorrenal normal.

## Janela alterada

Busca-se ativamente conteúdo anecoico em todos os espaços identificados nesta janela: espaço hepatorrenal em toda a sua extensão (anteroposterior e látero-lateral), no espaço subdiafragmático, na goteira paracólica direita e ao redor do lobo direito do fígado (Figura 16.11).

Deve-se atentar para algumas situações que mimetizam líquido livre como a identificação de líquido no interior de vísceras como o duodeno, o cólon, a vesícula biliar e, até mesmo, a identificação da veia cava ou da aorta.

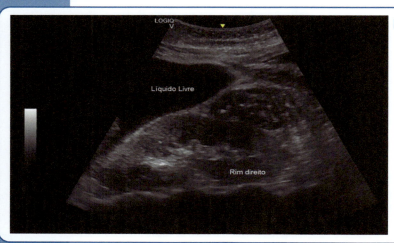

**Figura 16.11.** Líquido livre no espaço hepatorrenal.

## JANELA ESPLENORRENAL

Esta janela também é conhecida como periesplênica. O objetivo principal desta janela é a identificação de líquido livre no quadrante superior esquerdo do abdome. A obtenção desta janela pode ser mais desafiadora, uma vez que o baço é menor que o fígado e posicionado mais posteriormente.

### Posição do probe

O probe deve estar entre o sétimo e o nono espaços intercostais, posicionado entre a linha axilar média e a linha axilar posterior à esquerda, com o probe-marker para a região cefálica. Para aumentar a sensibilidade do exame, pode-se colocar o paciente em posição de Trendelemburg.

Para a identificação do espaço subfrênico deve-se deslizar o probe para cima e realizar uma rotação horária, com o *probe marker* direcionado para a linha axilar posterior esquerda. Como esta janela é mais difícil de ser obtida, algumas manobras possíveis são o deslizamento do probe da linha axilar posterior para a linha axilar anterior e a angulação (movimento de báscula) do probe em direção do esterno para a coluna vertebral (Figura 16.12 e Vídeo 16.5: manobras de obtenção da janela esplenorrenal).

**Figura 16.12.** Aquisição da janela esplenorrenal.

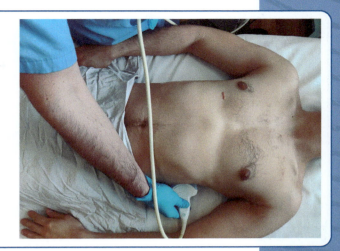

## Estruturas a serem identificadas

Deve-se identificar o baço, o rim esquerdo, o espaço subfrênico esquerdo, a goteira paracólica esquerda e o espaço pleural esquerdo.

## Janela normal

Em situações normais, o baço e o rim esquerdo estão justapostos, e o espaço subdiafragmático esquerdo é preenchido pelo baço, pelo estômago e/ou pelo cólon (Figura 16.13).

**Vídeo 16.5.** Acesse o QR code para assistir ao vídeo. Manobras para aquisição da janela esplenorrenal.

**Figura 16.13.** Janela esplenorrenal normal.

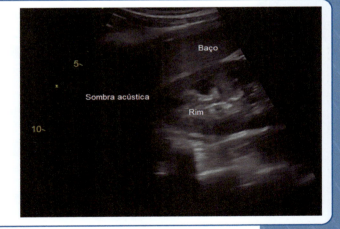

## Janela alterada

O hemoperitônio se apresentará como um conteúdo anecóico no espaço subfrênico esquerdo, no recesso esplenorrenal ou na goteira paracólica esquerda. O caminho de menor resistência para o líquido abdominal é o espaço subdiafragmático e, posteriormente, o recesso esplenorrenal (Figura 16.14).

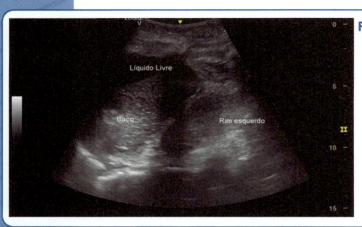

**Figura 16.14.** Presença de líquido livre na janela esplenorrenal.

## Janela Suprapúbica

Esta janela também é conhecida como janela pélvica e considerada a mais sensível para a presença de líquido livre, isto é, nesta região é necessária uma quantidade menor de líquido livre, em relação às outras janelas, para sua identificação. Para uma janela acústica ideal, a bexiga deve estar cheia. Portanto, idealmente a janela deve ser obtida antes da passagem de sonda vesical de demora. A posição de Trendelenburg reversa pode aumentar a sensibilidade do exame.

## Posição do probe

Inicia-se a avaliação com o probe na altura da sínfise púbica, na transversal, angulado para caudal, com o *probe marker* para a direita do paciente. O motivo de se angular o probe para caudal é localizar a bexiga em situações que a mesma não esteja suficientemente cheia (Figura 16.15). Uma vez identificada as estruturas, o probe deve ser girado 90° no sentido horário para a posição longitudinal (plano sagital) para aumento de sensibilidade para líquido livre retrovesical.

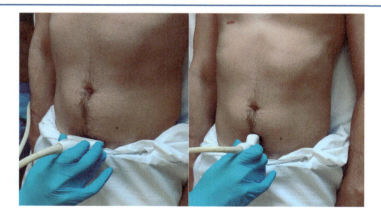

**Figura 16.15.** Aquisição da janela suprapúbica. Probe na transversal e na longitudinal.

## Estruturas a serem identificadas

A primeira estrutura a ser identificada é a bexiga. O espaço reto-vesical no paciente masculino é um bolsão de peritônio formado do reto até a bexiga, enquanto na mulher é o bolsão de peritônio formado do reto até a parede posterior do útero, ambas cavidades virtuais na ausência de líquido.

É importante ressaltar que a depender da idade reprodutiva da mulher, até 50 mL de líquido pode estar presente no recesso reto-uterino (recesso de Douglas). No homem, as vesículas seminais podem ser confundidas com líquido livre.

### Janela normal

Nessa janela deve-se visualizar a bexiga e suas paredes. Na mulher é visualizado o útero posterior à bexiga (Figura 16.16).

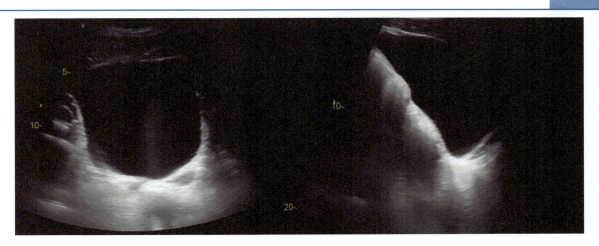

**Figura 16.16.** Bexiga cheia com probe horizontal e transversal. Note as paredes da mesma, sem conteúdo anecoico ao redor.

### Janela alterada

O líquido livre pode se acumular em qualquer parte do espaço: anterior, lateral ou posterior à bexiga (ou ao útero em mulheres). Em pacientes do sexo masculino, o líquido livre será primeiro visualizado no espaço retrovesical; em pacientes do sexo feminino, na parede posterior do útero e, conforme o acúmulo de líquido aumenta, na parede anterior.

## JANELAS PULMONARES

A avaliação pulmonar é parte do protocolo estendido do FAST e possibilita a identificação de condições ameaçadoras à vida como pneumotórax e hemotórax. Deve-se responder às seguintes questões: existe ar no espaço pleural? Existe líquido no espaço pleural?

### Janela das bases pulmonares

A avaliação das bases pulmonares é uma extensão das janelas hepatorrenal e esplenorrenal, com a visualização mais superior e posterior das estruturas identificadas. Essa janela é utilizada para a pesquisa de hemotórax, uma vez que o líquido livre pleural se acumula nas regiões basais e posteriores por consequência gravitacional (vide Capítulo 14: Ultrassonagrafia Pulmonar).

## Posição do probe

O probe segue as mesmas orientações das janelas abdominais. Deve-se inicialmente identificar as janelas hepatorrenal e esplenorrenal e, em seguida, deslizar o probe cranialmente alguns centímetros nas linhas axilares média e posterior. Este movimento mudará o campo de visão da cavidade abdominal para a cavidade torácica, com a visualização do diafragma. Alguns movimentos podem ser úteis para melhorar a identificação das estruturas, como, por exemplo, a rotação horária ou anti-horária para evitar os artefatos causados pelas costelas.

## Estruturas a serem identificadas

Do lado direito, deve-se identificar o fígado, o diafragma e a cavidade torácica.

Do lado esquerdo, deve-se identificar o baço, o diafragma e a cavidade torácica. Abaixo, figuras representando líquido acima e abaixo do diafragma (Figura 16.17 e 16.18, respectivamente).

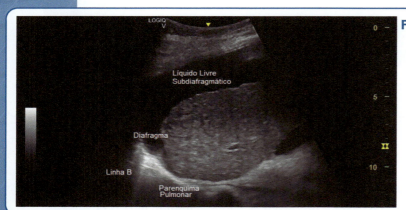

**Figura 16.17.** Diafragma caracterizado pela linha hiperecogênica que delimita o parênquima pulmonar (com linhas B) e o abdome (com líquido livre na imagem acima). A identificação do diafragma é importante para diferenciar o hemotórax do líquido livre abdominal.

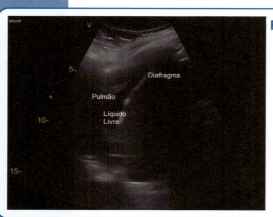

**Figura 16.18.** Derrame pleural, caracterizando hemotórax. Notar a presença do líquido acima do diafragma.

### Janela normal

A visualização de apenas parênquima pulmonar acima do diafragma é o achado normal.

### Janela alterada

A presença de líquido no espaço torácico é identificada por um conteúdo anecoico entre a linha diafragmática e o pulmão.

## JANELAS DOS ÁPICES PULMONARES

A investigação de pneumotórax é realizada bilateralmente na região anterior do tórax. Avalia-se o deslizamento pleural e os artefatos relacionados (vide Capítulo 14: Ultrassonografia Pulmonar).

### Posição do probe

O EFAST foi inicialmente descrito para ser um exame rápido, feito apenas com o probe curvilíneo. Conforme exposto no início deste capítulo, na disponibilidade e na possibilidade da utilização de um pobre linear, este poderá ser escolhido. O probe deve ser posicionado inicialmente na longitudinal, com o *probe marker* para a região cefálica, nos espaços intercostais superiores bilateralmente e deve-se deslizar o pobre por entre esses espaços nas zonas anteriores do tórax (Figura 16.19).

Para otimizar a visualização de um espaço intercostal o probe pode ser rotacionado para a transversal de forma que se "encaixe" no espaço intercostal.

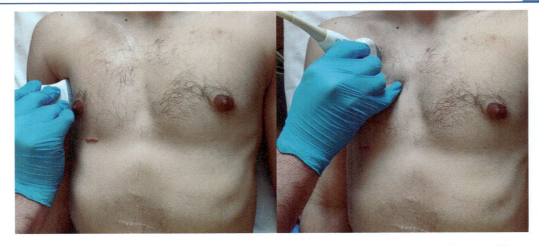

**Figura 16.19.** A esquerda probe linear na linha axilar anterior e à direita probe curvilíneo na linha hemiclavicular.

### Estruturas a serem identificadas

As pleuras são as estruturas de interesse dessa janela, sendo evidenciadas como linhas hiperecoicas abaixo do nível das costelas. Além disso, visualiza-se os arcos costais e as sombras acústicas posteriores às costelas.

### Janela normal

Visualiza-se as pleuras e o *lung sliding* (vide Capítulo 14: Ultrassonografia Pulmonar).

### Janela alterada

Como visto no capítulo sobre ultrassonografia pulmonar, na presença de ar entre as pleuras, observamos ausência do *lung slinding*, que isoladamente não pode ser considerada critério diagnóstico de pneumotórax. Define-se pneumotórax por meio da identificação do *lung point*. Vale ressaltar que o *lung point* nem sempre é visualizado (nos pneumotórax muito grandes, em que não há porção do parênquima pulmonar em contato com a parede torácica, por exemplo) e que o ultrassom é melhor usado para descartar do que diagnosticar um pneumotórax. Dessa maneira, pode ser usado como uma ferramenta adicional ao exame clínico que por si só, deve diagnosticar um pneumotórax hipertensivo.

## ARMADILHAS

Para a correta avaliação das imagens na interpretação dos casos para a tomada de decisão, algumas armadilhas devem ser evitadas:

- Considerar apenas as imagens obtidas e não as correlacionar com a clínica do paciente. São alguns diferenciais de encontro de líquido livre no abdome: ascite, líquido livre fisiológico em mulheres em idade fértil.
- Considerar um FAST negativo como ausência de sangramento intra-abdominal no paciente politraumatizado. Um FAST negativo em um paciente estável deve desencadear a tomografia, para visualização de sangramento de pequeno volume ou de retroperitônio, que não é avaliado pelo ultrassom.

## CONSIDERAÇÕES FINAIS

- Considere a realização do EFAST no paciente politraumatizado nos atendimentos primários e secundários.
- Entenda que trata-se de um exame de triagem. Lembre-se da dependência da experiência do examinador.
- Tenha sempre em mente que o FAST não avalia lesões retroperitoneais.

- Ao identificar uma janela, realizar uma varredura de todo o espaço com o probe, de forma a escanear a maior área possível, antes de prosseguir o exame.
- Sempre repetir o EFAST em caso de deterioração clínica.

## LITERATURA SUGERIDA

1. Zago M, editor. Essential ultrasound for trauma: E-FAST. Ultrasound for acute care surgeons series—first volume. Berlin: Springer; 2014.

2. Desai N, Harris T. Extended focused assessment with sonography in trauma. BJA Educ. 2018 Feb;18(2):57-62.

3. Nishijima DK, Simel DL, Wisner DH, Holmes JF. Does this adult patient have a blunt intra-abdominal injury? JAMA. 2012 Apr 11;307(14):1517-27.

4. Patel NY, Riherd JM. Focused assessment with sonography for trauma: methods, accuracy, and indications. Surg Clin North Am. 2011 Feb;91(1):195-207.

5. Flato UA, Guimarães HP, Lopes RD, Valiatti JL, Flato EM, Lorenzo RG. Usefulness of Extended-FAST (EFAST-Extended Focused Assessment with Sonography for Trauma) in critical care setting. Rev Bras Ter Intensiva. 2010 Sep;22(3):291-9.

6. Richards JR, McGahan JP. Focused Assessment with Sonography in Trauma (FAST) in 2017: What Radiologists Can Learn. Radiology. 2017 Apr;283(1):30-48.

7. Canelli R, Leo M, Mizelle J, Shrestha GS, Patel N, Ortega R. Use of eFAST in Patients with Injury to the Thorax or Abdomen. N Engl J Med. 2022 Mar 10;386(10):e23.

8. Manson WC, Kirksey M, Boublik J, Wu CL, Haskins SC. Focused assessment with sonography in trauma (FAST) for the regional anesthesiologist and pain specialist. Reg Anesth Pain Med. 2019 May;44(5):540-548.

# ULTRASSONOGRAFIA E AVALIAÇÃO DO SNC: DOPPLER TRANSCRANIANO E BAINHA DE NERVO ÓPTICO

**17**

Mino Cestari
Mauricio Hoshino

## INTRODUÇÃO

O paciente vítima de qualquer tipo de emergência de cunho neurológico constitui um grande desafio na Unidade de Emergência e Unidade de Terapia Intensiva (UTI), frente à preocupação com rapidez diagnóstica, incerteza quanto à precisão etiológica e principalmente dificuldade para realizar exame físico neurológico completo, de cunho limitado em algumas situações devido a necessidade de sedação, alterações ortopédicas ou craniofaciais concomitantes. O exame neurológico limita-se a avaliação de algumas funções básicas de tronco encefálico, do tipo avaliação do diâmetro pupilar, padrão respiratório, respostas motoras globais, não sendo possível muitas vezes análise de funções corticais ou subcorticais a contento.

Com este intuito, médicos rotineiramente dependem de métodos de imagem sofisticados, tais como tomografia computadorizada ou ressonância magnética, nem sempre disponíveis por questões como instabilidade clínica, disponibilidade do equipamento, claustrofobia, próteses metálicas, etc.

Dado a situação acima descrita, nos últimos anos a ultrassonografia *point-of-care* está conquistando espaço privilegiado nos ambientes de emergência e unidades de UTI; médicos emergencistas e intensivistas sem formação específica radiológica tem se especializado para avaliações pontuais e dirigidas para auxílio ao diagnóstico em pacientes gravemente enfermos, utilizando aparelhagem de baixo custo, portátil, beira leito, não invasiva, de forma rápida e imediata.

Uma dessas modalidades ultrassonográficas para auxiliar na avaliação de pacientes neurológicos é o Doppler Transcraniano (DTC) e a Ultrassonografia para avaliação da Bainha do Nervo Ótico (BNO). Claramente o DTC e BNO não devem substituir ou postergar a aquisição de imagens de métodos formais em pacientes estáveis, mas pela sua natureza de praticidade, trata-se de uma ferramenta valiosa para complementar estes métodos, além de acessar mudanças dinâmicas pós exame de imagem já ter estabelecido diagnóstico mais preciso.

As desvantagens deste método são intrínsecas ao uso do ultrassom: ser operador dependente, onde há uma necessária curva de aprendizado supervisionado para entender a distribuição em 3 dimensões das artérias basais encefálicas e a necessidade de janela acústica adequada através do crânio, com prejuízo na análise em cerca de 10 a 20% dos pacientes por características de hiperostose, craniectomia descompressiva, defeitos ósseos e desvio de estruturas intracranianas.

O doppler transcraniano em ambiente de Sala de Emergência e UTI pode ser usado nas situações de hemorragia subaracnoidea, acidente vascular encefálico isquêmico, avaliação da pressão intracraniana, avaliar a presença de colapso vascular encefálico e mais recentemente, tem-se dado muita importância na avaliação do desvio de linha média. Já a BNO deve ser utilizada nos pacientes em fase aguda para aumentar a suspeita ou afastar a presença de Hipertensão Intracraniana (HIC).

# SOBRE O CAPÍTULO

Esse capítulo tem como objetivo descrever de forma simples a técnica e as principais indicações do doppler transcraniano (DTC) e Bainha de Nervo Optico (BNO) *point-of-care* no ambiente de neuroemergência. Focaremos na realização do exame com o aparelho de ultrassonografia convencional e utilização da probe para ecocardiografia no caso do DTC e probe linear para a BNO, tendo em vista que são amplamente disponíveis nas emergências no Brasil e pode ser uma ferramenta de grande auxílio no diagnóstico e seguimento de múltiplas patologias no ambiente crítico, onde podemos incluir as patologias neurológicas clínicas e traumáticas.

## Sobre o Método

As primeiras descrições foram feitas por Aaslid e colegas em no final dos anos de 1970 e início de 1980. O doppler transcraniano tornou-se rapidamente numa ferramenta com crescente espaço dentro da neurologia de emergência. Por suas características (realização segura, beira leito, baixo custo) acreditamos que a realização de exames de triagem com o aparelho de ultrassom disponível nas emergências tende a aumentar cada vez mais nos próximos anos, e noções básicas de sua realização são indispensáveis.

Já a avaliação de BNO tem descrição mais recente e por sua facilidade de realização, tem-se notado um crescimento exponencial nos últimos anos.

## Principais Janelas Acústicas do DTC

Para realização do exame de DTC *point-of-care*, devemos conhecer as seguintes janelas acústicas e artérias que podem ser insonadas a partir delas (Figura 17.1):

1. Transtemporal (principal janela): artérias Cerebral Média, Cerebral Anterior e Cerebral Posterior;
2. Suboccipital: artérias Vertebrais, Cerebelares Inferior Posterior (PICA) e Basilar;
3. Transorbital ou oftálmica: artérias oftálmicas e Sifões Carotídeos;
4. Submandibular: artérias carótidas Interna e Externa.

Para a Realização do exame *point-of-care* focaremos principalmente nas janelas temporais (Figura 17.2).

**Figura 17.1.** Principais Janelas Acústicas do DTC. Fonte: Postgrad Med J 2007;83:683-689.

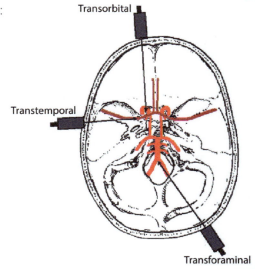

**Figura 17.2.** Janelas temporais. Fonte: Aaslid, Transcranial Doppler Sonography, 1986. Springer-Verlong.

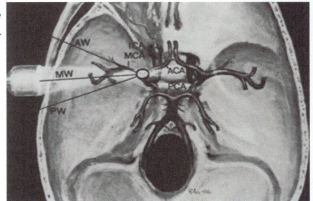

## Ponto de insonação (Janela Temporal):

A partir da janela temporal (localizada por palpação, se encontra cerca de 1cm a frente do tragus onde você vai sentir uma pequena "falha"), deve-se colocar o ultrassom no "modo 2D" ou "Modo B", com o *probe marker* apontando em direção à sobrancelha do paciente; bascule gentilmente a probe até encontrar uma imagem semelhante a uma pequena borboleta – trata-se do mesencéfalo/*substantia nigra* (Figura 17.3).

Coloque o aparelho em modo Color e escolha a artéria a ser insonada. Podem ser necessários pequenos movimentos de báscula para se obter a janela ideal. A imagem que você procura é semelhante a apresentada na sessão "Exame Normal".

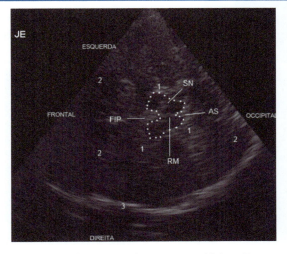

**Figura 17.3.** Imagem do mesencéfalo. Fonte: A Ultrassonografia Transcraniana como método diagnóstico em neurologia. Parte II: Revisão da literatura Fernandes RC, Rosso ALZ, Vinceni, MB, Araujo NC.

## Janelas Acústicas da BNO

Será descrita no setor de Hipertensão Intracraniana.

## Indicações em Neuroemergência e Técnica

As principais indicações e técnica de realização bem como um rápido guia de interpretação dos achados se encontram abaixo. A fisiopatologia das doenças, bem como condutas específicas em cada caso, fogem do escopo deste capítulo e, portanto, não serão abordadas; ambas podem ser encontradas nas referências bibliográficas sugeridas ao final do capítulo.

1. O exame normal;
2. Hemorragia Subaracnoide;
3. Avaliação de Hipertensão Intracraniana no Traumatismo Craniencefálico (DTC e BNO);
4. Colapso Vascular Encefálico;
5. Avaliação do desvio da linha média (desvio da linha média).

## O exame normal

Como exame normal, utilizaremos a imagem de referência abaixo, a mesma é de uma jovem voluntária, saudável, de 35 anos, com excelente janela acústica.

Repare que, na parte superior da imagem (lado em que a probe foi colocada), é possível visualizar as artérias: Cerebral Média (ACM), Cerebral Anterior (ACA) e Cerebral Posterior (ACP), essas são as principais artérias utilizadas para uma avaliação rápida da hemodinâmica cerebral, em particular utilizaremos a ACM para diversos estudos e interpretações nos próximos tópicos do capítulo.

Para melhor visualização de cada uma das artérias, é necessário realizar pequenas basculações da probe, a Figura 17.4 demonstra um panorama do que você irá encontrar.

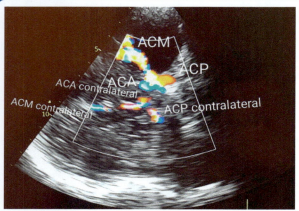

**Figura 17.4.** Exemplo de panorama do exame normal. Fonte: Acervo Pessoal do Autor.

Após identificar a artéria que deseja insonar, é necessário selecionar a função doppler (o nome pode variar de acordo com o equipamento: power-doppler, doppler, PD, etc.) do aparelho e colocar o seletor sobre a artéria desejada, lembrando que, idealmente, o ângulo de insonação deve ser menor que 30º (e, preferencialmente, inferior a 15º).

As imagens em vermelho representam fluxo na direção da probe (exemplo ACM) e as em azul, um fluxo se distanciando (exemplo ACA); a onda de doppler será representada como positiva (acima da linha de base) e negativa, respectivamente.

A Figura 17.5 mostra a curva de ACM desta paciente. As velocidades e índices de pulsatilidade (IP) variam de acordo com o sexo e faixa etária, para um paciente jovem, iremos considerar a velocidade de ACM como normal entre 40 e 80 cm/s e IP inferior a 1,2 (usualmente, inferior a 1,0).

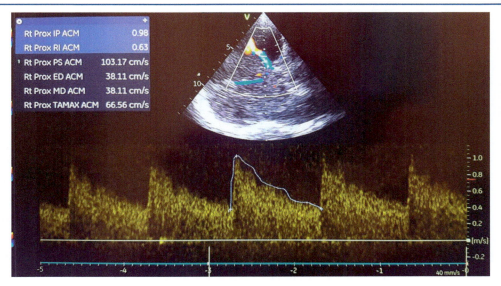

**Figura 17.5.** Curva de ACM. Fonte: Acervo Pessoal do Autor.

## HEMORRAGIA SUBARACNÓIDEA

O uso do DTC na hemorragia subaracnóidea tem seu lugar amplamente estabelecido na prática clínica, baseado em vários estudos que apontam a importância crucial desta ferramenta, inclusive influenciando no prognóstico pela sua utilidade na avaliação do déficit neurológico isquêmico tardio. Utilizando-se o princípio de relação direta do diâmetro do vaso (artéria cerebral média, segmento M1) e as velocidades médias de fluxo sanguíneo, pode-se diagnosticar e até qualificar a gravidade do vasoespasmo. A sensibilidade e especificidade do DTC comparado à angio tomografia arterial de vasos intracranianos para diagnóstico de vasoespasmo são de invejáveis 89 a 98%. Importante ressaltar que os valores de velocidade usados advém de estudos com transdutores tradicionais para DTC e não com os utilizados frequentemente para estudos *point-of-care* acoplado ao modo B, os quais podem eventualmente subestimar as velocidades; porém, se você encontrou velocidades compatíveis com vasoespasmo, ele está lá! Nos últimos anos vimos algumas tentativas bem sucedidas de comparação e validação do método.

A quantificação do vasoespasmo é feita através do cálculo da fórmula conhecida com Índice de Lindegaard (relação entre a velocidade média máxima obtida da artéria cerebral média ipsilateral sobre a velocidade média máxima obtida da artéria carótida interna segmento extracraniano ipsilateral). Importante ressaltar que há vários fatores que afetam as velocidades obtidas como hipoxemia, condições ventilatórias, viscosidade sanguínea (anemia), fluxo através de colaterais, presença de hematomas ou hidrocefalia com desvio do vaso, tortuosidade arterial ou ateromatose intracraniana (Tabela 17.1).

**Tabela 17.1.** Características do DTC e grau de vasoespasmo.

| Grau | Velocidade Média Fluxo Sanguíneo (cm/s) | Lindegaard |
|---|---|---|
| Normal | < = 80 cm/s | < 3 |
| Leve | 81-119 | < 3 |
| Moderada | 120-160 | 3-5 |
| Grave | 160-200 | 3-6 |
| Crítico | > 200 | > 6 |

# HIPERTENSÃO INTRACRANIANA

Como a pressão intracraniana correlaciona-se diretamente com a pressão de perfusão cerebral, sua mensuração e diagnóstico precoce são pontos fundamentais num ambiente de cuidados neurológicos, impactando em mortalidade e sequelas funcionais. De nada adianta ampla gama de recursos para estabilizar a pressão intracraniana, sem ter um método fidedigno para monitorar sua resposta. Contudo, os métodos ditos *gold standard* para monitorização da pressão intracraniana envolvem procedimentos cirúrgicos de alta complexidade, execução especializada e com riscos inerentes ao procedimento como hemorragia, infecção e posicionamento inadequado do probe responsável pela medida. Sendo um procedimento invasivo e porta de acesso a infecções em sistema nervoso central, os cateteres implantados para medição da pressão intracraniana constituem-se "faca de dois gumes" pois sua manutenção traz informações essenciais, porém com aumento progressivo de infecção com o decorrer dos dias.

Portanto, na história do neurointensivismo e dos cuidados de pacientes neurológicos, sempre houve a busca por alternativas não invasivas e acuradas da pressão intracraniana. Atualmente, marcadores pontuais tomográficos são utilizados, do tipo desvio de linha mediana, compressão de cisternas da base ou hemorragias cerebrais, porém às custas de riscos de transporte num paciente instável. A procura por estas alternativas não necessariamente exclui a importância da monitorização invasiva (ainda considerada Gold Standard por ser o método mais preciso e de fácil interpretação), particularmente nos casos onde a derivação ventricular externa pode ter um aspecto terapêutico associado, porém o DTC e a BNO podem se provar úteis no atendimento pré hospitalar ou como triagem para definir pacientes que realmente necessitem da monitorização invasiva.

Neste contexto, o potencial de uso do doppler transcraniano já foi descrito desde 1988 por Hassler et al., que observou a mudança na morfologia da curva obtida ao DTC em situações de aumento da pressão intracraniana (PIC). Altas resistências afetam o padrão de fluxo, com progressivo retardo nas velocidades de fluxo principalmente na diástole chegando a zero ou até a reversão de seu fluxo, dependente da pressão de perfusão cerebral.

Com o aumento da PIC, nota-se inicialmente uma queda da velocidade diastólica e portanto afilamento das ondas com redução da área sob a curva, aumento dos IPs e queda da velocidade média (Vídeo 17.1). A figura abaixo demonstra a relação entre a curva e o aumento da PIC (e consequente redução da pressão de perfusão cerebral), até evolução para o colapso vascular encefálico:

Para a prática clínica, indicaremos um modelo simples, derivado de um estudo de trauma crânio encefálico, que de forma qualitativa pode ajudar a dividir paciente com maior risco de terem hipertensão intracraniana e mau prognóstico. Para ele, utilizaremos 3 parâmetros, na presença de 2 deles, consideramos a triagem positiva. São eles: IP > 1,4, Velocidade Média de ACM < 30 cm/s e Velocidade diastólica < 20 cm/s (Ract C, et al. 2007).

Vídeo 17.1

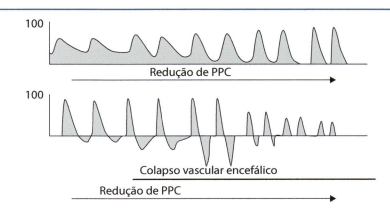

**Figura 17.6.** Relação entre a curva e o aumento da PIC. Adaptada de Hassler W, et al. Transcranial doppler study of intracranial circulatory arrest. J Neurosurg 1989;71(2):195-201.

Outro método de realização fácil, porém que envolve algumas contas simples, foi publicado recentemente no estudo IMPRESSIT-2 de 2022 com excelente valor preditivo negativo (PIC > 20 mmHg = 91,3%, > 22 mmHg = 95,6%), indicando um alto valor discriminativo e de acurácia para excluir hipertensão intracraniana.

Por esse método, é possível inferir a pressão de perfusão cerebral (sugerimos não utilizar na prática o valor de PIC obtido e sim seu poder em dividir os pacientes entre suspeitos ou não de terem HIC grave):

- Pressão de perfusão cerebral (PPC), Pressão Arterial média (PAm), Velocidade Diastólica final da Artéria Cerebral Média (VdACM), Velocidade Média de Fluxo da Artéria Cerebral Média (VmACM);
- A fórmula a ser aplicada é PPC = PAm × VdACM / VmACM + 14;
- Após isso, calculamos a PIC = PAm − PPC.

Mudanças na pressão intracraniana são transmitidas à Bainha do Nervo Óptico (BNO). Sob ultrassonografia, o nervo óptico parece hipoecogênico, cercado por pia-máter ecogênica, espaço subaracnóideo hipoecogênico. A probe de escolha é a linear (a mesma utilizada para acessos vasculares), deve-se posicionar a mesma centralizada sob a pálpebra com quantidade abundante de gel de contato. Ao encontrar a imagem desejada pause a mesma, a partir da retina faça uma marcação vertical 3 mm abaixo e nesse ponto deve-se medir o diâmetro da bainha. Valores acima de 5,0 mm podem ser considerados anormais (Figura 17.7).

A sensibilidade no TCE é de 97% e em pacientes sem TCE de 92%.

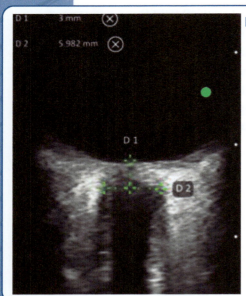

Figura 17.7. Medição da Bainha do Nervo Óptico.

Nesse ponto você deve estar se perguntando porque deve aprender o DTC quando existe essa técnica que é muito mais simples. Diferente do doppler transcraniano, que obtém valores que representam aquele momento do estudo, a BNO tem dinâmica ainda pouco clara e sofre influência de outros fatores, como o tempo em que o paciente ficou com HIC. Podemos, então, concluir que esse exame é bom para excluir esses doentes pela sua alta sensibilidade, mas ao encontrar um exame alterado pense se seu paciente "está ou esteve recentemente com hipertensão intracraniana". Além disso, é frequente na UTI encontrarmos nosso paciente congesto e a hipervolemia pode também alterar as medidas da bainha.

## COLAPSO VASCULAR ENCEFÁLICO

O termo morte encefálica (ME) foi descrito pela primeira vez em 1959, por Mollaret e Goulon, e corresponde à extinção de toda e qualquer função do cérebro e tronco cerebral. O diagnóstico definitivo de ME no Brasil é caracterizado através de dois exames clínicos (avaliação das funções neurais) com intervalo de, no mínimo, 1 horas entre eles, e um exame de imagem complementar. A determinação da ME é uma etapa obrigatória no processo de doação de órgãos.

O Doppler Transcraniano (DTC) foi validado como método de imagem complementar no Brasil em 1997 pelo Conselho Federal de Medicina (CFM) – Resolução 148/97 – através do diagnóstico de colapso da circulação intracraniana, ou seja, ausência de fluxo sanguíneo tanto em circulação carotídea (artérias cerebrais médias, anteriores, posteriores e sifões carotídeos bilateralmente) quanto em sistema vertebrobasilar (artérias vertebrais direita e esquerda e artéria basilar). Parâmetros hemodinâmicos estáveis devem ser levados em consideração durante a realização do exame, a saber: condições de temperatura corpórea dentro da normalidade e pressão arterial sistólica acima de 90 mmHg, com monitorização sonográfica, no mínimo 30 minutos. É um método não invasivo, realizável à beira leito, que não sofre influência de eventos que ocasionalmente podem simular alguma condição análoga à ME, como por exemplo coma barbitúrico e hipotermia. O DTC se destaca no diagnóstico de ME pela sua elevada acurácia, tendo uma especificidade de 100% e sensibilidade de aproximadamente 95% (uma situação que classicamente compromete a sensibilidade é a craniectomia descompressiva, situação mais comum nas UTIs do que no pronto atendimento).

Os achados sonográficos compatíveis com o diagnóstico de colapso da circulação encefálica através do DTC são:

1. Pico sistólico curto, sem componente diastólico (espículas sistólicas) (Figura 17.8A e Vídeo 17.2);
2. Fluxo sanguíneo cerebral reverberante, sendo anterógrado na sístole e reverso na diástole (to-and-fro) (Figura 17.8B).

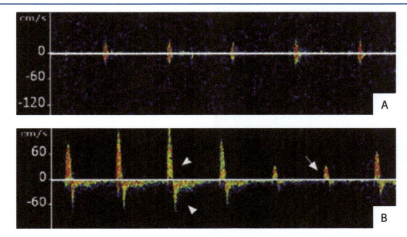

**Figura 17.8.** Achados sonográficos compatíveis com o diagnóstico de colapso da circulação encefálica através do DTC. Arq. Neuro-Psiquiatr. vol.70 no.5 São Paulo May 2012.

Para o uso com o *point-of-care*, sugerimos que o mesmo seja método de exclusão da ME, se você encontrou fluxo encefálico em artéria cerebral média por exemplo você provou que o paciente não está em ME, se você encontrou um dos achados acima você tem uma suspeita diagnóstica de ME.

Vídeo 17.2

# AVALIAÇÃO DO DESVIO DA LINHA MÉDIA (DESVIO DA LINHA MÉDIA)

Aqui temos uma técnica de descrição mais recente que tem recebido grande atenção nos últimos anos por sua facilidade em realização e capacidade diagnóstica, levando frequentemente a mudanças de conduta clínica.

A técnica usa a janela temporal: ao encontrar o mesencéfalo (Figura 17.3), você deve bascular discretamente o transdutor para cima, encontrando então o terceiro ventrículo que será nossa referência de linha média (são 2 linha hiperecoicas paralelas de fácil visualização – Figura 17.9).

Deve-se então medir a distância da calota em que o USG se encontra até a linha média (Figura 17.10) e repetir a medida pelo lado contralateral, a diferença entre as medidas é o tamanho do desvio.

Potenciais problemas:

- É possível realizar técnica alternativa medindo a distância até a calota contralateral; divide-se a mesma por 2, inferindo-se onde a linha média deveria estar. Mede-se então a distância real até a linha média e a subtração das medidas informaria o desvio. Essa técnica tem maior possibilidade de erro por ser difícil definir com clareza o de início da calota contralateral.
- A técnica perde sua validade em pacientes craniectomizados, pois perdemos um importante ponto de referência, apesar de ainda ser possível notar os desvios da estrutura.

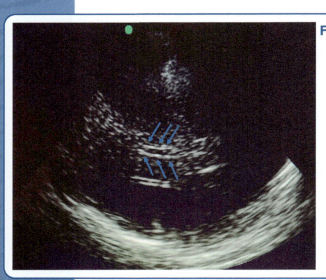

**Figura 17.9.** Setas indicam a localização do terceiro ventrículo. Fonte: Acervo Pessoal do Autor.

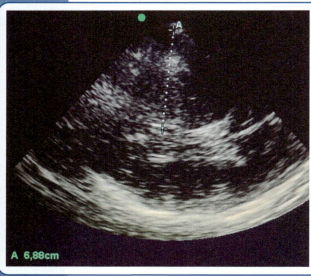

**Figura 17.10.** Exemplo de marcação da distância da calota até a linha média. Fonte: Acervo Pessoal do Autor.

# LEITURA SUGERIDA

1. Rasulo FA, Calza S, Robba C, et al. Transcranial Doppler as a screening test to exclude intracranial hypertension in brain-injured patients: the IMPRESSIT-2 prospective multicenter international study. Crit Care 26, 110 – 2022. Disponível em: https://doi.org/10.1186/s13054-022-03978-2.

2. Aaslis R. Transcranial Doppler Sonography. Viena: Springer, 1 October 1986.

3. Koziarz A, Sne N, Kegel F, et al. Bedside Optic Nerve Ultrasonography for Diagnosing Increased Intracranial Pressure: A Systematic Review and Meta-analysis. Ann Intern Med. 2019;171(12):896-905. doi:10.7326/M19-0812.

4. Lau VI, Arntfield RT. Point-of-care transcranial Doppler by intensivists. Crit Ultrasound J. 2017;9(1):21. Published 2017 Oct 13. doi:10.1186/s13089-017-0077-9.

# ECOCARDIOGRAMA TRANSESOFÁGICO NA UTI

**18**

Leandro Dellaqua
Vinicius Galdini Garcia
Livia Maria Garcia Melro

Na ausência de janela transtorácica, como em pós-operatórios de cirurgias de tórax aberto (cardíacas e torácicas), pacientes em ventilação mecânica com hiperinsuflação pulmonar ou mesmo pacientes com janela torácica limitada devido a anatomia individual, o conhecimento técnico para realização do ecocardiograma transesofágico se mostra essencial para permitir uma completa avaliação hemodinâmica, além de que, muitas vezes, é capaz de definir a etiologia da instabilidade do paciente. As principais indicações encontram-se na Tabela 18.1.

**Tabela 18.1.** Principais indicações do ecocardiograma transesofágico na UTI.

| |
|---|
| Avaliação de tamponamento |
| Função sistólica global e segmentar do VE |
| Função diastólica do VE |
| Função do VD |
| Quantificar hipertensão pulmonar |
| Cálculo de débito cardíaco |
| Avaliar valvopatias |
| Posicionamento de cânulas e cateteres |
| Avaliar presença de trombos |
| CIA e CIV proximais |
| Dissecção de aorta |
| Trombos proximais em artéria pulmonar |
| Dispositivos de assistência ventricular |

VE: ventrículo esquerdo; VD: ventrículo direito; CIA: comunicação interatrial; CIV: comunicação interventricular.

Levando em consideração que o ecocardiograma hemodinâmico normalmente é realizado em pacientes instáveis e a realização dele depende do uso de sedativos, uma vez que a sonda é inserida através da boca, passando pelo esôfago e indo até o estômago do paciente, é recomendado que o paciente esteja com a via aérea protegida com intubação e ventilação mecânica para uma análise completa e tranquila das imagens, minimizando assim o risco de vômitos com broncoaspiração, ou necessidade de interrupção do exame devido a hipoxemia. As principais contraindicações encontram-se na Tabela 18.2.

**Tabela 18.2.** Principais contraindicações do ecocardiograma transesofágico na UTI.

| Relativas | Absolutas |
|---|---|
| Varizes esofágicas médio a grosso calibre | Anastomose esofágica ou gástrica recente |
| Antecedente de cirurgia esofágica | Obstrução esofágica |
| Patologias orofaríngeas obstrutivas | Via aérea não segura |
| Coagulopatia grave | Hemorragia digestiva alta ativa |
| Lesão medular cervical | |

Apesar de o princípio físico do eco transtorácico (ECOTT) ser igual ao do eco transesofágico (ECOTE), existem diferenças fundamentais entre os métodos. Quanto aos aspectos operacionais, a sonda esofágica necessita de tempo maior de limpeza e descontaminação (mínimo de 30 minutos) antes de ser aplicada em outro paciente. Todavia, como fica ancorada ao esôfago, pode ser utilizada de forma mais contínua para avaliação hemodinâmica pré e pós-intervenções. Em pacientes continuamente sedados, essa prática se torna muito viável, existindo sondas mais finas - denominadas microssondas esofágicas, destinadas a esse fim.

A qualidade da imagem do ECOTE costuma ser superior pela íntima relação entre esôfago e aspecto posterior do coração e grandes vasos. Isso permite que a sonda esofágica seja mais utilizada em ambientes como o Centro Cirúrgico e a Unidade de Terapia Intensiva. Por esses motivos anatômicos e físicos, a resolução das imagens, num geral, e em particular dos átrios, vasos da base e porções basais dos ventrículos é de melhor qualidade, e o ápice pode ser bem caracterizado na maioria dos exames. Devido a essas características e a boa resolução espacial, estruturas como valvas, septos interatrial e interventricular, veia cava superior, raiz da aorta, e artéria pulmonar são melhor caracterizados. Um estudo recente com pacientes intubados e instáveis mostrou que, comparado ao ECOTT, ou ECOTE mudou o diagnóstico e levou a uma nova conduta em 34% e em 12% das vezes chegou ao diagnóstico quando a imagem transtorácica foi tecnicamente insuficiente.

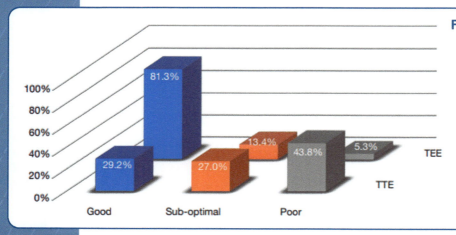

**Figura 18.1.** Avaliação da qualidade de imagem de eco esofágico *versus* torácico. Adaptado de Si X, et al.

Vale ressaltar que, em pacientes com alterações anatômicas no tórax (p. ex., cirurgia cardíaca), o exame transtorácico fica tecnicamente difícil ou inviável, firmando o ECOTE como método de escolha nesses cenários.

Entretanto, o alinhamento de fluxos transvalvares costuma ser melhor no ECOTT devido à posição apical da sonda, que se alinha de forma paralela à maioria dos fluxos das vias de entrada e saída direitas e esquerdas. Por esse motivo, pode-se concluir que ambos os exames se complementam e podem, inclusive, ser feitos num mesmo momento.

Talvez dois dos maiores impeditivos para difusão do método sejam o custo da sonda esofágica e o treinamento da equipe médica, embora a curva de aprendizado seja sensivelmente mais curta no ECOTE que para ECOTT. Sociedades de ecocardiografia beira-leito preconizam cerca de 30 exames de ECOTE para certificar proficiência no método e mais de 100 exames para ECOTT. Há literatura evidenciando uma curva de 18 exames para se atingir uma boa correspondência inter-observador.

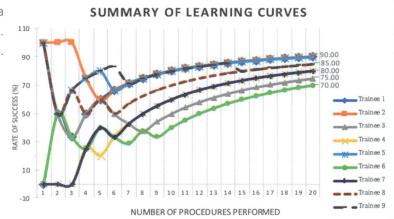

**Figura 18.2.** Curva de aprendizado para ecocardiografia esofágica avançada. Adaptado de Sawasdiwipachai P, et al.

## COMO FUNCIONA O TRANSDUTOR DE ECO TRANSESOFÁGICO?

O transdutor de Ecocardiografia transesofágica se assemelha a um aparelho de endoscopia, porém na sua extremidade, ao invés de uma câmera, possui um cristal piezoelétrico. Os movimentos possíveis são descritos na figura abaixo e a combinação deles será fundamental para as janelas ecocardiográficas.

A altura das janelas ecocardiográficas fica a cargo da distância entre o cristal piezoelétrico e a arcada dentária. As principais alturas de janela utilizadas para a monitorização hemodinâmica são: Esôfago Alto, Esôfago Médio, Transgástrico e Transgástrico Profundo.

Partindo da altura, as janelas são obtidas através da rotação do cristal piezoelétrico para mudar o plano de corte, e outros ajustes como anteflexão e retroflexão podem ser necessários.

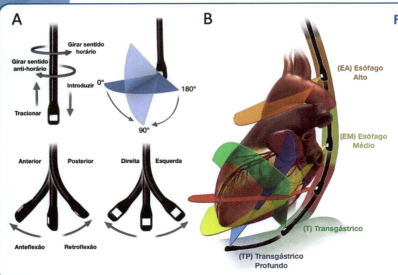

**Figura 18.3.** Movimentos possíveis com o transdutor esofágico.

## SISTEMATIZAÇÃO

A melhor forma de realização do ecocardiograma transesofágico hemodinâmico é uma avaliação estruturada, onde deve ser avaliado parâmetros específicos em cada janela, em uma ordem predeterminada para que nada seja esquecido.

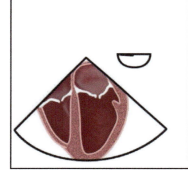

### Esôfago Médio quatro câmaras

| | |
|---|---|
| Função ventricular D | Avaliação subjetiva |
| Função diastólica | E/A, e', relação E/e' |
| Valvas | Refluxo (mitral e tricúspide) Medidas de gradiente Mitral |

Girar cristal a 60°

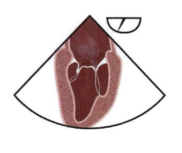

### Esôfago Médio mitral (comissural)

| | |
|---|---|
| Valva mitral | Avaliação da gravidade do refluxo |
| Aparato subvalvar | Inserção papilar, cordas tendíneas |

Girar cristal a 90°

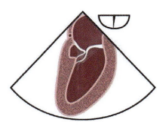

### Esôfago Médio duas câmaras

| Valvas | Avaliação da gravidade do refluxo |
|---|---|
| Apêndice atrial esquerdo | Sinais de trombos |

Girar cristal a 120°

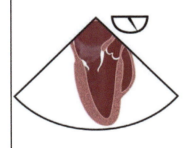

### Esôfago Médio eixo longo

| | |
|---|---|
| VSVE | Medida do diâmetro Obstrução dinâmica, SAM |
| Valvas | Refluxos (Mitral e aórtico) EAo e vegetação Abcesso perivalvar |

No EM 4 câmaras
Centralizar o átrio direito
Girar até 90°

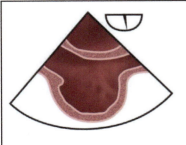

### Bicaval

| | |
|---|---|
| Veia cava superior | Fluido responsividade Posicionamento de dispositivos |
| Átrio direito | Presença de trombos |
| Septo interatrial | Presença de shunts |

No EM 4 Câmaras:
Puxar alguns centímetros
(Esôfago Alto)
Girar cristal a 40°

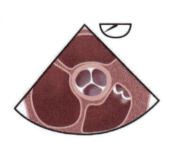

### Esôfago Alto - Aórtica

| | |
|---|---|
| Valva aórtica | Sinais de EAo / Malformações Vegetações |
| Valva pulmonar | Refluxo pulmonar |
| Valva tricúspide | Gradiente de refluxo (PSAP) |

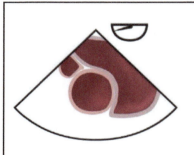

### Esôfago Alto – Artéria pulmonar

| | |
|---|---|
| Artéria pulmonar | Trombo a cavaleiro VTI da pulmonar |
| Avaliação de HP | TAcc, morfologia do VTI |

EM 4 Câmaras:
Introduzir a sonda
Até Transgástrica
Fazer uma anteflexão

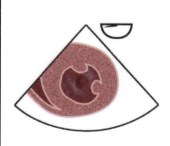

### Transgástrico Eixo Curto

| | |
|---|---|
| Ventrículo E | Função sistólica global Função segmentar |
| Ventrículo D | Relação VD/VE Cinética do septo interventricular |

Ecocardiograma Transesofágico na UTI

Girar cristal a 120°

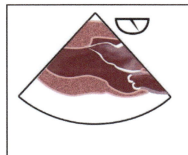

### Transgástrico eixo longo

| | |
|---|---|
| VSVE | Sinais de obstrução VTI VSVE para o DC |
| Valva aórtica | Sinais de IAo Medida do gradiente em EAo |

Introduzir a sonda
Até Transgástrico Profundo
Fazer uma anteflexão

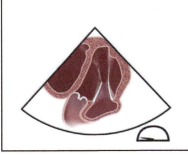

### Transgástrico profundo

| | |
|---|---|
| VSVE | Sinais de obstrução VTI VSVE para o DC |
| Valva aórtica | Sinais de IAo Medida do gradiente em EAo |

## PARTICULARIDADES DAS JANELAS BÁSICAS:

### Esôfago Médio quatro câmaras

Considerada a posição inicial para realização de todas as outras janelas do ecocardiograma transesofágico.

Obtida normalmente em posição neutra ou com discreta retroflexão, com o cristal posicionado entre 0-10°. (Vídeo 18.1)

É possível visualizar as quatro câmaras cardíacas, valva mitral e valva tricúspide, sendo assim uma das melhores janelas para avaliação da função global cardíaca.

Vídeo 18.1

Outra avaliação relevante por essa janela é a função sistólica do ventrículo direito, a função diastólica do ventrículo esquerdo, com mensuração da onda E pelo doppler pulsado da mitral e onda e' lateral ou medial pelo doppler tecidual, com o cálculo da relação E/e'; e da análise das valvas mitral e tricúspide, como gravidade do refluxo ou da estenose e vegetações.

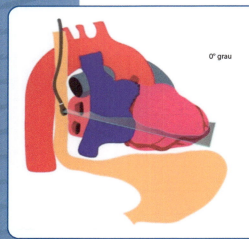

**Figura 18.4.** Representação da janela Esôfago Médio 4 câmaras.

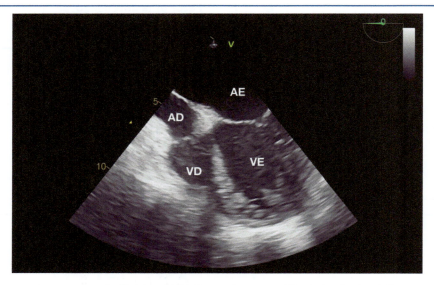

**Figura 18.5.** Imagem de uma janela Esôfago Médio 4 câmaras. AD: átrio direito, VD: ventrículo direito, AE: átrio esquerdo, VE: ventrículo esquerdo.

## Esôfago Médio Mitral (comissural)

Uma vez na janela médio esofágica quatro câmaras, podemos obter a Esôfago Médio duas câmaras com a rotação do cristal piezoelétrico até aproximadamente 60°. Essa janela nos permite visualizar vegetações, além da análise da gravidade de refluxos, ou sinais bidimensionais de estenose mitral e avaliação do aparato subvalvar como inserção de músculo papilar e cordas tendíneas.

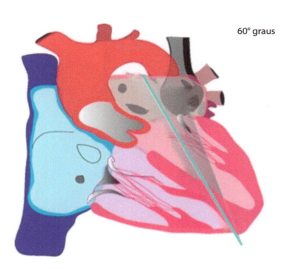
**Figura 18.6.** Representação da janela Esôfago Médio mitral comissural.

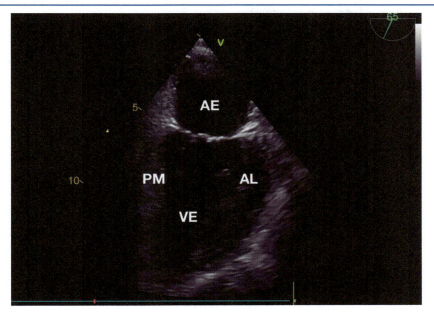
**Figura 18.7.** Imagem de uma janela Esôfago Médio Mitral. AE: átrio esquerdo; VE: ventrículo esquerdo; PM: aparato póstero-medial; AL: aparato ântero-lateral.

## Esôfago Médio 2 câmaras

Uma vez na janela médio esofágica quatro câmaras, podemos obter a Esôfago Médio duas câmaras com a rotação do cristal piezoelétrico até aproximadamente 90° (Vídeo 18.2). Essa janela nos permite visualizar vegetações, mitrais, além da análise da gravidade de refluxos, ou sinais bidimensionais de estenose mitral e avaliação do apêndice atrial esquerdo.

Vídeo 18.2

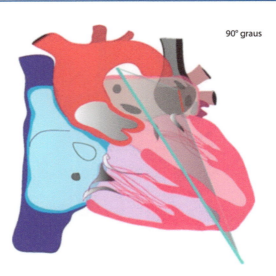

**Figura 18.8.** Representação da janela Esôfago Médio 2 câmaras.

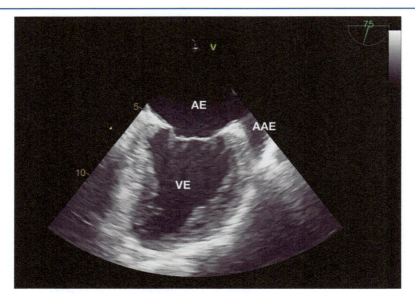

**Figura 18.9.** Imagem de uma janela Esôfago Médio 2 câmaras. AE: átrio esquerdo; VE: ventrículo esquerdo; AAE: apêndice atrial esquerdo.

## Esôfago Médio três câmaras

Vídeo 18.3

Uma vez na janela Esôfago Médio duas câmaras, podemos obter a Esôfago Médio três câmaras com a rotação do cristal piezoelétrico até aproximadamente 120°, mantendo a posição neutra, até a visualização da via de saída do ventrículo esquerdo, valva aórtica e aorta ascendente. (Vídeo 18.3)

Essa janela permite uma melhor visualização da via de saída do ventrículo esquerdo, com medida do seu diâmetro (utilizado para cálculo do débito cardíaco), avaliação de obstrução dinâmica ou SAM, análise anatômica da valva aórtica e mitral bem como da membrana mitro-aórtica na procura por abcesso perivalvar, além da avaliação de refluxos ou sinais bidimensionais de estenose.

Ecocardiograma Transesofágico na UTI

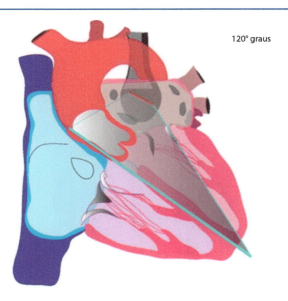

Figura 18.10. Representação da janela Esôfago Médio 3 câmaras.

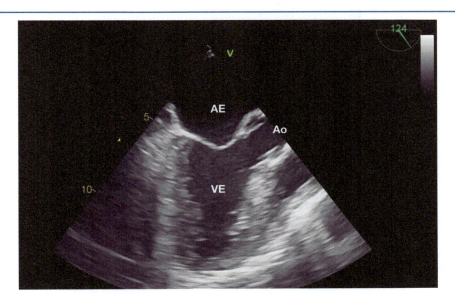

Figura 18.11. Imagem de uma janela Esôfago Médio 3 câmaras. AE: átrio esquerdo; VE: ventrículo esquerdo; Ao: Aorta ascendente.

## Bicaval

Uma vez na janela Esôfago Médio quatro câmaras, podemos obter a bicaval com o cristal a 90°, com rotação do transdutor no sentido horário até a centralização do átrio direito, com visualização das veias cava superior e inferior. (Vídeo 18.4)

Essa janela permite análise de fluido responsividade através da variabilidade da veia cava superior; a verificação do posicionamento de cânulas e cateteres no interior do átrio direito; a presença de trombos no interior do átrio direito; além da análise da presença de shunts ou defeitos do septo interatrial.

Vídeo 18.4

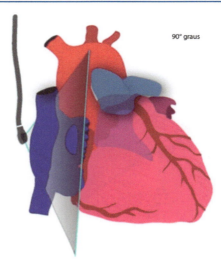

**Figura 18.12.** Representação da Janela Bicaval.

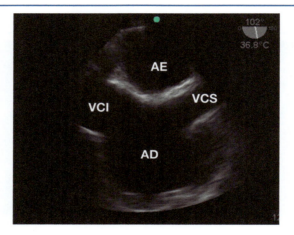

**Figura 18.13.** Imagem de uma janela Bicaval. AE: átrio esquerdo; AD: átrio direito; VCS: veia cava superior; VCI: veia cava inferior.

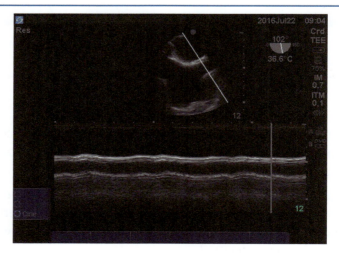

**Figura 18.14.** Modo M do diâmetro da VCS durante o ciclo respiratório. Variações acima de 50% prediz fluidorresponsividade.

## Esôfago Alto – Valva Aórtica

Uma vez na janela Esôfago Médio quatro câmaras, podemos obter a janela Esôfago alto – Valva Aórtica com a tração do transdutor alguns centímetros, e rotação do cristal até aproximadamente 40°. (Vídeo 18.5)

Essa janela permite a analise anatômica e funcional da valva aórtica, pulmonar e tricúspide. Deve-se analisar malformações da valva aórtica (bicúspide, tetracúspide), além da presença de sinais de estenose ou vegetações; análise de refluxos da valva pulmonar; e análise da gravidade do refluxo tricúspide, utilizando o valor da velocidade máxima do refluxo tricúspide no cálculo da pressão sistólica de artéria pulmonar.

Vídeo 18.5

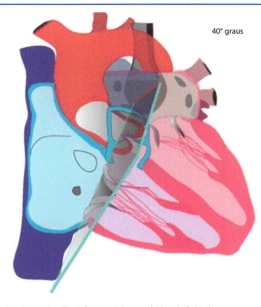

**Figura 18.15.** Representação da Janela Esôfago Alto – Nível Aórtico.

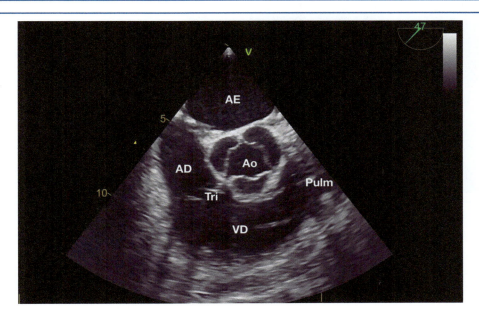

**Figura 18.16.** Esôfago Alto, nível aórtico. AE: átrio esquerdo; AD: átrio direito; VD: ventrículo direito; Ao: valva aórtica; Tri: valva tricúspide; Pulm: valva pulmonar.

## Esôfago Alto – Artéria Pulmonar

Vídeo 18.6

Uma vez na janela Esôfago Alto -Valva Aórtica, podemos obter a Esôfago Alto – Artéria Pulmonar com a tração do probe alguns centímetros, e rotação do cristal até aproximadamente 30° se necessário. (Vídeo 18.6)

Essa janela permite a análise do tronco da artéria pulmonar e ramos proximais da mesma, com visualização de trombos a cavaleira em caso de TEP proximal, além da realização da integral velocidade-tempo (VTI) da artéria pulmonar, com medida da velocidade de aceleração, podendo evidenciar sinais de hipertensão pulmonar.

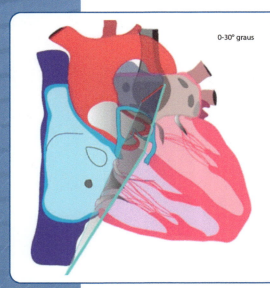

**Figura 18.17.** Representação da Janela Esôfago Alto – Nível Pulmonar.

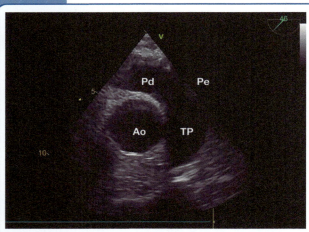

**Figura 18.18.** Esôfago Alto, nível Pulmonar. Ao: Aorta ascendente; TP: tronco pulmonar; Pd: Pulmonar ramo direito; Pe: Pulmonar ramo esquerdo.

**Figura 18.19.** Esôfago Alto, nível Pulmonar. VTI pulmonar mostrando sinais indiretos de hipertensão pulmonar como aceleração de fluxo e variabilidade do VTI durante o ciclo respiratório.

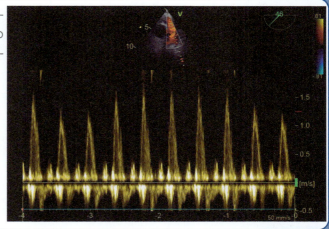

## Transgástrico eixo curto

Uma vez na janela médio esofágica quatro câmaras, podemos obter a transgástrico eixo curto com a introdução do probe alguns centímetros e realização de leve anteflexão do mesmo, mantendo o cristal entre 0-10°. (Vídeo 18.7)

Essa janela permite a análise da função sistólica global e função segmentar do ventrículo esquerdo, além da análise da relação entre a área do ventrículo direito e do ventrículo esquerdo (relação VD/VE) e da cinética do septo interventricular, sinais estes comumente alterados em casos de hipertensão pulmonar aguda ou crônica.

Vídeo 18.7

**Figura 18.20.** Janela Transgástrica: Nível basal, Médio e Apical.

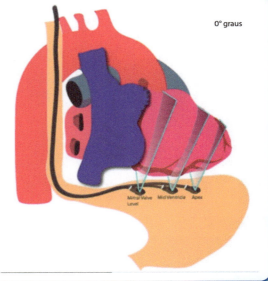

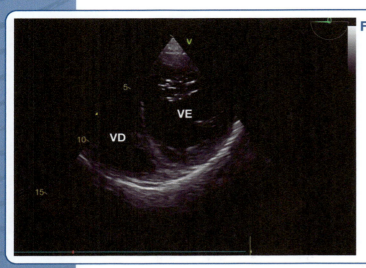

**Figura 18.21.** Transgástrico nível médio: VE: ventrículo esquerdo; VD: ventrículo direito.

## Transgástrico eixo longo

Uma vez na janela transgástrico eixo curto, podemos obter a transgástrico eixo longo com a rotação do probe até aproximadamente 120°.

Essa janela permite a análise da via de saída do ventrículo esquerdo, com visualização de possível obstrução dinâmica e da mensuração da integral velocidade-tempo para mensuração do debito cardíaco (apresenta dificuldade do alinhamento adequado do eixo do doppler); além da análise da valva aórtica, com mensuração da gravidade de disfunções valvares, como insuficiência e estenose.

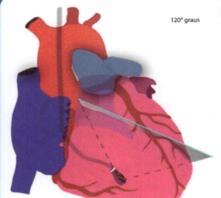

**Figura 18.22.** Janela Transgástrica Eixo Longo.

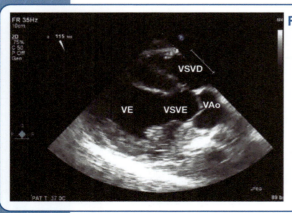

**Figura 18.23.** Transgástrico Eixo Longo. VE: ventrículo esquerdo; VSVD: via de saída do ventrículo direito; VSVE: via de saída do ventrículo esquerdo; VAo: valva aórtica.

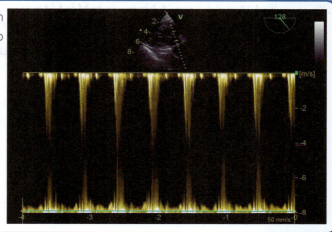

Figura 18.24. Janela Transgástrica eixo longo com VTI e gradiente pela via de saída do ventrículo esquerdo em um caso de obstrução dinâmica.

## Transgástrico profundo

Uma vez na janela transgástrico eixo curto, podemos obter a transgástrico profundo com a introdução do probe alguns centímetros e realização de anteflexão do mesmo, mantendo o transdutor entre 0°-10°. (Vídeo 18.8)

Essa janela permite a análise da via de saída do ventrículo esquerdo, com visualização de possíveis obstruções (dinâmica ou SAM) e da mensuração da integral velocidade-tempo para cálculo do débito cardíaco; além da análise da valva aórtica, com mensuração da gravidade de disfunções valvares, como insuficiência e estenose.

Vídeo 18.8

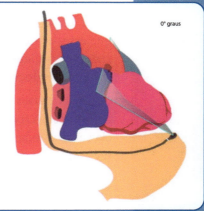

Figura 18.25. Janela Transgástrica Profunda.

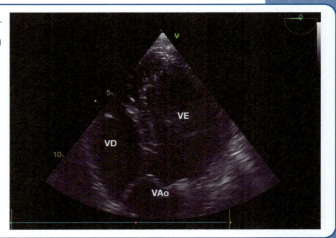

Figura 18.26. Transgástrico Profundo. VE: ventrículo esquerdo; VD: ventrículo direito; VAo: valva aórtica.

## SITUAÇÕES ESPECÍFICAS

Há situações nas quais o ECOTT é inacurado para interpretação clínica necessária e a janela esofágica oferece uma boa alternativa para essa avaliação. Muitas dessas situações não têm relevância ou a devida urgência de uma avaliação ecocardiográfica beira-leito, podendo esperar pelo ecocardiografista para sua realização (p. ex., trombo em apêndice atrial esquerdo para cardioversão de fibrilação atrial). Porém, alguns contextos exigem uma avaliação mais imediata ou seriada, conforme descrito:

### Valvopatias

Durante o choque cardiogênico, com paciente frequentemente entubado e em posição subótima para aquisição de janela torácica, a avaliação de etiologia valvar do choque fica bastante prejudicada. Muitas vezes a avaliação bidimensional e de fluxo pelo doppler colorido é insuficiente para um diagnóstico conclusivo. Monitorização de pressões capilares pulmonares pelo cateter de Swan-Ganz ou da água extravascular pulmonar por monitor de termodiluição transpulmonar podem sugerir a natureza cardiogênica do choque, mas a valvopatia em si, permanece oculta. Como muitas vezes o tratamento envolve intervenção cirúrgica, sua indicação deve ser precisa, e o ECOTE é ferramenta fundamental nessa análise. Sua acurácia é superior em valvas nativas e essa diferença se acentua nas próteses valvares, devido ao artefato de imagem produzido pela prótese mecânica ou anel valvar e suturas de próteses biológicas. Um estudo comparando ambos os métodos para alterações em próteses valvares mostraram um salto de sensibilidade e especificidade de 57 e 63% para 86 e 88%, respectivamente. Para prolapso de valva mitral nativa, Sochowski et al mostrou elevação da acurácia de 70 para 96%. Vale ressaltar que esses estudos foram feitos em cenário de estabilidade clínica, com posicionamento otimizado dos pacientes e fora de ventilação mecânica, podendo essa diferença ser ainda maior no contexto de doença crítica.

As causas de choque cardiogênico de etiologia valvar incluem patologias crônicas descompensadas (como estenose aórtica ou estenose mitral) e patologias agudas como insuficiência valvar aguda como complicação mecânica (de infarto, dissecção de aorta ou endocardite) ou mesmo trombose de prótese. É importante ressaltar que tanto na ecocardiografia transtorácica como na transesofágica, o baixo débito e a hipotensão dificultam a classificação de gravidade das valvopatias, que dependem de fluxo e gradientes de pressão.

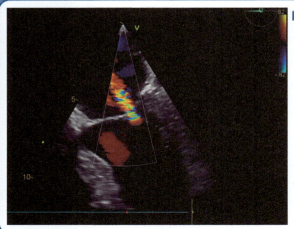

**Figura 18.27.** Esôfago Médio 4 câmaras, com foco na valva mitral, mostrando sinais de insuficiência.

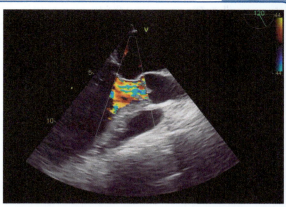

Figura 18.28. Esôfago Médio 3 câmaras, mostrando grave falha de coaptação por rotura traumática de folheto, com insuficiência aórtica importante.

## Comunicação interatrial e interventricular

Outra situação relevante em choque cardiogênico, podendo cursar com hipertensão pulmonar e/ou edema agudo de pulmão e cuja avaliação ecocardiográfica à beira-leito pode definir etiologia e tratamento cirúrgico ou endovascular. Pelos mesmos motivos das valvopatias, a certeza diagnóstica tem que ser categórica para indicação de tratamento. Devido à natureza posterior e proximal dessas estruturas, a avaliação torácica é muitas vezes insuficiente, sendo uma exceção a CIV apical, mais comum no pós-infarto. O ECOTE auxilia tanto no manejo do paciente virgem de tratamento quanto no pós-operatório, e é capaz de detectar comunicação interatrial em com 100% de precisão. É importante salientar o específico papel da ecocardiografia nesse contexto, que foge de subclassificar os tipos de defeitos septais atriais ou ventriculares e se atém em identificar sua gravidade, relação com choque e necessidade de tratamento corretivo. De forma simples, a exclusão de outras causas de choque e presença ou ausência de hipertensão pulmonar fundamentam a avaliação. Outros parâmetros ou casos duvidosos merecem atenção do ecocardiografista e time de cirurgiões cardíacos e hemodinamicistas estruturais.

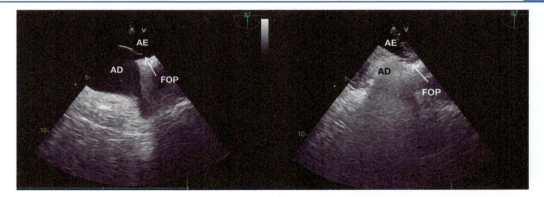

Figura 18.29. À esquerda, Janela Bicaval mostrando suspeita de FOP. À direita, confirmação do shunt após microbolhas. AD: átrio direito; AE: átrio esquerdo; FOP: Forame Oval Patente.

## Dissecção de aorta

Embora o método de imagem mais utilizado para diagnóstico de dissecção de aorta seja a angiotomografia de aorta, tanto o eco torácico quanto o esofágico tem papel importante na avaliação da valva aórtica, informação que guia a estratégia cirúrgica quanto a troca da valva aórtica ou somente a correção da aorta doente. O ECOTE possui grande sensibilidade e especificidade (na ordem de 85-100%) quando comparado a angiotomografia. Não necessita de contraste e pode ser realizado à beira-leito, vantagens expressivas em pacientes instáveis. Entretanto, exige sedação e apresenta um ponto cego na aorta ascendente distal em função da interposição do brônquio fonte direito, além de não avaliar a aorta abdominal.

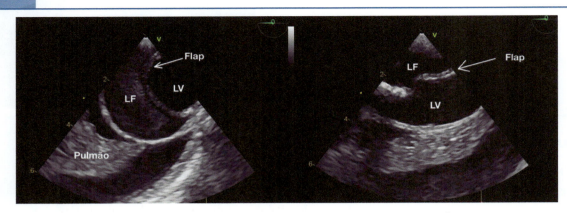

**Figura 18.30.** À esquerda, aorta descendente torácica, com flap de dissecção. À direita, arco aórtico com flap de dissecção. LF: luz falsa; LV: luz verdadeira.

## Trombo proximal em artéria pulmonar

Situação temerária e de diagnóstico muitas vezes desafiador, a embolia pulmonar maciça é evento comumente visto em pacientes internados em unidade de terapia intensiva, dados os múltiplos fatores que a favorecem. Aqueles que mais se beneficiam de terapia específica – trombólise venosa, trombectomia mecânica ou embolectomia cirúrgica – são justamente os pacientes instáveis, o que torna o transporte à sala de tomografia um procedimento arriscado ou impossível de se realizar com segurança. Em contexto apropriado, o ECOTE possui sensibilidade e especificidade de 70-81%, respectivamente, para diagnóstico de tromboembolismo pulmonar.

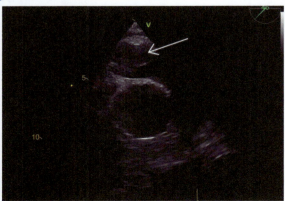

**Figura 18.31.** Janela Esôfago Alto Nível pulmonar, com trombo em ramo pulmonar direito.

# PÓS-OPERATÓRIO DE CIRURGIA CARDÍACA

No contexto de instabilidade hemodinâmica em pós-operatório de cirurgia cardíaca, mesmo a monitorização invasiva pode ser incapaz de diagnosticar a etiologia principal do choque.

O status pós-operatório confere uma enorme dificuldade de obtenção de janela transtorácica, uma vez que a presença de ar no mediastino, junto a dreno mediastinal, impossibilitam a formação da imagem transtorácica. No cenário de choque no pós-operatório, não é incomum a presença de choque de etiologia mista, podendo o doente cursar com hipovolemia por sangramento, vasoplegia pela SIRS pós CEC, disfunção ventricular esquerda, disfunção ventricular direita com e sem hipertensão pulmonar, obstrução dinâmica da via de saída do VE, valvopatias residuais e até mesmo tamponamento cardíaco. Este último é particularmente de difícil visualização no transtorácico, pois se caracteriza por coágulos localizados, comprimindo as câmaras de menores pressões como o átrio direito.

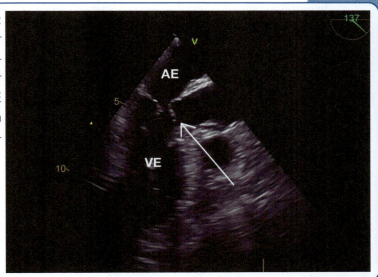

**Figura 18.32.** Esôfago Médio 3 câmaras: Imagem de SAM (Systolic Anterior Motion) da valva mitral, mostrando o fenômeno de sucção do folheto anterior da valva mitral pela via de saída do VE (efeito venturi) durante a sístole. Note a valva aórtica aberta e a falha de coaptação mitral, levando a insuficiência.

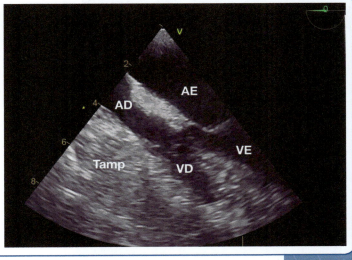

**Figura 18.33.** Esôfago Médio 4 câmaras com tamponamento cardíaco pós-operatório. AD: átrio direito; AE: átrio esquerdo; VD: ventrículo direito; VE: ventrículo esquerdo; Tamp: coágulo levando a tamponamento cardíaco.

# DISPOSITIVOS DE ASSISTÊNCIA VENTRICULAR

Situação bastante específica, mas cada vez mais comum na terapia intensiva, a utilização de suporte mecânico hemodinâmico ou apenas respiratório (p. ex., ECMO venovenosa) demanda avaliação ecocardiográfica tanto para locação do dispositivo quanto para monitorização de seus efeitos e possíveis complicações. Há revisão recente e aprofundada sobre o assunto.

No caso de dispositivos de assistência circulatória, a avaliação do coração nativo é fundamental pois prediz a possibilidade de desmame - através de variáveis como VTI, S' do ventrículo esquerdo e fração de ejeção - ou da necessidade de ajuste imediato do suporte. Situações como *non beating heart*, em que a valva aórtica não abre, bem como de elevação das pressões de enchimento do ventrículo esquerdo exemplificam bem sua validade no ajuste terapêutico. Vale ressaltar a importância do ECOTE para locação desses dispositivos, ajudando a guiar a passagem de cânula transeptal, locação de cânula de drenagem em ECMO venoarterial e posição da ponta do balão intra-aórtico.

Já para a situação de ECMO venovenosa, o ECOTE auxilia na visualização das cânulas durante sua passagem, evitando acidentes e permitindo uma locação ideal conforme estratégia adotada. A avaliação do ventrículo direito pode ser útil pois hipertensão pulmonar secundária a lesão intersticial, microtrombose e vasoconstricção hipóxica são comuns.

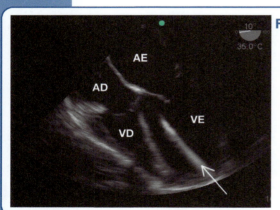

**Figura 18.34.** Monitorização da inserção de cânula de suporte mecânico esquerdo.

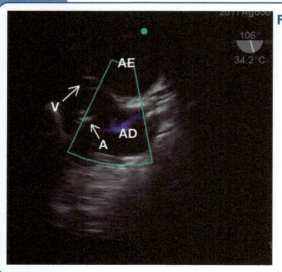

**Figura 18.35.** Janela Bicaval mostrando posicionamento de cânulas de ECMO VV. AE: átrio esquerdo; AD: átrio direito; V: cânula venosa; A: cânula arterial.

# LEITURA SUGERIDA

1. Hahn RT, Abraham T, Adams MS, Bruce CJ, Glas KE, et al. Guidelines for performing a comprehensive transesophageal echocardiographic examination: recommendations from the American Society of Echocardiography and the Society of Cardiovascular Anesthesiologists. J Am Soc Echocardiogr. 2013 Sep;26(9):921-64. doi: 10.1016/j.echo.2013.07.009. PMID: 23998692.

2. Si X, Ma J, Cao DY, Xu HL, Zuo LY, et al. Transesophageal echocardiography instead or in addition to transthoracic echocardiography in evaluating haemodynamic problems in intubated critically ill patients. Ann Transl Med. 2020 Jun;8(12):785. doi: 10.21037/atm.2020.04.09. PMID: 32647710; PMCID: PMC7333121.

3. Sawasdiwipachai P, Thanasriphakdeekul S, Raksamani K, et al. Learning curve for the acquisition of 20 standard two-dimensional images in advanced perioperative transesophageal echocardiography: a prospective observational study. BMC Med Educ 22, 412 (2022).

4. Daniel WG, Mügge A, Grote J, Hausmann D, Nikutta P, et al. Comparison of transthoracic and transesophageal echocardiography for detection of abnormalities of prosthetic and bioprosthetic valves in the mitral and aortic positions. Am J Cardiol. 1993 Jan 15;71(2):210-5. doi: 10.1016/0002-9149(93)90740-4. PMID: 8421985.

5. Sochowski RA, Chan KL, Ascah KJ, Bedard P. Comparison of accuracy of transesophageal versus transthoracic echocardiography for the detection of mitral valve prolapse with ruptured chordae tendineae (flail mitral leaflet), The American Journal of Cardiology, Volume 67, Issue 15, 1991, Pages 1251-5, ISSN 0002-9149,

6. San Román JA, Vilacosta I, Zamorano J, Castillo JA, Rollán MJ, et al. Ecocardiografía transtorácica y transesofágica en la valoración pre y postoperatoria de la comunicación interauricular [Transthoracic and transesophageal echocardiography in the pre- and postoperative assessment of interatrial communication]. Rev Esp Cardiol. 1993 Dec;46(12):810-5. Spanish. PMID: 8134694.

7. Fleischmann D, Afifi RO, Casanegra AI, Elefteriades JA, Gleason TG, et al; American Heart Association Council on Cardiovascular Radiology and Intervention; Council on Arteriosclerosis, Thrombosis and Vascular Biology; Council on Clinical Cardiology; and Council on Cardiovascular Surgery and Anesthesia. Imaging and Surveillance of Chronic Aortic Dissection: A Scientific Statement From the American Heart Association. Circ Cardiovasc Imaging. 2022 Mar;15(3):e000075. doi: 10.1161/HCI.0000000000000075. Epub 2022 Feb 17. PMID: 35172599.

8. Kline JA, Johns KL, Colucciello SA, Israel EG. New diagnostic tests for pulmonary embolism. Ann Emerg Med. 2000 Feb;35(2):168-80. doi: 10.1016/s0196-0644(00)70137-5. PMID: 10650235.

9. Anand S, Barry T, Arsanjani R, LeMond L. Echocardiography in Cardiac Assist Devices. Rev. Cardiovasc. Med. 2022, 23(7), 25.

# USG EM AVALIAÇÃO DO PACIENTE COM CHOQUE

## Integrando o que vimos até aqui

**19**

Henrique Pires Moreira
Vitor Alves Pessoa da Costa
Lívia Maria Garcia Melro

## INTRODUÇÃO

Choque é uma falência circulatória aguda ameaçadora à vida em que ocorre uma falha na distribuição de oxigênio aos tecidos para suprir a demanda celular, com desbalanço entre a oferta ($DO_2$) e consumo ($VO_2$) de oxigênio e levando à disfunção celular.

A monitorização e manejo hemodinâmico é um dos principais objetivos no ambiente de terapia intensiva. Existem, nesse ambiente, diversas ferramentas úteis tanto no diagnóstico diferencial do choque como em seu manejo, indo desde os amplamente disponíveis como exame físico, monitorização multiparamétrica e pressão arterial invasiva até os mais sofisticados, como cateter de artéria pulmonar, análise de contorno de pulso e termodiluição transpulmonar. Cada um apresenta limitações específicas, seja custo, invasibilidade ou acurácia limitada frente a determinados cenários clínicos, de forma que seu uso combinado e correta interpretação tem o potencial de gerar o melhor valor para o cuidado do doente crítico.

Nesse contexto, a utilização de ultrassonografia (USG) a beira leito se destaca por permitir a avaliação não invasiva e seriada cardiopulmonar, integrando avaliação morfológica e funcional, o que, além de não invasivo, permite uma diferenciação entre as possíveis formas de choque e resposta ao tratamento. Por esse perfil, dentre as técnicas de monitorização, o último consenso europeu de choque e monitorização hemodinâmica recomenda o USG como uma das modalidades iniciais na avaliação do paciente em choque.

O objetivo deste capítulo é fornecer um raciocínio lógico para diagnóstico de etiologia do choque e avaliação de resposta ao tratamento por meio do USG.

## AVALIAÇÃO BÁSICA *VERSUS* AVANÇADA

A avaliação ultrassonográfica pode ser realizada de forma básica ou avançada. Uma avaliação básica é focada nas imagens unidimensionais (modo M) e bidimensionais (2D ou B), visando análise subjetiva de função do ventrículo direito e esquerdo, tolerância a fluidos e identificação de derrame pericárdico ou pneumotórax. A utilização da função Doppler deve limitar-se a estimativa do débito cardíaco. É adequada em situações de deterioração clínica acelerada em que intervenções de resgate devem ser tomadas rapidamente, como expansão volêmica, início de inotrópicos ou vasopressores, pericardiocentese ou punção de alívio.

A avaliação básica é realizada de forma rápida e objetiva com o objetivo de responder algumas perguntas diretas como:

- Há disfunção grave do ventrículo esquerdo?
- Há sinais de disfunção ventricular direita?
- Há um derrame pericárdico importante?
- Há sinais que sugerem hipovolemia?

A avaliação avançada compreende os elementos da básica e adiciona as ferramentas do Doppler colorido, pulsado, contínuo e tecidual que permitem diagnósticos diferenciais mais refinados, como obstrução dinâmica da via de saída do ventrículo esquerdo (VE), disfunção valvar grave ou disfunção diastólica com enchimento ventricular prejudicado.

Na Figura 19.1 apresentamos um fluxograma que visa sistematizar a avaliação via USG do choque e adiante detalharemos os diversos mecanismos de choque sob a ótica dessa ferramenta.

## DIAGNÓSTICO

### Olhando o choque com as lentes ultrassonográficas

O diagnóstico de choque parte de sinais como hipotensão (nem sempre presente) e/ou sinais de má perfusão orgânica, como sonolência, redução do fluxo urinário, pele fria e pegajosa. Porém, a baixa sensibilidade das variáveis clínicas para identificação de baixo débito cardíaco (DC) demonstra a importância da utilização de outra forma de avaliação hemodinâmica, como a ecocardiografia transtorácica.

Os quatro principais mecanismos de choque são cardiogênico, vasoplégico, obstrutivo e hipovolêmico. Apesar de a maior parte dos choques serem mistos, é importante determinar qual é o seu principal mecanismo, para que o tratamento específico possa ser instituído.

Um dos pontos iniciais na avaliação de pacientes com choque é a definição do DC ou índice cardíaco (IC = DC corrigido pela área de superfície corporal). Sabe-se da boa acurácia do ecocardiograma para definição do DC em comparação com o cateter de artéria pulmonar, padrão-ouro utilizado na maioria dos estudos.

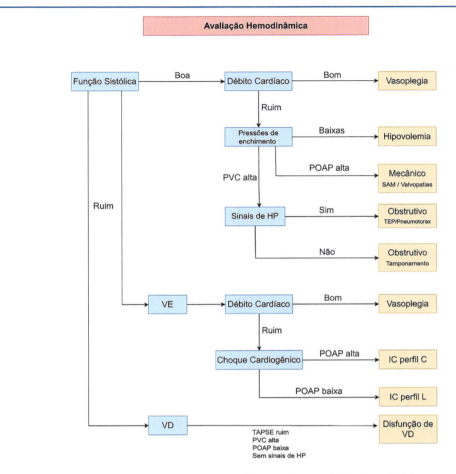

**Figura 19.1.** Avaliação geral do paciente com disfunção hemodinâmica. PVC: pressão venosa central; POAP: pressão de oclusão da artéria pulmonar; VE: ventrículo esquerdo; VD: ventrículo direito; IC: insuficiência cardíaca; HP: hipertensão pulmonar; SAM: movimento sistólico anterior da valva mitral; TEP: tromboembolismo pulmonar; TAPSE: deslocamento sistólico do anel tricuspídeo.

## Choque Obstrutivo

Na avaliação sistemática do choque através da ultrassonografia, podemos começar buscando sinais de choque obstrutivo, para que intervenções direcionadas possam ser feitas, como drenagem pericárdica, drenagem pleural ou trombólise.

Esse mecanismo de choque leva à restrição ao enchimento ventricular (ex. tamponamento) ou aumento da pós carga do VD (ex. TEP) e possui três características principais:

- Função contrátil do VE preservada;
- Redução de débito cardíaco;
- Aumento da pressão venosa central.

Os sinais de choque obstrutivo, quando acompanhados por sinais de hipertensão pulmonar (aumento do VD, desvio paradoxal do septo interventricular e morfologia do VTI da

Vídeo 19.1

via de saída do ventrículo direito com entalhe e tempo de aceleração), podem sugerir etiologias como TEP, pneumotórax e hipertensão pulmonar associada a descompensação respiratória como hipoxemia ou auto-PEEP. Já nos casos em que não há sinais de hipertensão pulmonar, podem-se identificar etiologias como tamponamento cardíaco, pneumomediastino hipertensivo, alterações relacionadas à ventilação mecânica como hiperinsuflação ou até mesmo em alguns casos de pneumotórax. (Vídeo 19.1)

Nesse cenário, o ultrassom é útil tanto na obtenção desses três parâmetros por meio da ecocardiografia, quanto combinando esses achados com outras modalidades de USG, como avaliação pulmonar e vascular.

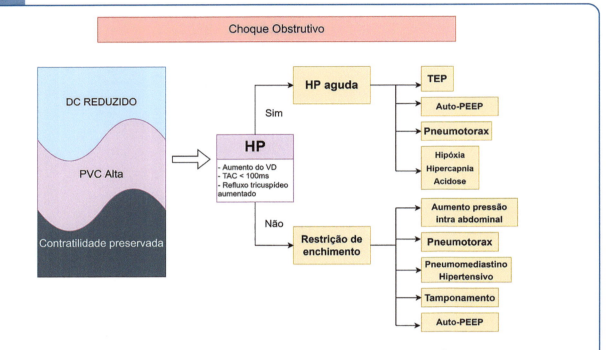

**Figura 19.2.** Avaliação do paciente com choque obstrutivo. DC: débito cardíaco; PVC: pressão venosa central; HP: hipertensão pulmonar; TEP: tromboembolismo pulmonar; PEEP: pressão positiva expiratória final.

## Pitfalls

- A presença de função sistólica reduzida não exclui a presença de choque obstrutivo;
- A ausência de derrame pericárdico visível não exclui tamponamento cardíaco. Pacientes podem apresentar coágulo pericárdico localizado a nível atrial e de difícil identificação pela janela transtorácica, como em pós-operatório de cirurgia cardíaca, podendo ser melhor avaliado por meio da ecocardiografia transesofágica;
- A ausência de TVP ao USG não exclui a TEP;
- A ausência de *lung-slide* não confirma pneumotórax;
- Algumas etiologias de choque obstrutivo podem ou não se apresentar com HP como o pneumotórax e o auto-PEEP, mas terão sempre as caraterísticas principais de redução do DC com aumento da PVC.

**Figura 19.3.** Paciente com choque obstrutivo por pneumomediastino hipertensivo. Função biventricular era preservada, sem sinais de sobrecarga de VD.

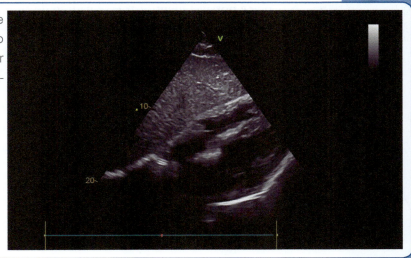

**Figura 19.4.** O DC estimado era de 2,0 L/min com VTI = 8,5 cm, feito pela VSVD em janela subcostal eixo curto. Note a ausência de sinais indiretos de aumento da resistência vascular pulmonar, com um VTI de formato arredondado, sem aceleração de fluxo.

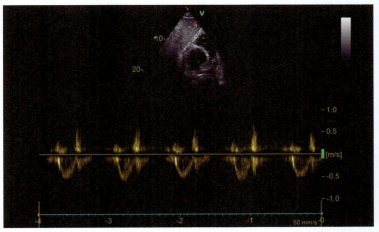

**Figura 19.5.** Note a presença de VCI dilatada, mostrando aumento da PVC. A combinação de função biventricular preservada, DC baixo e aumento da PVC sugerem um padrão de choque obstrutivo.

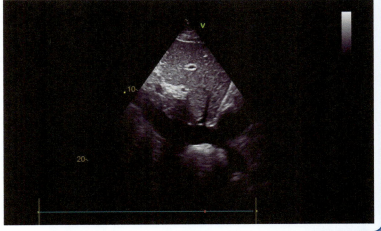

## Choque Vasoplégico

Pacientes com choque e DC normal ou elevado sugerem etiologia vasoplégica como principal mecanismo do choque, sendo o choque séptico o mais prevalente. É importante perceber

Vídeo 19.2

que é possível identificar esse padrão de choque tanto na presença de função sistólica preservada quanto reduzida.

Alguns achados ecocardiográficos podem sugerir indiretamente o quadro vasoplégico, como função cardíaca hiperdinâmica e identificação de "Kissing walls", porém pacientes com miocardiopatia prévia podem se apresentar com choque vasoplégico, que tem como característica principal o DC normal/alto. (Vídeo 19.2)

Para o manejo do paciente com choque vasoplégico, deve-se identificar a presença de fluido responsividade para orientar reposição de fluidos além da terapia vasopressora. Além dessa avaliação, deve-se identificar sinais de fluido tolerância para maior segurança na administração de fluidos.

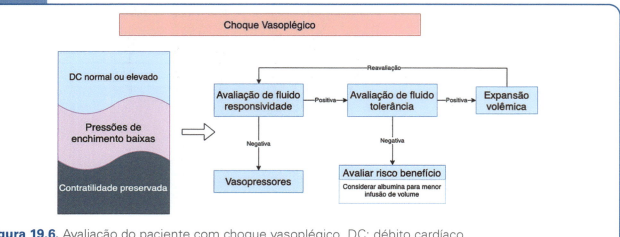

**Figura 19.6.** Avaliação do paciente com choque vasoplégico. DC: débito cardíaco.

## Pitfalls

- Apesar do choque séptico ser o protótipo do choque vasoplégico, pacientes com sepse podem cursar com baixo DC e componente cardiogênico associado caso evoluam com cardiomiopatia da sepse, podendo apresentar dilatação ventricular, redução de contratilidade difusa ou segmentar, disfunção diastólica ou disfunção do ventrículo direito e até obstrução dinâmica da via de saída do ventrículo esquerdo;
- Pressões de enchimento podem estar elevadas em situação de disfunção contrátil associada ou após reposição volêmica;
- Pressões de enchimento baixas não garantem fluidorresponsividade.

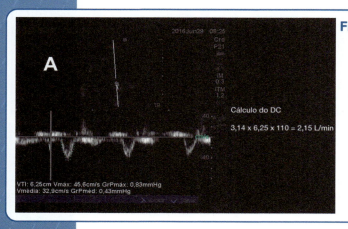

**Figura 19.7.** Pacientes com função biventricular preservada ou hiperdinâmica com débito cardíaco baixo e estimativas de pressões de enchimento baixas parecem ter componente hipovolêmico e provavelmente são fluidorresponsivos.

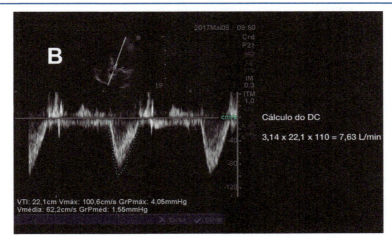

**Figura 19.8.** Pacientes com função biventricular preservada ou hiperdinâmica com débito cardíaco alto e estimativas de pressões de enchimento baixas parecem ter componente vasoplégico e podem ou não ser fluidorresponsivos.

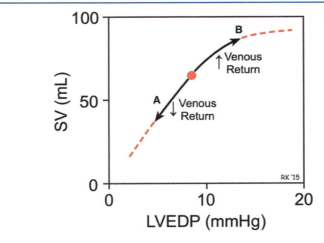

**Figura 19.9.** Curva de Frank-Starling mostrando a situação A (Figura 19.7) e situação B (Figura 19.8).

## Choque Hipovolêmico

A avaliação da volemia no doente crítico é muito complexa, sendo sinais clínicos como turgor cutâneo, edema periférico e ausculta pulmonar pouco acurados para sua definição. Muitos pacientes são considerados hipovolêmicos com base em avaliações subjetivas, porém a administração de fluidos em doentes não fluido-responsivos além de não aumentarem débito cardíaco, pode trazer consequências deletérias em doentes pouco fluido tolerantes, como edema pulmonar e disfunção de órgãos encapsulados como rins e fígado.

Esse tipo de choque tem como características principais:

- Redução de débito cardíaco;
- Redução de pressões de enchimento.

É importante salientar que esse padrão de choque pode ser observado em corações com função sistólica normal ou reduzida, sendo denominada nesta última de IC "perfil L". Além disso, os referenciais das pressões de enchimento (PVC e POAP) são distintos entre pacientes com e sem disfunção cardíaca (crônica ou aguda), pois estes necessitam de maiores pressões de enchimento para DC otimizado. O remodelamento cardíaco do crônico leva a melhor complacência, com maiores volumes sem grandes repercussões em pressões.

Tão importante quanto avaliar a presença de fluidorresponsividade através das técnicas presentes no capítulo específico, avaliar a presença de fluido-tolerância é vital para evitar o efeito deletério dos fluidos. Sinais como tamanho e variabilidade da veia cava inferior (diâmetro > 20 mm e colapso < 50% sugerem pressão atrial direita > 15 mmHg), linhas B difusas dispersas de maneira simétrica nos pulmões e derrames pleurais bilaterais sugerem tolerância reduzida e indicam cautela se optado pela administração de fluidos como parte da reanimação. Além desses sinais, a avaliação de pressão de enchimento do ventrículo esquerdo pode ser utilizada especialmente em pacientes com insuficiência cardíaca esquerda, já que pressões de enchimento baixas ou "anormalmente normais" no contexto de baixo débito cardíaco pode sugerir hipovolemia associada.

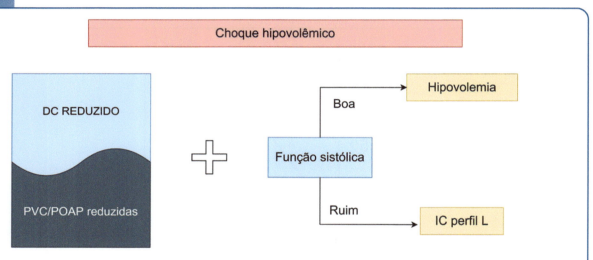

**Figura 19.10.** Avaliação do paciente com choque hipovolêmico. DC: débito cardíaco; PVC: pressão venosa central; POAP: pressão de oclusão da artéria pulmonar; IC: insuficiência cardíaca.

## Pitfalls

- PVC/POAP normais não excluem hipovolemia em doentes com disfunção sistólica;
- Pacientes com disfunção cardíaca exclusivamente esquerda podem se apresentar com PVC baixa apesar da POAP alta, portanto o diâmetro da VCI isoladamente tem um papel muito limitado na avaliação da volemia;
- Sinais de fluido tolerância reduzida não excluem fluidorresponsividade.

USG em Avaliação do Paciente com Choque

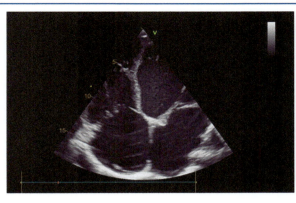
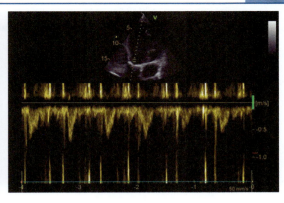

**Figura 19.11.** Paciente com choque e disfunção de VE importante, com dilatação importante das câmaras esquerdas, e DC estimado de 2,1 L/min.

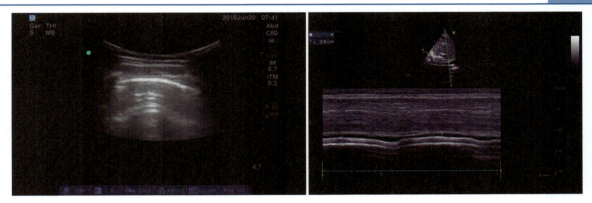

**Figura 19.12.** Paciente com choque e disfunção de VE importante, à esquerda com USG pulmonar sem linhas B, sugerindo baixa pressão de enchimento de VE. À direita VCI fina, com pouca variabilidade, sugerindo baixa PVC. Integrando as informações, o quadro sugere componente hipovolêmico.

## Choque cardiogênico – Ventrículo esquerdo

Para avaliação de função contrátil do ventrículo esquerdo (VE), podemos utilizar desde avaliação subjetiva (ou "eyeballing") até avaliações mais complexas utilizando Doppler tecidual (TDI, sigla em inglês), com boa acurácia de avaliações subjetivas por médicos experientes. Além da contratilidade global, a avaliação segmentar ajuda na identificação da etiologia do choque, podendo demonstrar padrão sugestivo de isquemia miocárdica ou síndrome de Takotsubo. O tamanho das câmaras deve ser avaliado, e câmaras dilatadas sugerem processo crônico. (Vídeo 19.3)

Vídeo 19.3

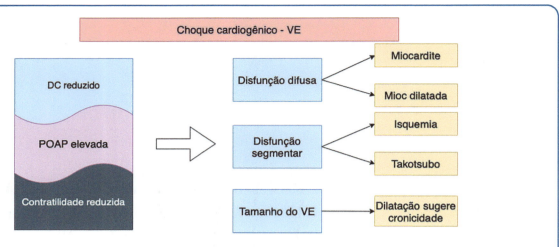

**Figura 19.13.** Avaliação do paciente com choque cardiogênico com comprometimento do VE. DC: débito cardíaco; VE: ventrículo esquerdo; Mioc: miocardiopatia.

## Pitfalls

- DC isoladamente pode não definir presença de choque, deve-se avaliar a adequação ao quadro clínico do doente. Função orgânica e sinais micro-hemodinâmicos são essenciais para complementar a avaliação;
- Sinais sugestivos de disfunção de contratilidade são dinâmicos e podem mudar conforme o paciente recebe terapias que alteram o inotropismo ou pós carga;
- Baixas pressões de enchimento sugerem fortemente redução de pré carga em paciente com disfunção ventricular que se apresentam com choque e podem ser a causa do baixo débito cardíaco. Disfunção contrátil do ventrículo esquerdo e baixas pressões de enchimento podem ser vistas na cardiomiopatia da sepse.

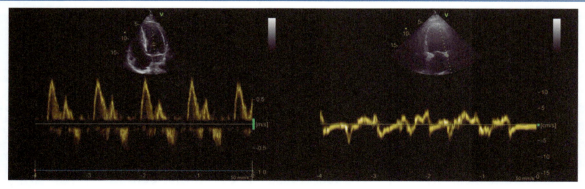

**Figura 19.14.** Paciente com choque e disfunção sistólica importante do VE. À esquerda, doppler da abertura mitral evidenciando E/a > 2. À direita, e' = 4 cm/s sugerindo elevadas pressões de enchimento do VE.

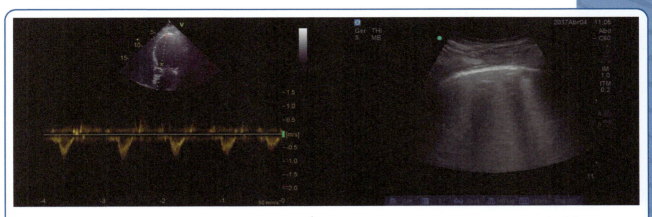

**Figura 19.15.** O mesmo doente da Figura 19.14. À esquerda, VTI VSVE = 9 cm, estimando DC em torno de 2,5 L/min. À direita, USG pulmonar mostrando presença de múltiplas linhas B, compatível com edema pulmonar secundário a aumento da pressão de átrio esquerdo. Integrando as informações de disfunção de VE, com baixo débito e elevadas pressões de enchimento, o diagnóstico sugere choque cardiogênico.

## Choque cardiogênico – Ventrículo direito

O comprometimento da contratilidade do ventrículo direito (VD), diferente do VE, pode ocorrer por etiologia cardiogênica (como no infarto de VD ou miocardites) ou obstrutiva (como no tromboembolismo pulmonar – TEP e *cor pulmonale*). A descrição da forma com que se deve avaliar o ventrículo direito é detalhada em outro capítulo desse livro, sendo o foco neste momento a identificação de sinais de cronicidade da disfunção de VD e de acoplamento entre a função ventricular e o retorno venoso, para ajudar a identificar a causa provável do choque;

A parede ventricular direita costuma medir menos de 4 milímetros, sendo a espessura aumentada um sinal sugestivo de aumento crônico de pós carga. Além disso, o achado de pressão sistólica estimada de artéria pulmonar por meio do refluxo tricuspídeo muito elevada também sugere etiologia crônica, tendo em vista que aumento agudo de pós carga do VD, como no TEP, gera uma redução importante do fluxo pela incapacidade do ventrículo de vencer a pós carga, impedindo a elevação da pressão sistólica de artéria pulmonar (PSAP), mesmo em situações de resistência elevada.

Outros sinais que auxiliam na identificação de disfunção ventricular direita como etiologia do choque são o desvio do septo interventricular para o VE (desvio paradoxal do septo) e elevação das pressões de enchimento do VD. Este último achado sugere perda do acoplamento entre o retorno venoso e a função ventricular direita e, apesar de não permitir isoladamente identificar a etiologia do choque, pode apontar o VD como responsável pela piora clínica do paciente.

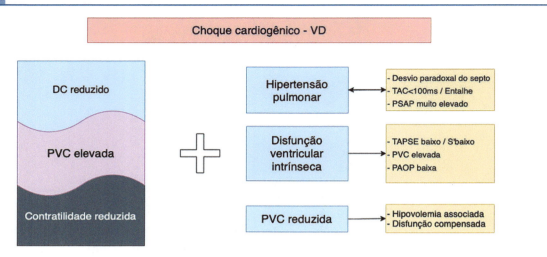

**Figura 19.16.** Avaliação do paciente com choque cardiogênico com comprometimento do VD. DC: débito cardíaco; VD: ventrículo direito; PVC: pressão venosa central; TAC: tempo de aceleração; PSAP: pressão sistólica de artéria pulmonar; TAPSE: deslocamento sistólico do anel tricuspídeo; VE: ventrículo esquerdo.

## Pitfalls

- PSAP é uma medida indireta de pressão com base no refluxo tricuspídeo e PVC, podendo apresentar valores reduzidos a depender de alinhamento de janela e fluxo reduzido pelo baixo débito cardíaco;
- A PVC pode estar reduzida nos casos de melhora do acoplamento entre o retorno venoso e DC do ventrículo direito, nos casos de ajuste ventilatório em paciente intubado ou após melhora de contratilidade do VD com medidas farmacológicas.

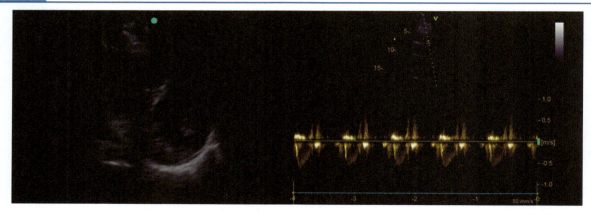

**Figura 19.17.** Choque por falência ventricular direita sem HP. À esquerda, note sinais de sobrecarga do VD, com retificação do septo interventricular na diástole, sugerindo sobrecarga volumétrica. À direita, VTI da VSVD mostrando DC baixo (VTI estimado em 10 cm) sem sinais sugestivos de HP (TAcc > 100 ms, VTI de formato arredondado).

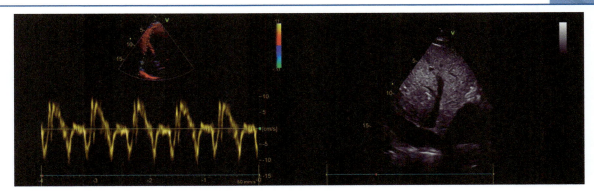

**Figura 19.18.** Ainda no mesmo caso, à esquerda mostra uma disfunção sistólica do VD com S' estimado e 8 cm/s. À direita, VCI dilatada, sugerindo PVC elevada. Integrando as informações, temos um choque por disfunção de VD, com sinais de sobrecarga de VD, DC baixo, função de VD ruim e elevação da PVC.

## CHOQUE CARDIOGÊNICO – DISFUNÇÃO DIASTÓLICA

Outra condição comumente negligenciada no doente que cursa com síndrome de baixo débito é a presença de disfunção diastólica, uma vez que até metade desses indivíduos tem fração de ejeção normal.

Utilizando as ferramentas descritas no capítulo específico como TDI e doppler pulsado, é possível avaliar a presença de disfunção diastólica e estimar as pressões de enchimento no ventrículo esquerdo, dados extremamente úteis no manejo clínico.

É importante lembrar que, assim como a função sistólica, a diástole é influenciada pelas condições de pré e pós carga às quais aquele ventrículo está submetido no momento da avaliação, de forma que um mesmo doente pode aparentar disfunção diastólica leve a grave a depender das condições volêmica e pressórica.

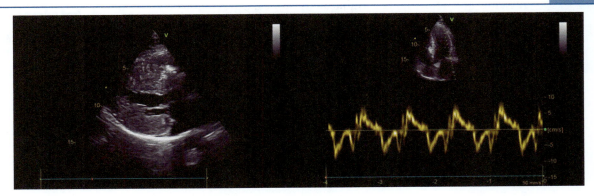

**Figura 19.19.** Paciente em choque por disfunção diastólica. À esquerda VE com função sistólica preservada e sinais de hipertrofia concêntrica. À direita, e' = 6 cm/s, mostrando alterações de relaxamento.

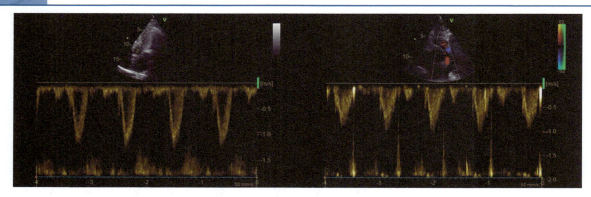

**Figura 19.20.** Ainda no mesmo caso. À esquerda VTI pela VSVE de 31 cm, com sinais de aceleração de fluxo. À direita, VTI da VSVD de 15 cm. Note que o VTI da VSVE é provavelmente superestimado no caso do doente hipertrófico pela aceleração de fluxo na VSVE, sendo o VTI da VSVD mais confiável nestes casos para estimativa do DC.

## CHOQUE CARDIOGÊNICO – PROBLEMAS MECÂNICOS

### Valvopatias

Um dos maiores confundidores na avaliação ultrassonográfica do doente em choque é a presença de patologias valvares, especialmente as insuficiências mitral e aórtica. No caso de disfunções valvares agudas, como secundárias a infarto agudo do miocárdio ou dissecção de aorta, é possível observar contratilidade e fração de ejeção preservadas, o que pode inicialmente afastar erroneamente a suspeita diagnóstica para causas cardiogênicas.

Apesar de avaliações completas ultrassonográficas das patologias valvares serem complexas e reservadas para ecocardiografistas, a utilização do doppler colorido pode auxiliar no diagnóstico e manejo inicial, caso seja observado refluxos valvares importantes. É importante ressaltar que, semelhante à avaliação diastólica, a gravidade da valvopatia também é dependente de carga e pode ser subestimada em situações de hipotensão, por exemplo. (Vídeo 19.4)

Vídeo 19.4

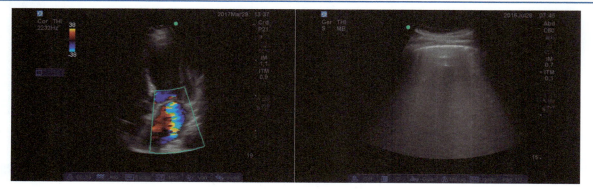

**Figura 19.21.** Choque secundário a insuficiência mitral aguda. Note à esquerda insuficiência mitral grave e à direita, sinais de congestão pulmonar.

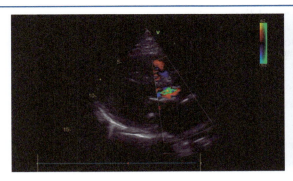
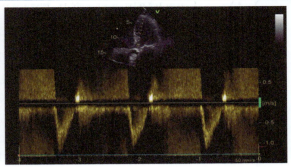

**Figura 19.22.** Choque secundário a insuficiência aórtica. À esquerda sinais de insuficiência aórtica grave. À direita note VTI da VSVE com aliasing na diástole e VTI superestimando o cálculo do DC, uma vez que reflete apenas o foward flow, sem levar em consideração o fluxo regurgitante.

## Obstrução dinâmica da via de saída do ventrículo esquerdo (SAM)

Outra condição que pode gerar confusão na avaliação ecocardiográfica é a obstrução dinâmica da via de saída. Assim como na valvopatia aguda, observa-se função contrátil normal e muitas vezes aumentada, associada ao baixo débito cardíaco e elevação das pressões de enchimento do VE. Nessa situação, a contratilidade aumentada dos segmentos basais do VE leva ao fenômeno conhecido como *SAM (Systolic Anterior Motion da valva mitral)*. Esse fenômeno acontece quando a função hiperdinâmica basal do VE leva sucção do folheto anterior da valva mitral por efeito venturi, desencadeando uma insuficiência mitral grave e levando a obstrução dinâmica e funcional da via de saída do VE, ocasionando a queda do DC.

A avaliação da gravidade do SAM deve ser feita pelo doppler contínuo, sendo que maiores velocidades de fluxo costumam estar associadas a obstruções mais graves.

Através da equação de Bernouille, é possível estimar o gradiente de pico pela VSVE, sendo que gradientes acima de 50 mmHg são considerados hemodinamicamente mais relevantes.

Nesse caso, a estimativa do DC pelo VTI da VSVE é impossibilitada, e o VTI da via de saída do ventrículo direito pode ser utilizada.

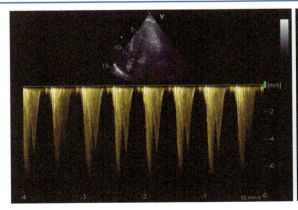
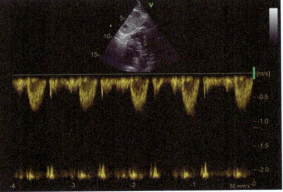

**Figura 19.23.** À esquerda, doppler contínuo pela VSVE mostrando gradiente de 144 mmHg. Á direita, do mesmo caso, VTI pela VSVD de 11,5 cm.

Características clássicas dessa patologia são:

- *Aliasing* na via de saída do VE por aceleração e turbilhonamento do sangue, visto tanto no color doppler quanto no doppler pulsado;
- VTI em formato de adaga (*dagger shape*) no doppler contínuo;
- Colapso sistólico da câmara (*Kissing wall*) e contratilidade aumentada dos segmentos basais;
- Fenômeno de sucção do folheto mitral anterior visto no modo 2D ou M e aparecimento de insuficiência mitral secundária.

O reconhecimento dessa condição é essencial, pois, apesar da redução do débito cardíaco, o manejo muitas vezes envolve redução ou retirada de inotrópicos associado a terapia com fluidos ou aumento da pós carga com vasopressores com menor efeito em contratilidade cardíaca.

# LEITURA SUGERIDA

1. Suess EM, Pinsky MR. Hemodynamic Monitoring for the Evaluation and Treatment of Shock: What Is the Current State of the Art? Semin Respir Crit Care Med. 2015;36(6):890-8.

2. Richard J-C, Bayle F, Bourdin G, et al. Preload dependence indices to titrate volume expansion during septic shock: a randomized controlled trial. Crit Care 2015;19(1):5.

3. Cecconi M, De Backer D, Antonelli M, Beale R, Bakker J, Hofer C, Jaeschke R, Mebazaa A, Pinsky MR, Teboul JL, Vincent JL, Rhodes A. Consensus on circulatory shock and hemodynamic monitoring. Task force of the European Society of Intensive Care Medicine. Intensive Care Med. 2014 Dec;40(12):1795-81.

4. Hiemstra B, Koster G, Wiersema R, Hummel YM, van der Harst P, et al; SICS Study Group. The diagnostic accuracy of clinical examination for estimating cardiac index in critically ill patients: the Simple Intensive Care Studies-I. Intensive Care Med. 2019 Feb;45(2):190-200.

5. Vincent JL, De Backer D. Circulatory shock. N Engl J Med. 2013 Oct 31;369(18):1726-34.

6. McLean AS. Echocardiography in shock management. Crit Care. 2016 Aug 20;20:275.

7. Hernández G, Ospina-Tascón GA, Damiani LP, et al. Effect of a Resuscitation Strategy Targeting Peripheral Perfusion Status vs Serum Lactate Levels on 28-Day Mortality Among Patients With Septic Shock: The ANDROMEDA-SHOCK Randomized Clinical Trial. *JAMA*. 2019;321(7):654-64.

8. Mercado P, Maizel J, Beyls C, et al. Transthoracic echocardiography: an accurate and precise method for estimating cardiac output in the critically ill patient. *Crit Care*. 2017;21(1):136.

9. Williams GA, Labovitz AJ. Doppler Estimation of Cardiac Output: Principles and Pitfalls. Echocardiography. julho de 1987;4(4):355-74.

10. Repessé X, Bodson L, Vieillard-Baron A. Doppler echocardiography in shocked patients. Curr Opin Crit Care. 2013 Jun;19(3):221-7.

# ULTRASSONOGRAFIA EM DESMAME VENTILATÓRIO

20

Yuri de Albuquerque Pessoa dos Santos
Frederico Almeida Baptista de Oliveira Filho

## INTRODUÇÃO

O desmame ventilatório consiste no processo de transição entre a ventilação mecânica e a ventilação espontânea, em pacientes sob ventilação mecânica a mais de 24 horas. Este processo, tradicionalmente ocupa 40% do período em ventilação mecânica, podendo ser mais prolongado em pacientes com comorbidades, como os pacientes com doença pulmonar obstrutiva crônica (DPOC).

O tempo prolongado em ventilação mecânica está associado a complicações, como, maior incidência de pneumonia associada a ventilação mecânica; disfunção diafragmática; lesão pulmonar induzida pela ventilação mecânica (VILI) e consequentemente um pior prognóstico do paciente. Logo, consiste em uma boa prática médica, realizarmos diariamente uma busca ativa de pacientes aptos a iniciar o processo desmame ventilatório e realizar o teste de respiração espontânea (TRE).

Além disso, podemos classificar o desmame da ventilação mecânica em simples, difícil e prolongado de acordo com o número de tentativas necessárias para sucesso no TRE e o tempo do paciente em ventilação mecânica, conforme a Tabela 20.1, sendo que o desmame ventilatório difícil e prolongado estão associados a um maior tempo de internação hospitalar e pior prognóstico.

**Tabela 20.1.** Classificação do desmame de ventilação mecânica.

| Simples | Sucesso no 1º TRE |
|---|---|
| Difícil | 1-3 tentativas de TRE e até uma semana em VM |
| Prolongado | > 3 tentativas de TRE e mais de uma semana em VM |

TRE: Teste de respiração espontânea; VM: Ventilação Mecânica.

Várias etiologias podem estar implicadas no desmame ventilatório prolongado e falha de extubação, sendo as mais comuns: disfunção diafragmática; disfunção miocárdica (sistólica e/ou diastólica); congestão pulmonar relacionada a sobrecarga hídrica; persistência da condição de base responsável pela insuficiência respiratória; hipersecreção respiratória e rebaixamento do nível de consciência persistente.

A ultrassonografia é uma importante ferramenta nesse cenário, pois pode auxiliar tanto na identificação do processo fisiopatológico subjacente, como em predizer o sucesso na extubação quando utilizada em associação ao TRE. As ferramentas ultrassonográficas utilizadas neste cenário mais estudadas, são a avaliação da aeração do parênquima pulmonar, da função muscular diafragmática e da interação coração-pulmão pela análise da função diastólica, como veremos no decorrer do capítulo.

# AERAÇÃO DO PARÊNQUIMA PULMONAR

A perda da aeração pulmonar pode ser quantificada pela ultrassonografia pulmonar através do Escore Ultrassonográfico Pulmonar (LUS – *Lung Ultrasound Score*) em diferentes condições clínicas, inclusive no processo de desmame. O LUS permite uma avaliação dinâmica das modificações da aeração pulmonar ao se reduzir o nível de suporte ventilatório durante o TRE e pode ser utilizado para avaliar a probabilidade de falha ou sucesso no processo de extubação.

Para estimar o LUS, dividimos o tórax em 12 regiões de interesse (6 de cada lado) conforme descrito no capítulo de ultrassonografia pulmonar. Posteriormente classificamos cada região de acordo com o grau de aeração pulmonar observado na ultrassonografia pulmonar conforme descrito na Tabela 20.2. O escores das 12 regiões então são somados para calcular o LUS, que varia de 0 a 36 pontos.

**Tabela 20.2.** Graduação da perda de aeração pulmonar, com os respectivos padrões de imagens. LUS – escore de aeração pulmonar.

| LUS | Aeração Pulmonar | Padrões | Imagens |
|---|---|---|---|
| 0 | Normal | Linhas A (no máximo duas linhas B por espaço intercostal) com deslizamento pleural | |
| 1 | Perda moderada de aeração | Múltiplas linhas B, espaçadas regularmente ou irregular e/ou pequenas consolidações justapleurais | |

(continua)

**Tabela 20.2.** Graduação da perda de aeração pulmonar, com os respectivos padrões de imagens. LUS – escore de aeração pulmonar (continuação).

| LUS | Aeração Pulmonar | Padrões | Imagens |
|---|---|---|---|
| 2 | Perda Severa de aeração | Múltiplas linhas B coalescentes, observadas em 1 ou diversos espaços intercostais | |
| 3 | Perda completa de aeração | Consolidação pulmonar evidenciada por ecogenicidade tissular com broncograma aéreo dinâmico ou estático | |

No processo desmame, avaliamos o LUS ao final do TRE, sendo que o LUS superior a 17 pontos foi associado a uma maior probabilidade de falha na extubação, enquanto o LUS inferior a 13 foi associado a uma maior probabilidade de sucesso na extubação. Valores intermediários entre esses pontos foram inconclusivos em predizer falha ou sucesso no desmame ventilatório, conforme descrito na Tabela 20.3.

**Tabela 20.3.** Síntese dos pontos de cortes do score escore ultrassonográfico pulmonar (LUS) e sua interpretação. TRE: teste de respiração espontânea.

| LUS ao final do TRE | Interpretação |
|---|---|
| < 13 pontos | Probabilidade aumentada de sucesso na extubação |
| 13-17 pontos | Probabilidade indeterminada |
| > 17 pontos | Probabilidade aumentada de falha na extubação |

# DISFUNÇÃO DIAFRAGMÁTICA

Uma das principais causas de desmame ventilatório prolongado é a disfunção diafragmática, uma condição geralmente subdiagnosticada, que pode acometer um ou ambos hemidiafragmas, e que está relacionada principalmente a disfunção diafragmática induzida pela ventilação mecânica (DDIVM) e a polineuromiopatia do paciente crítico.

Dois parâmetros ultrassonográficos diafragmáticos são os mais estudados em predizer o sucesso no desmame ventilatório: Mobilidade diafragmática (MD) e Fração de espessamento diafragmática (FED %).

## Mobilidade diafragmática (MD)

Definida com a medida do deslocamento máximo do diafragma durante a inspiração. A MD pode ser realizada pela janela subcostal anterior, posterior e subxifoide, todavia descreveremos abaixo a técnica da janela subcostal anterior por ser a mais utilizada.

1. Posicionar o transdutor convexo abaixo do rebordo costal direito ou esquerdo, na linha hemiclavicular ou entre a linha hemiclavicular e a linha axilar anterior, em direção cranial com o índex posicionado para direita do paciente, em geral com uma profundidade inicial de 15 cm (Figura 20.1).

2. Realizar a varredura do modo bidimensional, observando a mobilidade (deslocamento) craniocaudal do terço posterior do diafragma (linha hiperecogênica) justaposta ao fígado na janela subcostal anterior direita e ao baço na janela subcostal anterior esquerda (Figura 20.1 e Vídeo 20.1).

3. Posicionamos o cursor do modo M (unidimensional) o mais perpendicular possível ao diafragma e posteriormente acionamos o modo M, observando o deslocamento do diafragma em direção ao transdutor. Para realizar a medida da mobilidade diafragmática, devemos congelar a imagem (tecla freeze) e medir a máxima amplitude da mobilidade diafragmática no eixo vertical do ponto basal da curva até a extremidade mais alta atingida durante a inspiração (Figura 20.2).

Uma MD superior a 1.1 cm é o ponto de corte mais estudado para prever o sucesso na extubação, com uma sensibilidade de 84% e especificidade de 82%.

Contudo, devemos ressaltar que a mobilidade diafragmática representa a soma da atividade muscular inspiratória do paciente com o suporte ventilatório ofertado pelo ventilador, logo, a avaliação da mobilidade diafragmática deve ser realizada durante o TRE sem suporte ventilatório (Zero de pressão de suporte ou delta de pressão) ou em peça T, de forma a não superestimamos a sua medida. Além disso, níveis elevados PEEP por retificar as hemicúpulas diafragmáticas, podem resultar em um valor reduzido da mobilidade diafragmática e subestimando sua avaliação.

## Fração de espessamento diafragmática (FED %)

Medida que avalia a contração diafragmática. Pode ser calculada pela fórmula abaixo.

$$FED\,(\%) = \frac{(\text{Espessura inspiratória final} - \text{Espessura expiratória final})}{\text{Espessura expiratória final}} \times 100$$

A sua medida deve ser realizada na zona de aposição diafragmática com o transdutor linear conforme descrito a seguir.

1. Posicionar o transdutor linear na zona de aposição diafragmática, entre as linhas axilar anterior e média com uma profundidade entre 2 a 6 cm, entre o oitavo e décimo primeiro arcos costais, com índex apontando cranialmente (Figura 20.3).

2. Realizar uma varredura na imagem bidimensional, identificando o diafragma como uma estrutura com três camadas, uma imagem hipoecoica central que representa a camada muscular diafragmática, delimitado por duas membranas hiperecoicas, a pleura representada pela linha mais superficial e o peritônio representado pela linha mais profunda (Figura 20.3).

3. Posicionamos o cursor do modo M (unidimensional) o mais perpendicular possível ao diafragma e posteriormente acionamos o modo M, observando a variação da espessura diafragmática durante o ciclo respiratório. A espessura diafragmática pode ser definida pela distância entre as duas linhas hiperecoicas, desde o centro da linha pleural até a linha peritoneal. Realizamos está medida na inspiração e na expiração para o cálculo da FED. Observamos que durante a inspiração temos a contração com consequente encurtamento do diafragma, espera-se que quanto melhor for a contração diafragmática, maior será o encurtamento diafragmático (Figura 20.4).

Os valores da FED superiores a 30-36% predizem o sucesso na extubação, com uma sensibilidade e especificidade superiores a 80%. Além disso, valores inferiores a 20% sugerem importante fraqueza diafragmática e alta taxa de falha de extubação.

As limitações do método são os diferentes valores de corte descritos na literatura como preditores de sucesso no desmame ventilatório, o que dificulta a sua aplicabilidade e interpretação a beira leito. Além disso, é um exame examinador dependente, em que a medida da excursão diafragmática, para não ser superestimada, deve ser realizada sem o auxílio da pressão de suporte, que pode não ser tolerado por alguns pacientes.

Mais detalhes sob a técnica de realização do exame podem ser encontrados no capítulo de Ultrassonografia Diafragmática na UTI.

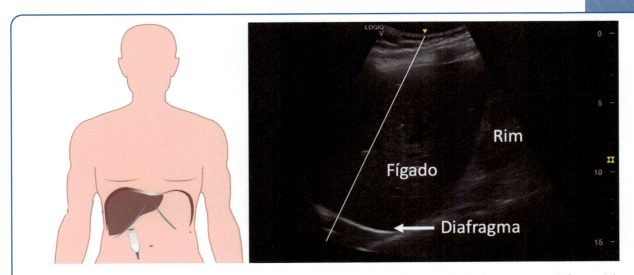

**Figura 20.1.** Posicionamento do transdutor no paciente para avaliação do deslocamento diafragmático na janela subcostal anterior à esquerda e imagem inicialmente vista no modo 2D (bidimensional) à direita.

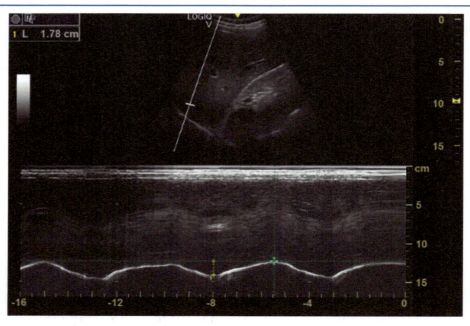

**Figura 20.2.** Aplicação do modo M com cursor perpendicular ao diafragma para avaliação do deslocamento diafragmático. Mede-se o ponto mais baixo e o mais alto da curva durante o ciclo respiratório.

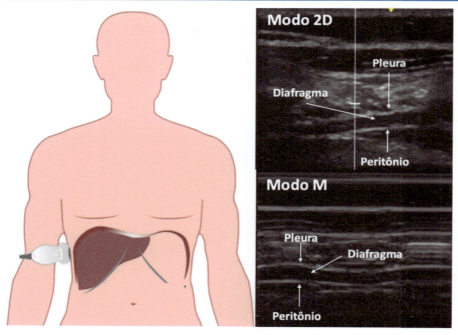

**Figura 20.3.** Posicionamento do transdutor na zona de aposição diafragmática no paciente para avaliação da fração de espessamento diafragmático à esquerda e a zona de aposição visualizada no modo 2D à direita superiormente e no modo M à direita inferiormente.

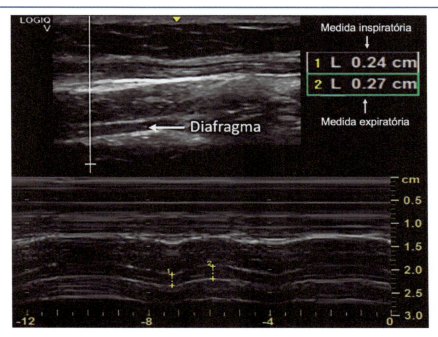

**Figura 20.4.** Aplicação do modo M na zona de aposição diafragmática com cursor perpendicular ao diafragma para avaliação da fração de espessamento diafragmático.

## DISFUNÇÃO DIASTÓLICA

A função diastólica normal pode ser definida como a capacidade do ventrículo esquerdo acomodar o volume diastólico final normal, sem gerar um aumento significativo da pressão atrial esquerda.

Ao reduzirmos o nível de suporte ventilatório durante o processo de desmame e/ou durante a TRE, expomos o sistema cardiovascular a uma menor pressão intratorácica resultando em uma redução da pressão atrial direita e, portanto, a um aumento do retorno venoso e da pré-carga de ambos os ventrículos. Além disso, a pressão negativa na inspiração da ventilação espontânea cursa com aumento da pós-carga do ventrículo esquerdo.

Logo, no processo de transição da ventilação mecânica para ventilação espontânea, observamos um aumento da pré-carga e pós-carga ventricular esquerda, que pode resultar em pacientes com disfunção diastólica em um aumento significativo das pressões de enchimento das câmaras esquerdas com congestão pulmonar e consequentemente, resultando em falha do processo de desmame ventilatório.

Avaliamos a função diastólica através do doppler pulsátil transmitral, posicionando a caixa de amostragem imediatamente acima do plano de abertura máximo da valva mitral, observando uma onda E de enchimento rápido ventricular, que é dependente do gradiente de pressão entre o átrio esquerdo e ventrículo esquerdo resultante da interação entre a pré-carga e o relaxamento ventricular, e uma onda A que representa a contração atrial e sua amplitude depende do volume residual ao fim da diástole (Figura 20.5). Pela relação entre a onda E e a onda A podemos classificar o grau de disfunção diastólica associado a outros parâmetros ecocardiográficos (E/E'; Área do átrio esquerdo e regurgitação tricúspide) conforme discutido no capítulo de disfunção diastólica.

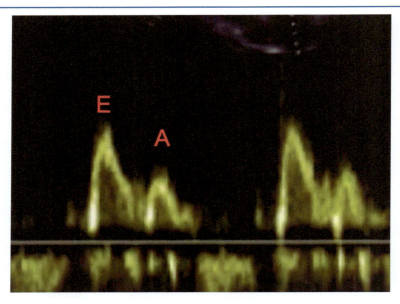

**Figura 20.5.** Doppler pulsado transmitral evidenciando a onda E de enchimento ventricular rápido e a onda A de contração atrial.

Para complementar a avaliação da função diastólica e avaliação das pressões de enchimento das câmaras esquerdas, utilizamos o doppler tecidual do ânulo mitral que mede a velocidade de deslocamento do tecido muscular durante a diástole, sendo realizada a medida da onda e' (Figura 20.6). Esta medida possui menor influência da pré e pós-carga e só deve ser realizada em pacientes sem valvopatia e/ou prótese mitral. Quando associamos a onda e' a onda E, avaliamos a pressão atrial esquerda através da relação E/e', sendo que uma relação E/e' > 15 Septal ou E/e' > 13 Lateral estão associados a um aumento da pressão atrial esquerdo baseado em estudos prévios com o cateter de artéria pulmonar.

Pacientes que apresentam disfunção diastólica com padrão pseudonormal (E/A > 1 e a onda e' e a onda E > 13) ou restritivo (E/A > 2) quando associado a elevadas pressões de

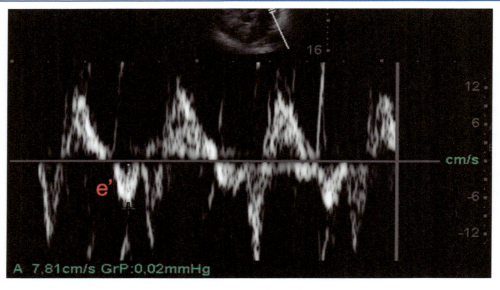

**Figura 20.6.** Doppler tecidual do anulo mitral na parede lateral evidenciando a onda e'.

enchimento, anterior ao TRE, tem maior taxa de falha no processo de desmame, sendo necessário realização de medidas para redução de pressão de enchimento e melhora da função diastólica para otimizar o sucesso na extubação.

## LEITURA SUGERIDA

1. Epstein SK. Weaning from ventilatory support. Curr Opin Crit Care. 2009;15(1):36-43.

2. Boles JM, Bion J, Connors A, Herridge M, Marsh B, et al. Weaning from mechanical ventilation. Eur Respir J. 2007 May;29(5):1033-56.

3. Esteban A, Alía I, Ibañez J, Benito S, Tobin MJ. Modes of mechanical ventilation and weaning. A national survey of Spanish hospitals. The Spanish Lung Failure Collaborative Group. Chest. 1994 Oct;106(4):1188-93.

4. Mayo P, Volpicelli G, Lerolle N, Schreiber A, Doelken P, Vieillard-Baron A. Ultrasonography evaluation during the weaning process: the heart, the diaphragm, the pleura and the lung. Intensive Care Med. 2016 Jul;42(7):1107-17.

5. Soummer A, Perbet S, Brisson H, Arbelot C, Constantin JM, et al.; Lung Ultrasound Study Group. Ultrasound assessment of lung aeration loss during a successful weaning trial predicts postextubation distress*. Crit Care Med. 2012 Jul;40(7):2064-72.

6. Kilaru D, Panebianco N, Baston C. Diaphragm Ultrasound in Weaning From Mechanical Ventilation. Chest. 2021 Mar;159(3):1166-72.

7. Vetrugno L, Brussa A, Guadagnin GM, Orso D, De Lorenzo F, et al. Mechanical ventilation weaning issues can be counted on the fingers of just one hand: part 2. Ultrasound J. 2020 Mar 13;12(1):15.

8. Santana PV, Cardenas LZ, Albuquerque ALP, Carvalho CRR, Caruso P. Diaphragmatic ultrasound: a review of its methodological aspects and clinical uses. J Bras Pneumol. 2020 Nov 20;46(6):e20200064.

9. Mayo P, Volpicelli G, Lerolle N, Schreiber A, Doelken P, Vieillard-Baron A. Ultrasonography evaluation during the weaning process: the heart, the diaphragm, the pleura and the lung. Intensive Care Med. 2016 Jul;42(7):1107-17.

10. Vignon P. Ventricular diastolic abnormalities in the critically ill. Curr Opin Crit Care. 2013 Jun;19(3):242-9.